中国康复医学会"康复医学指南"丛书

肿瘤康复指南

主　编　凌昌全　李　柏
副主编　丛明华　隋　红　唐丽丽
　　　　王凤玮　张百红　卓文磊

人民卫生出版社
·北京·

图书在版编目（CIP）数据

肿瘤康复指南 / 凌昌全，李柏主编 . —北京：人
民卫生出版社，2021. 10
ISBN 978-7-117-32234-8

Ⅰ.①肿… Ⅱ.①凌… ②李… Ⅲ.①肿瘤 – 康复 –
指南 Ⅳ.①R730.9-62

中国版本图书馆 CIP 数据核字（2021）第 204864 号

人卫智网 www.ipmph.com	医学教育、学术、考试、健康、
	购书智慧智能综合服务平台
人卫官网 www.pmph.com	人卫官方资讯发布平台

肿瘤康复指南
Zhongliu Kangfu Zhinan

主　　编：凌昌全　李　柏
出版发行：人民卫生出版社（中继线 010-59780011）
地　　址：北京市朝阳区潘家园南里 19 号
邮　　编：100021
E - mail：pmph @ pmph.com
购书热线：010-59787592　010-59787584　010-65264830
印　　刷：北京汇林印务有限公司
经　　销：新华书店
开　　本：787 × 1092　1/16　印张：18
字　　数：461 千字
版　　次：2021 年 10 月第 1 版
印　　次：2021 年 11 月第 1 次印刷
标准书号：ISBN 978-7-117-32234-8
定　　价：85.00 元

打击盗版举报电话：010-59787491　E-mail：WQ @ pmph.com
质量问题联系电话：010-59787234　E-mail：zhiliang @ pmph.com

编者（按姓氏笔画排序）

王凤玮（南开大学附属人民医院）

王丽娜（海军军医大学）

王凯冰（哈尔滨医科大学附属第二医院）

王洁萍（西南医科大学附属医院）

丛明华（国家癌症中心　中国医学科学院肿瘤医院）

刘　芳（电子科技大学医学院附属肿瘤医院　四川省肿瘤医院）

孙大志（海军军医大学第二附属医院）

杜月秋（黑龙江省第二肿瘤医院）

李　雨（黑龙江中医药大学附属第一医院）

李　柏（海军军医大学第一附属医院）

李济宇（同济大学附属第十人民医院）

李雪红（黑龙江省第二肿瘤医院）

杨述鸣（呼伦贝尔市人民医院）

何金涛（电子科技大学医学院附属肿瘤医院　四川省肿瘤医院）

沈峰平（海军军医大学第一附属医院）

张　俊（黑龙江省第二肿瘤医院）

张百红（中国人民解放军联勤保障部队第九四〇医院）

张安仁（中国人民解放军西部战区总医院）

张善纲（厦门大学附属翔安医院）

陈小兵（郑州大学附属肿瘤医院　河南省肿瘤医院）

林丽珠（广州中医药大学第一附属医院）

卓文磊（陆军军医大学第二附属医院）

罗　健（国家癌症中心　中国医学科学院肿瘤医院）

岳小强（海军军医大学第二附属医院）

封颖璐（中国人民解放军海军第九七一医院）

柳　江（新疆维吾尔自治区人民医院）

施　雁（同济大学附属第十人民医院）

胥方元（西南医科大学附属医院）

姚庆华（中国科学院大学附属肿瘤医院　浙江省肿瘤医院）

贾　杰（复旦大学附属华山医院）

徐洪莲（海军军医大学第一附属医院）

凌昌全（海军军医大学）

唐丽丽（北京大学肿瘤医院）

黄飞琼（德国柏林查理特医科大学）

崔　宇（南开大学附属人民医院）

隋　红（哈尔滨医科大学附属肿瘤医院）

游　捷（上海交通大学医学院附属第九人民医院）

蔡玉梅（南开大学附属人民医院）

编写秘书

陈　泉（海军军医大学第一附属医院）

参编人员（按姓氏笔画排序）

丰　雪	王　芳	王　莉	王凤玮	王丽娜	王凯冰
王洁萍	田梅梅	史会梅	代　忠	丛明华	吕　灿
任莉莉	刘　芳	刘　晨	孙　晓	孙大志	苏建华
杜井富	杜月秋	李　雨	李　柏	李　莉	李加桩
李金江	李济宇	李梓萌	李雪红	杨　帅	杨述鸣
吴　茜	何　毅	何双智	何金涛	汪　艳	沈峰平
宋丽莉	张　波	张　俊	张叶宁	张百红	张安仁
张善纲	陈　泉	陈　素	陈小兵	陈佳鑫	陈淑娟
林　华	林丽珠	卓文磊	罗　健	岳小强	庞　英
封颖璐	赵一琼	赵欣华	郝建玲	柳　江	施　雁
胥方元	姚庆华	贺学敏	贾　杰	徐洪莲	凌昌全
唐礼瑞	唐丽丽	黄飞琼	隋　红	游　捷	蔡　鹄
蔡玉梅	霍瑞雪				

中国康复医学会"康复医学指南"丛书

序言

受国家卫生健康委员会委托，中国康复医学会组织编写了"康复医学指南"丛书（以下简称"指南"）。

康复医学是卫生健康工作的重要组成部分，在维护人民群众健康工作中发挥着重要作用。康复医学以改善患者功能、提高生活质量、重塑生命尊严、覆盖生命全周期健康服务、体现社会公平为核心宗旨，康复医学水平直接体现了一个国家的民生事业发展水平和社会文明发达程度。国家高度重视康复医学工作，近年来相继制定出台了一系列政策文件，大大推动了我国康复医学工作发展，目前我国康复医学工作呈现出一派欣欣向荣的局面。康复医学快速发展迫切需要出台一套与工作相适应的"指南"，为康复行业发展提供工作规范，为专业人员提供技术指导，为人民群众提供健康康复参考。

"指南"编写原则为，遵循大健康大康复理念，以服务人民群众健康为目的，以满足广大康复医学工作者需求为指向，以康复医学科技创新为主线，以康复医学技术方法为重点，以康复医学服务规范为准则，以康复循证医学为依据，坚持中西结合并重，既体现当今现代康复医学发展水平，又体现中国传统技术特色，是一套适合中国康复医学工作国情的"康复医学指南"丛书。

"指南"具有如下特点：一是科学性，以循证医学为依据，推荐内容均为公认的国内外最权威发展成果；二是先进性，全面系统检索文献，书中内容力求展现国内外最新研究进展；三是指导性，书中内容既有基础理论，又有技术方法，更有各位作者多年的实践经验和辩证思考；四是中西结合，推荐国外先进成果的同时，大量介绍国内开展且证明有效的治疗技术和方案，并吸纳中医传统康复技术和方法；五是涵盖全面，丛书内容涵盖康复医学各专科、各领域，首批计划推出66部指南，后续将继续推出，全面覆盖康复医学各方面工作。

"指南"丛书编写工作举学会全体之力。中国康复医学会设总编写委员会负总责，各专业委员会设专科编写委员会，各专业委员会主任委员为各专科指南主编，全面负责本专科指南编写工作。参与编写的作者均为我国当今康复医学领域的高水平专家、学者，作者数量达千余人之多。"指南"是全体参与编写的各位同仁辛勤劳动的成果。

"指南"的编写和出版是中国康复医学会各位同仁为广大康复界同道、

为人民群众健康奉献出的一份厚礼,我们真诚希望本书能够为大家提供工作中的实用指导和有益参考。由于"指南"涉及面广,信息量大,加之编撰时间较紧,书中的疏漏和不当之处在所难免,期望各位同仁积极参与探讨,敬请广大读者批评指正,以便再版时修正完善。

衷心感谢国家卫生健康委员会对中国康复医学会的高度信任并赋予如此重要任务,衷心感谢参与编写工作的各位专家、同仁的辛勤劳动和无私奉献,衷心感谢人民卫生出版社对于"指南"出版的高度重视和大力支持,衷心感谢广大读者对于"指南"的关心和厚爱!

百舸争流,奋楫者先。我们将与各位同道一起继续奋楫前行!

中国康复医学会会长

方国恩

2020 年 8 月 28 日

中国康复医学会"康复医学指南"丛书
编写委员会

中国康复医学会"康复医学指南"丛书
目录

30. 精神疾病康复指南	主编	贾福军		
31. 生殖健康指南	主编	匡延平		
32. 产后康复指南	主编	邹 燕		
33. 疼痛康复指南	主编	毕 胜		
34. 手功能康复指南	主编	贾 杰		
35. 视觉康复指南	主编	卢 奕		
36. 眩晕康复指南	主编	刘 博		
37. 听力康复指南	主编	周慧芳		
38. 言语康复指南	主编	陈仁吉		
39. 吞咽障碍康复指南	主编	窦祖林		
40. 康复评定技术指南	主编	恽晓萍		
41. 康复电诊断指南	主编	郭铁成		
42. 康复影像学指南	主编	王振常		
43. 康复治疗指南	主编	燕铁斌	陈文华	
44. 物理治疗指南	主编	王于领	王雪强	
45. 运动疗法指南	主编	许光旭		
46. 作业治疗指南	主编	闫彦宁	李奎成	
47. 水治疗康复指南	主编	王 俊		
48. 神经调控康复指南	主编	单春雷		
49. 高压氧康复指南	主编	潘树义		
50. 浓缩血小板再生康复应用指南	主编	程 飚	袁 霆	
51. 推拿技术康复指南	主编	赵 焰		
52. 针灸康复技术指南	主编	高希言		
53. 康复器械临床应用指南	主编	喻洪流		
54. 假肢与矫形器临床应用指南	主编	武继祥		
55. 社区康复指南	主编	余 茜		
56. 居家康复指南	主编	黄东锋		
57. 心理康复指南	主编	朱 霞		
58. 体育保健康复指南	主编	赵 斌		
59. 疗养康复指南	主编	单守勤	于善良	
60. 医养结合康复指南	主编	陈作兵		
61. 营养食疗康复指南	主编	蔡美琴		
62. 中西医结合康复指南	主编	陈立典	陶 静	
63. 康复护理指南	主编	郑彩娥	李秀云	
64. 康复机构管理指南	主编	席家宁	周明成	
65. 康复医学教育指南	主编	敖丽娟	陈健尔	黄国志
66. 康复质量控制工作指南	主编	周谋望		

前言

　　人类发现肿瘤至今已有 3 000 年以上的历史。2020 年 1 月美国癌症学会官方期刊 *CA: A Cancer Journal for Clinicians* 在线发表 2020 年全球癌症（GLOBOCAN）统计报告，数据显示 2018 年全球癌症新发病例 1 810 万人，全球癌症死亡人数约 955 万人，较 2014 年增加 72 万；预计到 2040 年，全球癌症新发例数将超过 2 700 万。报告强调了癌症导致的早死（死亡年龄为 30~69 岁）给人类带来的负担。据估计，2016 年全球癌症导致早死例数 450 万，占癌症死亡人数的 50% 以上。全球 134 个国家中，包括中国，癌症为导致早死的第 1 或第 2 位疾病。2019 年 1 月，中国国家癌症中心发布了最新一期的全国癌症统计数据，2015 年恶性肿瘤发病约 392.9 万人，死亡约 233.8 万人。近十多年来，中国恶性肿瘤发病率每年保持约 3.9% 的增幅，死亡率每年保持 2.5% 的增幅，癌症防控形势依然严峻。

　　从某种意义上说，人类从未停止与肿瘤抗争的步伐。随着医学科学技术进步，肿瘤诊断技术和治疗方法不断更新，肿瘤患者的存活率大幅提高，生存期明显延长，全球癌症幸存者总数稳步上升。2019 年报告美国有超过 1 690 万名癌症幸存者，与 2016 年相比继续增长。预计到 2030 年，这一数据将增加到 2 210 万以上。虽然与发达国家相比，我国癌症治疗水平依然有差距，但我国近年恶性肿瘤生存率已经提升了近 10%，且由于我国人口基数庞大，癌症幸存者总数的增加特别引人注目。

　　越来越清晰的肿瘤发生发展过程及其病理改变特点已经使其逐步进入了慢性病的范畴，而肿瘤发病率的持续上升及幸存者越来越多又使其逐步成为一类常见病。然而，肿瘤患者的康复需求与一般常见病、慢性病相比显得更加巨大、更加持久，而且整个康复过程也面临着更多困惑和挑战。

　　健康权是居民享有的基本权利，所谓健康不仅是疾病或虚弱的消除，而且是身体、精神和社会生活的和谐完美状态。癌症幸存者活着的确是一种幸运，但更健康的生活才是真正的幸福。因此，除了防控癌症之外，现在人们越来越关注癌症幸存者在癌症治疗期间和癌症治疗之后遇到的问题。

　　1971 年，美国在其国家癌症计划中提出癌症康复的概念——"癌症康复是人们能够在疾病或治疗有限范围内尽可能充实而有效地活着的一个过程。它强调人的生命和身体因素的社会心理学和就业问题。既适用于带癌的患者，也适用于无残余癌的患者，包括防止伤残和减少功能缺陷的影响"。1972 年美国国立癌症研究院举办了"癌症康复计划会议"，将癌症康复明确划分为社会心理支持、体能优化、职业辅导、社会功能优化四个方面。癌症康复应最大限度减少和恢复因肿瘤及治疗过程所造成的躯体残疾、功能受损、心理障碍等,并最大限度帮助患者恢复职业和社会功能。

尽管各国研究者对癌症康复的地位及意义存在共识,但开展情况却不平衡。美国M.D.Anderson癌症中心开创性地设立了乏力治疗中心,取得很高的患者满意度,成为肿瘤康复治疗的一个典范。而其他大多数国家包括高福利发达国家,癌症康复项目并没有满足患者的需求,资金及资源不足是主要问题。韩国"亚洲癌症中心"完成的一项调查显示,在被调查的患者中,仅有8.5%的患者被医生建议进行癌症康复,其中83.8%的患者具有癌症康复针对性的症状,71.6%的有症状的患者希望能得到相应的治疗。因此,如何设计实施符合患者需求的康复模式,建立可行的康复方案,培养合格的康复团队是癌症康复实践的核心内容。有证据显示癌症康复对改善患者结局是有效的,但仍面临很多方法学方面的挑战。

肿瘤康复的最终目标,严格来讲应是肿瘤的完全缓解,心理、生理和体能完全恢复,并能胜任各项工作。然而由于肿瘤的特殊性,完全达到此目标具有一定的难度。在目前条件下,从实际出发,针对肿瘤所导致的原发性或继发性功能损伤,通过综合措施和技术,尽可能地使其逐步恢复,从而提高癌症患者及生存者的生活和生存质量,并帮助他们回归社会显得非常重要。

肿瘤康复过程涉及多个学科,如肿瘤外科、肿瘤内科、放射治疗科、中医科、营养科等,需要西医师、中医师、心理医师、营养师、康复治疗师、护士乃至患者家属的共同参与。同时,支持性服务在癌症患者康复中也发挥着至关重要的作用,包括社会工作者、精神卫生专业人员、康复工程师、家庭护理机构,以及由癌症幸存者组成的民间团体等提供的支持。

当前,国内肿瘤康复工作刚刚起步,由于多种原因,尚未引起医院、家庭和患者的足够重视,各方关注的重点依然是瘤体的大小有无。即使医师在治疗过程中使用了中医治疗、心理疏导、营养支持、止痛、加速康复外科等手段,亦未形成体系。究其原因,部分是由于肿瘤康复手段的缺失,更多是因为肿瘤康复理念的缺乏。从管理层面讲,医院目前也缺少对肿瘤患者的全面和全程管理,许多肿瘤多学科诊疗模式(MDT)并未真正将肿瘤康复密切相关学科纳入其中。因此,如何结合中国国情,在有限的资金和资源情况下,发展具有中国特色的中西医结合肿瘤康复之路任重而道远。

中医药在我国的应用已有2 000多年的历史,辨证施治、标本兼顾及扶正祛邪相结合的治则受到广泛欢迎,成为肿瘤治疗和康复中不可分割的重要力量。无论在术前、术后调养,放化疗期间的防护及辅助治疗或是常规治疗结束后的长期康复过程中,中医药以其改善症状效果良好、不良反应较轻、价格相对低廉、干预方式丰富(草药、成药、注射剂、针灸、推拿、传统运动、食疗)等优势广为国内肿瘤患者接受。

健康是促进人的全面发展的必然要求,是经济社会发展的基础条件,是民族昌盛和国家富强的重要标志,也是广大人民群众的共同追求。中国共产党第十八届五中全会明确提出了推进健康中国建设。为配合国家"全方位、全周期保障人民健康"的健康管理方针,推进"健康中国2030"战略在肿瘤领域落地,保障患者充实而有效地长期生存,国内肿瘤界开始倡议并推广肿瘤"全方位、全周期"健康管理理念,其中"慢病周期"面向癌症慢病化康复人群,帮助患者活下来,活得更好、更健康、更快乐!

在推进健康中国建设大背景下,中国康复医学会受国家卫生健康委员会的委托,编撰出版"康复医学指南"丛书,这是落实康复行业规范建设要求、推动康复事业发展的具体实践,有利于加速康复学科建设。对肿瘤康复学科来说，编写肿瘤康复医学指南既是学科发展的机遇，更是面临的挑战。目前国际上尚无全面系统的肿瘤康复指南可供借鉴参考，临床实践中抗癌治疗与康复治疗还存在很多混淆和交叉，肿瘤康复学科建设思路需要探索，肿瘤康复方法手段亟须完善，肿瘤康复就医流程有待优化。

受领指南编写任务后，中国康复医学会肿瘤康复专业委员会及时召开动员部署会，遴选了肿瘤科、中医科、内科、外科、营养科、心理、护理等多个学科专家，对肿瘤本身、肿瘤治疗过程中及肿瘤治疗后期各个阶段的康复问题进行整合梳理，查阅资料，分工撰写。在编写过程中，也发现了许多现实问题，如许多中医治疗方法手段广泛用于肿瘤康复患者，具有确切的减轻症状作用，但文献质量不高，按循证医学的要求衡量，推荐级别不够，所以本指南的中医治疗部分主要采用参考国家权威部门发布的相关中医诊疗方案或教科书内容的方式撰写。同时，由于肿瘤康复涉及面广，本次编撰时间紧、任务重，故第一版首先重点编撰了总论部分。尽管如此，也难免挂一漏万，只能有待后续条件成熟再进一步补充修订。恳请各位同道批评指正。期望该指南能对肿瘤康复过程中所遇到的问题给临床医师提供一定的参考和指导。

凌昌全　李　柏

2021 年 5 月

目录

第一章

绪　论

第一节　肿瘤康复概述

一、肿瘤康复概念

肿瘤康复是针对肿瘤患者因肿瘤本身或肿瘤治疗及并发症所引起的躯体功能异常、心理障碍等问题，通过一系列康复治疗手段，使患者在躯体、心理、社会及职业等方面得到最大限度的恢复，从而改善患者生活质量、延缓肿瘤复发转移、延长患者生存时间、帮助患者早日回归社会。肿瘤康复治疗涵盖诸多学科，应该贯穿肿瘤疾病全过程，需要西医师、中医师、护士、物理治疗师、心理治疗师、营养治疗师、社会工作者、志愿者及患者家属等共同参与。

二、肿瘤康复发展简史

肿瘤康复理念是随着现代肿瘤学的发展而逐步被人们所接受的。目前肿瘤治疗的手段主要有手术、放疗、化疗和生物治疗等，康复治疗往往被忽视，仅有少数医院在肿瘤治疗过程中介入了康复手段，如心理疏导、营养支持、镇痛等，还不甚全面、规范和系统。

1946 年，美国康复医学之父 Howard Rusk 博士在其专著 *New Hope for the Handicapped* 中首次提出肿瘤是一种"特殊的、需要康复治疗的综合功能问题"，1958 年又在其专著 *Rehabilitation Medicine* 中用一整章来讨论肿瘤康复的内容。1969 年，Dietz 博士提出"缓和、复原、支持"的肿瘤康复概念。1971 年，美国将"癌症康复"正式纳入"国家癌症计划"。1972 年，美国国立癌症研究院明确肿瘤康复研究内容包括社会心理支持、体能优化、职业辅导和社会功能优化四个方面。进入 21 世纪，Gilehrist L.S 等在临床实践中指出，不仅要从躯体功能、社会功能和心理状态三方面，而且要结合环境特点、患者具体情况及肿瘤部位进行个性化的康复评定。大量的研究证实，西方的补充替代医学手段（如：瑜伽、音乐和身心疗法）及我国的传统医学，可安全有效地改善患者躯体和心理症状，非常适合肿瘤患者的需求。

我国的肿瘤康复工作起步于 20 世纪 70 年代，李同度教授在 70 年代末开始在全国呼吁，推动肿瘤康复和晚期癌症姑息治疗获得全国重视，并于 1987 年首创国际上最大的以收治晚期癌症患者为主的中国癌症研究基金会安徽肿瘤康复医院。事实上，我国的医务工作者在给肿瘤患者积极行抗肿瘤治疗的同时，常常采用中西医结合手段处理肿瘤本身或治疗给身体带来的影响；患者家庭也协助采取心灵抚慰、食疗等方法促进患者康复。1990 年，中国抗癌协会癌症康复会成立，这是医患结合以癌症患者为主体的群众性抗癌社团组织。1993 年，中国抗癌协会又成立了专业学术团体——癌症康复与姑息治疗专业委员会。2009 年，国内首个肿瘤康复管理机构在上海成立。这些组织和机构的建立，有效推动了我国肿瘤康复事业的规范化进程。经过多年发展，目前我国已经从提出肿瘤康复理念、成立学会团体,上升到全面开展心理、营养、躯体功能康复的阶段,并着力普及推广肿瘤康复理念教育,开始由上而下进行肿瘤康复技术的培训和肿瘤康复人才的培养。2017 年 12 月 8 日,中国康复医学会肿瘤康复专业委员会成立,进一步拓展了我国康复医学的领域和内涵,掀开了肿瘤康复新的篇章。

三、开展肿瘤康复的意义

近年来,全球范围内癌症发病率超预期上升,肿瘤疗效进步令人鼓舞,使肿瘤幸存者大幅度增加。而我国人口基数庞大,老龄化日趋严重,肿瘤幸存者人数增幅更为明显。肿瘤已是一种常见病,正逐步成为一种慢性病,其引起的躯体、心理、社会功能障碍给患者带来很大的痛苦和困扰,患者的康复需求日益增长。据相关医学统计显示:我国仅有 37% 的肿瘤患者在康复期进行了治疗,且大多数并不规范,其余 63% 的患者临床缓解后未做任何治疗,忽视了康复期的综合处理。事实上,虽然手术、放疗、化疗、生物治疗等常规治疗对肿瘤患者是必需的,但远不是终结,它们几乎无法彻底清除肿瘤细胞,难以改变癌症发生发展的微环境,甚至引起躯体及心理功能障碍。因此,为患者提高专业化的肿瘤康复治疗,调整恢复患者受损的免疫、消化及血液等系统的功能,改变机体有利于肿瘤细胞生长的微环境,改善患者的营养状况和心理、社会适应能力,具有显著的现实意义。

第二节　肿瘤康复内涵

一、肿瘤康复目标和分类

肿瘤康复的目标是帮助患者改善躯体功能,增强适应能力,减轻痛苦症状,提高生存质量,促进回归社会。在肿瘤发展的不同阶段,根据其治疗可能达到的结果以及功能障碍恢复程度的不同,肿瘤康复可以分为以下四类。

（一）预防性康复

由于患癌会给患者及其家庭带来较大的精神压力,在肿瘤治疗前和治疗过程中加强对患者及其家属进行肿瘤及治疗相关知识的健康教育和心理疏导,有助于患者减轻心理负担,积极配合临床治疗,预防继发性功能障碍的发生或减轻程度。专业的心理干预和必要的医疗护理措施是预防性康复的重要手段。

（二）恢复性康复

肿瘤治疗达到控制或者治愈目的的同时,患者的身体健康往往亦受到严重影响。对这类患者来说,通过采取综合性的康复措施,目标是使患者受损的躯体和心理功能障碍得到最大限度的康复,恢复到接近病前状态,回归家庭,甚至重返社会。

（三）支持性康复

对肿瘤不能完全控制及功能障碍不能完全恢复的患者,通过康复治疗和训练,目标是尽可能减轻功能障碍程度,使患者能够基本或部分自理生活,提高生活质量,延长生存期。

（四）姑息性康复

对肿瘤未得到控制,病情仍在进展并有功能障碍的晚期患者,应在姑息治疗的同时予以姑息性康复支持。主要围绕减轻痛苦、舒缓情绪、预防并发症、改善营养状况等问题,积极控制疼痛,预防关节挛缩与皮肤压疮,防止长期卧床所致并发症,并给予患者及其家庭必要的心理支持。

二、肿瘤康复原则

康复医学的三项基本原则是功能锻炼、全面康复、重返社会,肿瘤康复的原则包括:

(一)全面康复

肿瘤康复是对患者疾病、功能、症状、心理、营养及形体外貌的全面康复,期望最终达到健康回归社会的目标。

(二)全程干预

肿瘤康复应从肿瘤确诊时刻起,即进行早期干预,并贯穿肿瘤治疗全程并在治疗后延续,长期坚持,以帮助患者最终回归社会。

(三)多学科协作

肿瘤康复涵盖多学科内容,需要内科、外科、中医科、康复医学科、营养科、心理治疗科、康复工程部门以及患者工作单位、社会福利部门等密切协作,西医师、中医师、护士、物理治疗师、心理治疗师、营养治疗师、社会工作者、志愿者及患者家属等共同参与。

(四)综合治疗

肿瘤康复应采取综合性治疗措施,包括心理治疗、物理治疗、运动治疗、作业治疗、整形治疗、康复工程、言语矫治、营养支持疗法及康复护理等。

三、肿瘤康复重点研究内容

(一)特色康复评定工具的研发

康复评定的意义在于:掌握功能障碍情况、设定康复目标、制订治疗和训练方案、评价不同治疗方法的效果、判断预后。由于肿瘤患者在疾病的不同阶段、经历不同治疗时,会有许多症状,出现一些功能问题,有的是肿瘤本身引起,有的与诊治或合并症有关,有些具有肿瘤特异性。因此,开发肿瘤患者专用的功能评估管理工具具有重要的现实意义。

(二)加速康复外科研究

加速康复外科(enhanced recovery after surgery,ERAS)指为使患者快速康复,在围手术期采用一系列经循证医学证据证实有效的优化处理措施,以减轻患者心理和生理的创伤应激反应,从而减少并发症,缩短住院时间,降低再入院风险及死亡风险,同时降低医疗费用。近年来,ERAS理念在全球的应用已逐步拓展至骨科、心胸外科、妇产科、泌尿外科、普通外科等领域,均取得了良好效果。但目前ERAS理念在国内尚处于不断完善与发展的过程中,正在逐步形成中国特色的ERAS路径。

(三)特异性损伤康复

肿瘤本身及其治疗措施均可导致肿瘤患者出现特异性的功能障碍,如头颈部肿瘤放疗后导致的局部功能障碍,乳腺癌患者术后出现的上肢淋巴水肿,前列腺癌患者术后引起的尿失禁,化疗后造血功能损伤等。这些后遗症带给患者的不仅是身体上的痛苦,还有精神上的打击。如果采用科学的康复手段,使患者从心理上/功能上得到改善或恢复,可以大大提高肿瘤患者的生存质量。如喉癌患者喉切除术后配置人工喉,或锻炼用食管发音恢复语言能力;乳腺癌术后上肢水肿的恢复;直肠癌和泌尿道术后瘘口的护理;面部手术的整容;截肢患者残肢功能的重建等。

（四）症状管理

伴随着肿瘤治疗技术的快速发展，肿瘤患者的生存期明显增长，但患者常常被肿瘤疾病本身和 / 或治疗的毒副作用产生的症状所困扰，难以解除的痛苦是影响患者生存质量的重要因素。关注患者的症状，直接影响患者的生存质量。减轻痛苦，提高生存质量，会增强患者战胜疾病的信心，对病情的转归与预后也会产生积极的影响。如为解决消化道梗阻进行的改道手术、减轻肿瘤压迫呼吸道而进行的放射治疗，以及控制癌痛、抑制呕吐、促进食欲、镇咳等对症治疗，可大大减轻或消除患者的痛苦，改善生活质量。

（五）营养支持

营养不良是恶性肿瘤患者常见的并发症之一，由于疾病本身的高代谢状态导致人体细胞对营养素需要量增加，以及放化疗药物对患者消化系统的影响导致营养素吸收减少，极易导致营养不良，甚至出现"恶病质"。营养不良不仅影响肿瘤治疗的临床决策，还会影响患者的临床结局。目前尚无临床资料表明营养治疗可以导致肿瘤细胞生长加速，《欧洲危重患者肠外营养指南》指出营养支持治疗不会刺激肿瘤增殖。合理营养可起到预防和减轻恶病质、帮助患者尽快恢复体质、增强抗病能力的作用。因此，加强早期营养干预对改善肿瘤患者的生存质量和预后具有重要意义。

（六）运动指导

肿瘤康复需要综合治疗，而运动是综合治疗的重要内容。当前大量基础和临床研究表明，运动具有预防癌症和慢性病的作用，在医师指导下进行适当的有氧运动可以让肿瘤患者获益。运动可提高机体抗病能力，可以疏导精神压力所引起的各种生理和病理生理反应。经常参加体育锻炼可使人精力充沛、自信心增强、思维敏捷、乐观开朗。运动还可使人更多地注意自己的身体，唤起对自身健康的责任心。抗癌治疗期间科学合理的身体锻炼不仅安全而且有效；通过运动干预，可以减轻癌症治疗常见副作用，改善患者生活质量，缓解癌症相关性疲劳以及降低癌症复发的风险。

（七）心理干预

肿瘤心理学随着医学模式的转变而得到快速发展，人们逐渐认识到社会心理因素在肿瘤发生、发展和预后中起着非常重要的作用。癌症患者从怀疑诊断起，普遍存在着不同程度的心理压力，这种心理压力作为应激源可引起机体强烈的应激反应，并通过降低机体免疫力、影响进食和睡眠等，大大减低机体的抗病能力，促进肿瘤发展、降低治疗效果。更有甚者，患者可因绝望而拒绝接受治疗，或出现轻生和自杀的念头和行为。因此，适当的心理康复对于提高癌症患者的治愈率和生活质量可起到关键的指导作用。心理康复措施包括认知治疗、心理疏导、音乐、放松、暗示、催眠、心理支持等。

（八）健康教育

通过有计划、有组织、有系统的健康教育活动，使患者转变不良行为习惯，形成良好健康行为，消除或减轻影响健康的危险因素，提高生活质量。针对社区肿瘤患者健康教育的内容主要包括心理指导、饮食护理、用药指导、复诊指导、生活方式指导等。

（九）社会支持

社会支持的心理保健功能已得到广泛认可。对于肿瘤患者来说，由于疾病的特殊性，负性情绪的发生率明显高于普通人群，若从精神上、经济上、社会适应性上给予肿瘤患者支持，有利于其全面康复。

四、康复治疗与临床治疗的关系

临床医学是研究疾病的病因、诊断、治疗和预后,提高临床治疗水平,促进人体健康的科学。而康复医学是一门新兴的学科,是20世纪中期出现的一个新的概念。1981年世界卫生组织对康复的定义是:综合地、协调地应用医学的、教育的、社会的、职业的各种方法,使病、伤、残者(包括先天性残疾)已经丧失的功能尽快地、最大可能地得到恢复和重建,使他们在体格上、精神上、社会上和经济上的能力得到尽可能的恢复,重新走向生活、工作和社会。康复医学是一门以消除和减轻人的功能障碍,弥补和重建人的功能缺失,设法改善和提高人的各方面功能的医学学科,也就是功能障碍的预防、诊断、评估、治疗、训练和处理的医学学科。运动疗法、作业疗法、言语疗法等是现代康复治疗的重要内容和手段。

康复医学和临床医学之间具有紧密的联系,拥有共同的医学基础,临床医学的迅速发展,促进了康复医学的发展,并为康复治疗提供良好的基础及可能性。

康复医学和临床医学之间也具有明显的区别:临床医学是以疾病为主体,以人的生存为主,主要抢救和治疗疾病,目标是治愈疾病;而康复医学是以患者为主体,以人的生存质量为主,主要着眼于恢复功能,目标是使康复对象回归家庭,回归社会。临床医学所使用的手段主要是手术与各种药物,往往诊断确定后,会有较为统一的治疗方法;而康复医学所使用的手段主要是各种功能训练、物理因子治疗、特殊教育以及药物和手术治疗,而且需要根据不同时期的评定结果,选用不同的手段。

(李 柏 吕 灿)

参 考 文 献

[1] Rusk HA, Taylor EJ.New Hope for the Handicapped.American Journal of Nursing, 1949, 49(10): 680.

[2] 邹飞,孔维敏,徐敬文.美国肿瘤康复发展的历史.中国康复医学杂志,2018,33(01): 82.

[3] 何曦冉,李萍萍.老年肿瘤康复需求与目标.世界科学技术-中医药现代化,2015,17(12): 2470-2473.

[4] Cromes GFJ.Implementation of interdisciplinary cancer rehabilitation.Rehabilitation Counseling Bulletin, 1977, 21(3): N/A.

[5] Mayer D, O'Connor L.Rehabilitation and persons with cancer: an ONS Position Statement.Oncology nursing forum, 1989, 16(3): 433.

[6] Gilchrist LS, Galantino ML, Wampler M, et al.A Framework for Assessment in Oncology Rehabilitation. Physical Therapy, 2009, 89(3): 286-306.

[7] 韦迪,刘翔宇,谌永毅,等.从中医的角度谈身心社灵一体化健康模式.齐鲁护理杂志,2016,22: 57-58.

[8] 董倩,刘娅宁,吴皓,等.中医肿瘤综合康复治疗的尝试与初探.中国肿瘤临床与康复,2013,20(01): 76-79.

[9] 张俊.肿瘤康复在中国的现状分析与展望.中国康复医学杂志,2018(1): 4-6.

[10] 周晓梅,刘杰,林洪生.国内外癌症康复研究现状.中国肿瘤临床与康复,2017(9): 1148-1149.

[11] 邹飞,孔维敏,徐敬文.美国肿瘤康复发展的历史.中国康复医学杂志,2018(1): 82-85.

[12] 南登昆.实用康复医学.北京:人民卫生出版社,2009.

[13] 著名肿瘤外科专家李同度教授.中国癌症杂志,2004,11(3):附页.

第二章

康 复 评 定

第一节　肿瘤分期评定

病情评定是指通过询问病史、体格检查、临床实验室检查、医技部门辅助检查等途径，对患者的心理、生理、病情严重程度、全身状况等作出综合评估，用于指导对患者的诊疗活动。针对肿瘤患者，病情评定主要指肿瘤分期评定，为诊疗方案的制订和实施提供依据和支持。

一、定义与术语

（一）定义

肿瘤分期通常只针对于恶性肿瘤，是一个评价体内恶性肿瘤数量和位置的过程。肿瘤分期根据个体内原发肿瘤以及播散程度来描述恶性肿瘤的严重程度和受累范围。目前国际上存在许多肿瘤分期系统，有些是通用的（适用于多种类型的肿瘤），而有一些专门用于某些肿瘤。无论采用哪一种分期方法，均涉及描述一种特定肿瘤的扩散程度，通常包括以下几种情况：In situ——原位；Localized——局部（未扩散）；Regional——区域（淋巴结转移）；Distant——远处（转移）。

（二）术语

根据肿瘤解剖学范围所提出的 TNM 系统，建立在"T""N""M"三个要素基础之上。其中 T：Tumor（Topography），代表原发肿瘤的范围；N：Lymph Node，代表区域淋巴结转移的存在与否及范围；M：Metastasis，代表远处转移的存在与否。

二、肿瘤分期系统介绍

（一）现有分期系统

目前国际上存在许多肿瘤分期系统，主要包括以下几种：

1. TNM 分期系统　由国际抗癌联盟及美国癌症协会推荐。
2. SEER 综合分期　由美国国立癌症研究所流行病学和远期结果监测计划制订。
3. FIGO 分期系统　由国际妇产科学联盟制订，用于女性生殖部位癌症。
4. Duke 分期系统　基于肠壁的浸润深度和淋巴结累及与否用于结、直肠癌的分期系统。
5. Clark 分期系统　基于不同皮肤层浸润深度用于皮肤黑色素瘤的病理学分期系统。
6. Breslow 分期系统　也是一种在毫米水平上测定肿瘤厚度的用于皮肤黑色素瘤的病理学分期系统。
7. Jewett/Marshall 分期系统　基于膀胱壁的浸润深度用于膀胱癌的病理学分期系统。
8. American/Whitmore 分期系统　基于肿瘤程度与部位的用于前列腺癌的病理学分期系统。

9. AnnArbor 分期系统　基于淋巴结和内脏累及程度的用于淋巴瘤(霍奇金淋巴瘤和非霍奇金淋巴瘤)的分期系统。

10. Smith/Skinner 分期系统　用于睾丸癌的分期系统。

11. Jackson 分期系统　用于阴茎癌的分期系统。

12. 美国国家 Wilms 瘤研究组分期法　用于肾 Wilms 瘤(肾母细胞瘤)的分期系统。

(二) TNM 分期系统的由来

各种肿瘤分期系统中,TNM 分期系统是目前国际上最为通用的肿瘤分期系统。首先由法国人 Pierre Denoix 于 1943 年至 1952 年间提出,后来美国癌症联合委员会和国际抗癌联盟逐步开始建立国际性的分期标准,并于 1968 年正式出版了第 1 版《恶性肿瘤 TNM 分类法》手册,此后不断修订,目前已经成为临床医生和医学科学工作者对于恶性肿瘤进行分期的标准方法。

20 世纪中叶 TNM 形成的初期,手术是肿瘤治疗的主要手段,甚至是唯一的手段,TNM 分期主要是为适应手术治疗而制订的。为了发展和确认这一分类系统,并为大家所接受,国际抗癌联盟要求所有国家和国际性协会保持紧密联系。只有这样,肿瘤研究工作者才能使用标准化分期来比较各自的临床资料和评价治疗效果。

(三) TNM 分期类型

TNM 分期系统有 4 种分类法:

1. 临床分期　简称 TNM。为与后面提及的 TNM 病理分期(pTNM)相区别,也用 cTNM 表示。cTNM 是治疗前的分期,即根据首次临床治疗前的资料(根据诊断资料)所作出的。在治疗前作出这样的分期对于以后评价治疗效果十分重要。

2. 病理分期　简称 pTNM(p:Pathology)。根据治疗前资料作出,用手术、病理标本检查后获得的资料对其加以补充或修正。

原发肿瘤的病理评价为 pT,区域淋巴结的评价为 pN,远处转移的评价为 pM。pT 评价在原发肿瘤切除或活检基础上完成,pN 评价需要切除淋巴结活检,pM 评价需要做显微镜检查。在有病理分级的情况下,可按下列要求记录更详细的关于肿瘤细胞分化的资料。

组织学分级是对肿瘤分化情况的一种定性评估,以肿瘤与其所侵犯部位的正常组织之间的相似程度来加以表示。分级以数字表示,从分化最好的 1 级到分化最差的 4 级。

1) G_x—不能确定肿瘤的分化程度;

2) G_1—高分化;

3) G_2—中度分化;

4) G_3—低分化;

5) G_4—未分化。

某些情况下 G_3、G_4 可以合并记录为 G_{3-4},称为低分化或未分化。

3. 复发分期　以 rTNM(recurrence TNM)表示,也称为治疗后分期。是当患者无瘤生存一段时间后,复发时所收集到的信息,为进一步治疗提供依据。

4. 尸检分期　以 aTNM(autopsy TNM)表示。用于生前未发现肿瘤,尸检时才发现的肿瘤病例分期。

临床分期和病理分期终生不变,而复发分期是变动的。

(四) TNM 通用定义

不同肿瘤的 T、N、M 有不同的定义,但它们有一个基本一致的通用定义。

1. 原发肿瘤(T)

（1）T_x——原发肿瘤不能确定，X 代表未知；

（2）T_0——无原发肿瘤的证据，0 代表没有；

（3）T_{is}——原位癌，is 代表 in situ 原位；

（4）T_1、T_2、T_3、T_4——原发肿瘤的体积及 / 或范围递增，数字越大，肿瘤累及的范围或程度越大。

2. 区域淋巴结(N)

（1）N_x——区域淋巴结(转移)不明，X 代表未知；

（2）N_0——无区域淋巴结转移，0 代表没有；

（3）N_1、N_2、N_3——区域淋巴结侵犯递增。

3. 远处转移(M)

（1）M_x——远处转移存在与否不能确定；

（2）M_0——远处转移不存在；

（3）M_1——远处转移存在。

需要注意的是，直接侵犯淋巴结归属淋巴结转移。区域淋巴结之外的任何其他部位的淋巴结转移则归属远处转移。例如，肝癌的肝门淋巴结(N)与左锁骨上淋巴结(M)。胃癌的胃周淋巴结(N)与膈肌转移(M)。

T、N 后面不同数字的意义，在不同系统、不同部位的肿瘤有不同的定义。

三、分期资料获取

分期资料的获取以及随后的分期总结应在考虑所有可获得的与肿瘤累及、扩散有关的信息后作出确认，这些信息包括病史、体格检查结果、实验室检查结果、放射学结果、内镜和手术所见及病理学报告等。

（一）肿瘤部位

需要确定肿瘤起源部位(原发部位)。

（二）病历资料

反复查阅有关医院记录资料，如病史、体格检查、影像学报告、内镜检查报告、手术记录、病理学报告(包括细胞学、血液学、外科病理学及活检 / 尸检)、进展说明及出院小结等。

（三）扩散情况

确定该病例的原发部位分类、区域淋巴结转移情况以及远处转移情况。

（四）肿瘤分期

根据不同的 T、N、M 分类的组合情况，确定 TNM 分期。

总之，分期是基于所有可获得的先于治疗开始的诊断证据，包括手术所见及术后的病理报告。病例分期一旦确定，就不能再更改。遇到具体病例对所作 T、N、M 分级有怀疑时，应选择较低的分级数。例如，怀疑可能是 T_2、也可能是 T_3，则分入 T_2；怀疑 N_0 或 N_1，以 N_0 为准；同样，M_0 或 M_1，以 M_0 为准。当 TNM 及 / 或 pT、pN、pM 确定后，可以将它们结合起来使用分期。临床分期(TNM 或 cTNM)对选择和评估治疗方法极为重要，而 pTNM 分期则可为判断预后与评价治疗结果提供最精确的资料。

常见肿瘤的 TNM 分期可参考 2018 版 *AJCC Cancer Staging Manual*。

（李　柏　陈　泉）

第二节 营 养 评 定

营养不良在恶性肿瘤患者中的发病率非常高,并且会对患者的临床结局造成极其负面的影响,例如增加治疗副作用以及术后并发症的发生,降低患者生活质量,延长住院时间,增加治疗费用等。不仅如此,研究发现营养不良的患者比营养状况良好的患者的死亡风险高出 2~5 倍,甚至 10%~20% 的恶性肿瘤患者直接死于营养不良,而非肿瘤本身。积极有效的营养治疗可以显著降低肿瘤患者营养不良的风险,或延缓营养不良的恶化,从而改善患者的预后;而营养评定就是营养治疗的第一步。精准的营养评定是营养治疗的根基,也是后期评价营养治疗效果的基础。

一、定义与术语

(一) 定义

营养评定就是对患者营养状态进行全面的评估。营养医师根据患者由于膳食、疾病等原因引起的营养不良或潜在营养风险进行详细营养筛查并运用所有数据进行营养状况评价后,就应对病例给出明确、权威、可记录的营养诊断(明确营养相关问题或需求)。一个正确的营养诊断需要对每个营养评价条目进行准确的评估和判断,同时决策技巧也是重要的一环。很多机构利用标准化格式来进行营养评价和营养诊断过程中的信息交流。我国目前尚无国家通行的营养诊断系统。美国营养与膳食学会(academy of nutrition and dietetics,AND)历经 10 年努力,在 2003 年推出国际首部基于营养评估的标准营养诊疗流程(nutrition care process,NCP)。目前已经在美国、加拿大、韩国、澳大利亚等全球十余个国家推广应用。NCP 中的营养诊断包括问题、病因、体征及症状(problem,etiology,signs and symptoms,PES)几部分。

(二) 术语表达

目前我国对于"营养评定"相关表述并没有其他的替代术语,营养评定是营养诊断的前一步,也可以说是营养诊断的一部分。先对患者进行营养筛查评估,由评估的综合结果进行诊断。

二、流行病学

在世界范围内,肿瘤患者发生营养不良的风险普遍较高。早在 1980 年美国的一项多中心研究中就发现,31%~87% 的肿瘤患者存在不同程度的体重下降,提示存在营养不良的风险。近年来,全球恶性肿瘤患者营养不良的发生率为 20%~70%。欧洲国家的发生率与之相似,为 25%~70%,其中在德国存在营养风险或已患营养不良的恶性肿瘤患者约占 25%,法国肿瘤患者营养不良总发生率为 39%,西班牙恶性肿瘤住院患者营养不良发生率为 34%,出院患者为 36%。71% 的巴西肿瘤患者为营养不良,其中 36% 为严重营养不良。韩国肿瘤患者营养不良总发生率约为 61%,新西兰大约为 30%。

与发达国家相比,中国恶性肿瘤患者营养不良的发病率相对更高。中国抗癌协会肿瘤营养与支持治疗专业委员会通过调查 3 万例恶性肿瘤患者,发现中国肿瘤患者营养不良的总发生率高达 57%。2018 年最新的一项多中心研究发现,在大型三级甲等医院的恶性肿瘤患者中,发生营养风险及营养不良的患者占51.3%。若根据不同肿瘤类型计算发病率,中国肿瘤患者营养不良的发生率在40%~80%之间。由此看出,中国恶性肿瘤患者的营养不良的状况是非常严峻的。

三、营养诊断

(一)诊断层次

目前临床上营养不良常用二级诊断,即营养筛查与营养评估。由于肿瘤患者的营养不良发病率更高、后果更加严重、临床表现特异性更强,既有生理层面的,也有心理及行为层面的,因此其营养诊断应该更加全面、深入。2015年中国抗癌协会肿瘤营养与支持治疗专业委员会推荐:肿瘤患者的营养诊断应该分三级实施,即一级诊断——营养筛查(nutrition screening),二级诊断——营养评估(nutrition assessment),三级诊断——综合评价(comprehensive investigation)。

(二)营养诊断目的、内容、方法

1. 一级诊断——营养筛查　一级诊断(营养筛查)的目的在于发现风险,内容包括营养风险筛查、营养不良风险筛查及营养不良筛查。欧洲肠外肠内营养学会(European society of parenteral nutrition,ESPEN)将营养风险(nutrition risk)定义为现存或潜在的、与营养因素相关的、导致患者出现不利临床结局的风险。美国肠外肠内营养学会(American society for parenteral and enteral nutrition,ASPEN)认为营养风险筛查是识别与营养问题相关特点的过程,目的在于发现个体是否存在营养不足和营养不足的危险。ASPEN是对营养不良风险的筛查,而ESPEN则是对不利临床结局风险的筛查,二者有明显不同。营养不良风险(risk of malnutrition)顾名思义是出现营养不良的风险。目前国内外,尤其是国外文献常常将二者混用,将营养风险等同于营养不良风险。

营养筛查对应的方法为:①营养风险筛查。营养风险筛查2002(nutritional risk screening 2002,NRS 2002)。②营养不良风险筛查。方法很多,常用的有营养不良通用筛查工具(malnutrition universal screening tool,MUST)、营养不良筛查工具(malnutrition screening tool,MST)、营养风险指数(nutritional risk index,NRI)或简版微型营养评价(mini nutritional assessment-short form,MNA-SF)等。③营养不良筛查。常用理想体重(ideal bodyweight,IBW)、体重丢失率或体重指数(body mass index,BMI)等。实际临床工作中酌情挑选其中任何一项均可。见表2-2-1。

2. 二级诊断——营养评估　二级诊断(营养评估)的目的在于发现营养不良并判断其严重程度。营养评估的方法较多、争议很大,目前国际上较为常用的有主观整体评估(subjective global assessment,SGA)、微型营养评价(mini nutritional assessment,MNA)、患者主观整体评估(patient generated subjective global assessment,PG-SGA)等。SGA是一种通用型临床营养评估工具,是目前临床营养评估的"金标准",适用于一般成年住院患者。MNA是专门为老年人开发的工具,比SGA更适用于65岁以上的老人,主要用于社区居民,也适用于住院患者及家庭照护患者。PG-SGA则是专门为肿瘤患者设计的肿瘤特异性营养评估工具,评估结果包括定性评估及定量评估。定性评估将患者分为无营养不良、可疑或中度营养不良、重度营养不良3类;定量评估将患者分为0~1分(无营养不良)、2~3分(可疑或轻度营养不良)、4~8分(中度营养不良)、≥9分(重度营养不良)4类。定量评估更加方便,已经成为国家卫生行业标准。中国抗癌协会肿瘤营养与支持治疗专业委员会根据PG-SGA定量评估结果,制订了肿瘤患者分类营养治疗的临床路径(图 2-2-1)。

表 2-2-1 营养筛查方法

	工具	目的	结果
营养风险筛查	NRS 2002	发现不利临床结局的风险	有无营养风险
营养不良风险筛查	MUST,MST,NRI,MNA-SF 等	发现营养不良的风险	高、中、低营养不良风险或有、无营养不良风险
营养不良筛查	理想体重,体重丢失率,BMI 等	发现营养不良,并对其进行分类	营养不良及其严重程度

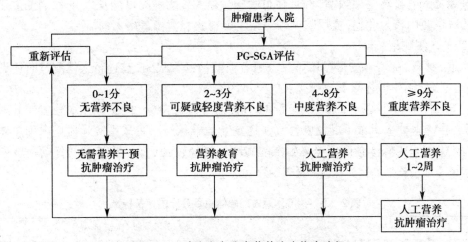

图 2-2-1 肿瘤患者分类营养治疗临床路径

3. 三级诊断——综合评价 三级诊断(综合评价)的目的在于了解营养不良的原因、类型及其后果。综合评价的内容包括膳食情况、能耗水平、应激程度、炎性反应、代谢状况、器官功能、人体组成、心理状况、体能等方面(表 2-2-2)。综合评价的方法仍然是一般疾病诊断中常用的手段,如病史采集、体格体能检查、实验室检查、器械检查,但是具体项目与一般疾病诊断有显著不同,重点关注营养不良对患者的影响。

表 2-2-2 营养不良三级诊断(综合评价)方法与内容

病史采集	体格体能检查	实验室检查	器械检查
现病史	体格检查	血液学基础	影像学检查
既往史	人体学测量	重要器官功能	PET-CT
膳食调查	体能测定	激素水平	人体成分分析
健康状况评分		炎性反应	代谢车
生活质量评估		营养组合	
心理调查		代谢因子及产物	

四、营养评价内容

(一) 膳食调查

通过对调查对象的膳食摄入情况进行调查,从而了解调查对象的饮食习惯及膳食结构,初步判断其饮食结构的合理性及评估能量、营养素摄入情况,了解食物中营养素量及其对特殊个体的适宜程度,判断膳食与疾病的关系,有助于评价调查对象的营养状态。

比较常用的膳食调查方法主要有 24h 膳食回顾法和食物频率法。24h 膳食回顾法是询问调查对象过去 24h 实际的膳食摄入情况,一般采用三天连续调查方法。要求询问被调查者 24h 内所摄入的所有食物种类和数量。按食物成分表即能计算出能量及各种营养素的摄入量。食物频率法是估计调查对象在指定的一段时期内摄入某些食物的频率,根据每日、每周、每月甚至每年所食各种食物的次数或食物的种类来评价膳食营养状况的。由于食物频率法涉及的是食物使用频率,而且在患病期间摄入食物种类可能发生变化,故此法与 24h 回顾法联合使用较为理想,能反映调查对象主要食物和营养素摄入的情况。

(二) 人体测量

体重、身高、围度和皮褶厚度可反映患者当前的营养状况,在进行人体测量时还需要考虑种族、家庭、出生时体重和影响生长的环境因素等。

1. 体重　体重是营养评价中最简单、直接而可靠的指标,但受机体水分多少的影响较大,对肥胖或水肿患者常不能反映其真实体重和营养状态。可采用实际体重占理想体重百分比(%)(表示实际体重偏离总体标准的程度)、体重改变(%)(将体重变化的幅度和速度结合起来考虑)来评价营养状况(表 2-2-3,表 2-2-4)。

表 2-2-3　实际体重占理想体重百分比的评价标准

百分比	体重评价
<80%	消瘦
80%~89%	偏轻
90%~109%	正常
110%~120%	超重
>120%	肥胖

表 2-2-4　体重变化的评价标准

时间	中度体重减轻	重度体重减轻
1 周	1%~2%	>2%
1 个月	5%	>5%
3 个月	7.5%	>7.5%
6 个月	10%	>10%

2. 体重指数(body mass index,BMI)　是反映蛋白质—能量营养不良以及肥胖症的可靠指标,其临床价值已得到公认,但因受年龄、性别、种族和疾病等因素的影响,单纯应用 BMI 评定患者的营养状况存在局限性。BMI 与人体组成、机体功能之间的关系难以确定,也难以反映近期体重的下降量,难以预见未来体重的变化趋势。BMI 正常为 $18.5 \sim 23.9 \text{kg/m}^2$。如果患者

的 BMI 与以上标准值以及与自身最近的 BMI 比较,则数据具有更大意义(表2-2-5)。

表2-2-5 BMI 的中国评价标准

等级	BMI 值 /(kg/m^2)
肥胖	≥28.0
超重	24.0≤BMI<28.0
正常	18.5≤BMI<24.0
体重过低	<18.5

$$BMI=体重(kg)/[身高(m)]^2$$
$$理想体重百分率(\%)=实际体重(kg)/理想体重(kg)\times100\%$$
$$体重改变(\%)=[平常体重(kg)-实测体重(kg)]/平常体重(kg)\times100\%$$

3. 皮褶厚度 皮下脂肪含量约占全身脂肪总量的50%,通过测定皮下脂肪含量可推算体脂总量,并间接反映能量的变化,以及反映人体皮下脂肪的分布情况。皮褶厚度是衡量个体营养状况和肥胖程度较好的指标,测量位置包括肱三头肌部、肱二头肌部、肩胛下角、髂前上部、髋部和腹部。其中,肱三头肌皮褶厚度(triceps skinfold thickness, TSF)是评价脂肪贮备及消耗的最常用指标。TSF 正常参考值男性为 8.3mm,女性为 15.3mm。实测值相当于正常值的 90% 以上为正常,介于 80%~90% 为轻度亏损,介于 60%~80% 为中度亏损,小于 60% 为重度亏损。

4. 围度 包括胸围、上臂围、上臂肌围、腰臀围比等指标。这些指标可反映肌蛋白质消耗程度,是快速而简便的评价指标。

(1)上臂围(arm circumference, AC):正常参考值见表2-2-6。

表2-2-6 我国北方地区成人的上臂围正常值($\bar{x}\pm s$, cm)

性别	年龄 /岁		
	18~25	26~45	>46
男	25.9 ± 2.09	27.1 ± 2.51	26.4 ± 3.05
女	24.5 ± 2.08	25.6 ± 2.63	25.6 ± 3.32

(2)上臂肌围(arm muscle circumference, AMC):上臂肌围可较好地反映体内蛋白质的含量变化,与血清白蛋白含量密切相关,在血清白蛋白低于 28g/L 的患者中,87% 的患者上臂肌围均缩小。也可作为患者营养状况好转或恶化的指标。根据 AC 可计算 AMC。AMC 的正常参考值男性为 24.8cm,女性为 21.0cm。实测值在正常值 90% 以上时为正常;在正常值 80%~90% 时,为轻度营养不良;60%~80% 时,为中度营养不良;小于 60% 时,为重度营养不良。

$$AMC(cm)=AC(cm)-3.14\times TSF(cm)$$

(3)腰围和臀围:腰围(waist circumference, WC)在一定程度上反映腹部皮下脂肪的厚度和营养状态,目前公认腰围是衡量脂肪在腹部蓄积(即中心型肥胖)程度最简单和实用的指标。臀围不仅可以反映人的体型特点,同时,保持臀围和腰围的适当比例关系,对成年人体质、健康及寿命具有重要意义。腰臀比(waist-to-hip ratio, WHR)是反映身体脂肪分布的一个简单指标,该比值与心血管疾病发病率有密切关系,世界卫生组织通常用来衡量人体是否健康。标准的腰臀比为男性小于 0.8,女性小于 0.7。根据美国运动医学学会 1997 年推荐的标准,男性 WHR>0.95 和女性 WHR>0.86 是具有心血管疾病危险性的警戒线。中国大规模流行病学调查发现,男性腰围≥85cm,女性腰围≥80cm,患高血压、糖尿病的风险分别是腰围低于此界值者的 3.5 倍和 2.5 倍。

$$腰臀比(WHR)= 腰围(cm)/臀围(cm)$$

5. 握力　评价受试者肌肉静力的最大力量状况,主要反映前臂和手部肌肉的力量,因其与其他肌群的力量有关,所以也是反映肌肉总体力量的一个指标。测量握力,可反映患者上肢肌力情况,间接体现机体营养状况的变化。适用于患者肌力和营养状态变化的评价,连续监测可评估患者骨骼肌肌力恢复情况(表 2-2-7)。

表 2-2-7　握力正常参考值 /kg

年龄 / 岁	男性		女性	
	左手	右手	左手	右手
20~29	43.0	43.8	26.0	27.0
30~39	43.0	45.0	27.2	27.4
40~49	41.4	42.5	26.3	26.4
50~59	36.0	36.5	21.9	23.7
>60	32.0	32.2	21.1	22.2

(三)实验室检查

1. 血浆蛋白　血浆蛋白水平是反映机体蛋白质营养状况最常用的指标,不仅可提供客观的营养评价结果,而且不易受主观因素影响,常用指标包括白蛋白、前白蛋白、转铁蛋白、纤维结合蛋白和维生素 A 结合蛋白。

(1)白蛋白:由肝脏合成,具有维持正常血浆胶体渗透压、作为载体等作用,其半衰期为 18~20d。持续的低白蛋白血症是患者营养不足的指标,但不是养分补给足量与否的指标。持续的低白蛋白血症亦是肿瘤患者预后不佳的重要指标,充足的营养支持难以逆转低位的白蛋白水平,除非肿瘤得到有效控制,才会恢复正常。

(2)前白蛋白:由肝细胞合成,半衰期为 1.9d。前白蛋白的生物半衰期短,血清含量少,在判断蛋白质急性改变方面较白蛋白更敏感。在恶性营养不良急性期、创伤及急性感染前血清前白蛋白的含量急剧下降,而当营养恢复正常时,前白蛋白的含量亦随即上升。由于其半衰期短,能敏感、特异地反映肝脏的合成功能,在临床上被称为肝功能损害的敏感指标。

(3)转铁蛋白:在肝脏合成,主要作用是运载细胞外铁,通过细胞膜受体介导的内吞作用将铁转入细胞内。转铁蛋白半衰期为 8d,能及时反映器官蛋白急剧变化的情况。缺铁性贫血、慢性失血性贫血、妊娠等血清转铁蛋白升高。肾病综合征、肝硬化、恶性肿瘤、血红蛋白沉着症、炎症反应等血清转铁蛋白降低。

(4)纤维结合蛋白:除大量存在于血浆外,还广泛存在于机体组织内,具有非特异性调理功能,能促进巨噬细胞吞噬作用,其半衰期为 20h。纤维结合蛋白为糖蛋白,对免疫抗体甚为重要,在饥饿、严重创伤及肿瘤时下降。肾病综合征、阻塞性黄疸时升高。

（5）维生素 A 结合蛋白：是一种低分子量的亲脂载体蛋白，其功能是从肝脏转运维生素 A 至上皮组织，并能特异性地与视网膜上皮细胞结合，为视网膜提供维生素 A。其半衰期为 12h，判断营养状态的敏感性高于白蛋白和转铁蛋白。

2. 氮平衡　反映摄入蛋白质能否满足机体内的需要及体内蛋白质合成与分解代谢的情况，也是评价蛋白质营养状况常用的指标之一。

3. 肌酐—身高指数（creatinine height index，CHI）　衡量体内蛋白质水平的灵敏指标，其测定方法是连续保留 3 天 24h 尿液，测得肌酐，取平均值与相同年龄和身高的肌酐标准值比较，所得百分比即为 CHI。在肾功能正常时，CHI 是测定肌肉蛋白质消耗的一项生化指标，其排出量与肌肉总量、体表面积和体重密切相关，不受输液与体液潴留的影响。当患蛋白质营养不良、消耗性疾病时，肌肉组织分解加强，蛋白质储备量下降，肌酐生成量减少，尿中排出量亦随之降低。CHI>90% 为正常，80%~90% 为轻度营养不良，60%~80% 为中度营养不良，<60% 为重度营养不良。

4. 3- 基组氨酸（3-methyl histidine，3-MH）　骨骼肌分解代谢的产物，以原形自尿中排出。可作为评价蛋白质分解代谢的指标，也是肌肉蛋白减少的标志。

5. 免疫功能指标　血清白蛋白低于 30g/L 或实际体重占理想体重 85% 以下时，蛋白质能量营养不良常伴有免疫功能的下降，从而导致患者感染率及病死率的升高。临床上对免疫功能的评定常采用总淋巴细胞计数（total lymphocyte count，TLC）及迟发性超敏皮肤试验。两者可反映细胞介导免疫功能，后者目前较少应用。TLC 正常值为（2.5~3.0）× 10^9/L，（1.2~2.0）× 10^9/L 为轻度营养不良，（0.8~1.2）× 10^9/L 为中度营养不良，<0.8 × 10^9/L 为重度营养不良。

（四）临床检查

1. 病史与既往史采集

（1）疾病史：肿瘤部位、性质，临床表现，如厌食、腹胀、腹泻等。

（2）治疗方案与手段，包括放疗、化疗、手术，手术部位及范围，化疗药物等。

（3）对食物的过敏与不耐受性等。

（4）既往疾病史。

（5）与疾病发生相关的生活习惯，如吸烟、饮酒、食物偏嗜等，家庭经济情况、是否独居、是否存在生理或心理缺陷等。

2. 体格检查　重点在于发现下述情况，并判定其程度，如恶病质、肌肉萎缩、毛发脱落、皮肤改变、肝大、水肿或腹水等。WHO 专家委员会建议特别注意从以下几个方面进行检查，即头发、面色、眼、唇、舌、齿、龈、面（水肿）、皮肤、指甲、心血管系统、消化系统和神经系统。常见的营养素缺乏表现及其可能原因见表 2-2-8。

表 2-2-8　营养素缺乏表现及其可能因素

部位	临床表现	可能的营养素缺乏
头发	干燥、变细、易断、脱发	蛋白质—能量、必需脂肪酸、锌
鼻部	皮脂溢	烟酸、维生素 B_2、维生素 B_6
眼	眼干燥症、夜盲症、Bitor 斑	维生素 A
	睑角炎	维生素 B_2、维生素 B_6

部位	临床表现	可能的营养素缺乏
舌	舌炎、舌裂、舌水肿	维生素 B_2、维生素 B_6、维生素 B_{12}、叶酸、烟酸
牙	龋齿	氟
口腔	齿龈出血、肿大	维生素 C
	味觉减退、改变	锌
	口角炎、干裂	维生素 B_2、烟酸
甲状腺	肿大	碘
指甲	舟状指、指甲变薄	铁
皮肤	干燥、粗糙、过度角化	维生素 A、必需脂肪酸
	瘀斑	维生素 C、维生素 K
	伤口不愈合	锌、蛋白质、维生素 C
	阴囊及外阴湿疹	维生素 B_2、锌
	癞皮病皮疹	烟酸
骨骼	佝偻病体征、骨质疏松	维生素 D、钙
神经	肢体感觉异常或丧失、运动无力	维生素 B_1、维生素 B_{12}
肌肉	萎缩	蛋白质-能量
心血管	维生素 B_1 缺乏病心脏体征	维生素 B_1
生长发育	克山病体征	硒
	营养性矮小	蛋白质-能量
	性腺功能减退或发育不良	锌

（丛明华）

第三节　痛苦评定

　　20 世纪 70 年代随着心理社会肿瘤学这一学科的建立,在肿瘤临床对于患者心理社会问题的关注逐渐加强。然而将心理社会关怀纳入肿瘤临床面临一系列的困境,尤其是患者及家属对于心理社会问题的"病耻感"。因此,1997 年美国国立综合癌症网络(national comprehensive cancer network,NCCN)建立了痛苦管理多学科小组,首次使用"痛苦(distress)"一词代替肿瘤患者存在的所有心理、精神及社会、实际问题等。痛苦是对患者心理社会问题的一个总体概括,对患者心理痛苦的评估可全面展现患者心理社会问题的多个角度,并且根据患者的具体问题进行合理转诊,及时为患者提供适宜的心理社会支持和干预。

一、定义与术语

　　第一版 NCCN 痛苦管理指南中赋予"痛苦"的定义:痛苦是由多种因素影响下的不愉快

的情绪体验,包括心理上(认知、行为、情绪)、社会上和/或灵性层面的不适,可以影响患者有效应对癌症、躯体症状和临床治疗。从定义可看出,痛苦是包含患者所有心理社会问题的综合概念,其症状表现可归纳为一个连续谱系,轻者表现为正常的悲伤、恐惧,重者可表现为精神障碍,如焦虑、抑郁、惊恐发作、社会孤立感,以及生存和灵性的危机。

痛苦与众多学者所熟知的肿瘤患者的焦虑、抑郁有所区别,痛苦与焦虑/抑郁相比概念更为广泛。焦虑/抑郁看作是痛苦发展到一定严重程度的表现,而未达到焦虑、抑郁程度的心理社会问题,按精神疾病分类标准可以归为适应障碍。无论是轻度表现的适应障碍,还是严重的焦虑/抑郁障碍,是根据精神科分类标准界定的,而痛苦的概念是在所有精神心理概念基础上"去耻感化"的定义。NCCN在痛苦管理指南中指出,选择"痛苦"一词的优势在于:①比"精神的""心理社会的""情感的"等词汇更容易接受且无病耻感;②患者提起来感觉比较"正常";③可以被定义并经自评量表评估。

二、流行病学

肿瘤患者痛苦可以由多种因素引起,包括患者的躯体症状、心理社会因素、实际问题、家庭情况等。研究显示,描述频率较多的症状包括疲乏、疼痛、焦虑、抑郁等,造成患者明显的痛苦体验,且严重影响患者的生活质量和躯体功能。疼痛是肿瘤患者最常见的症状之一,近期纳入52项研究的Meta分析显示肿瘤患者疼痛的发生率为53%,其中1/3的患者为中到重度疼痛,进展期、晚期、终末期肿瘤患者疼痛发生率最高为64%。中到重度疼痛会严重影响患者的睡眠、日常生活、娱乐活动、行动能力、社交活动等。癌症相关的疲乏发生率从59%至100%不等,对患者的生活质量造成不同程度的影响。焦虑和抑郁影响患者的整个家庭、社会功能、工作能力、自杀观念以及患者的生存,肿瘤本身及治疗带来的身心影响使得患者成为焦虑和抑郁的易感人群。加拿大的一项大样本(N=10 153)研究显示,肿瘤患者出现临床或亚临床焦虑和抑郁的比例分别为25%和16.5%。

三、肿瘤患者痛苦筛查工具选择

目前痛苦筛查工具分为三大类:①症状筛查;②心理社会问题筛查;③痛苦来源筛查。美国医学研究所(institute of medicine,IOM)建议痛苦筛查工具应该能够综合识别引起痛苦的各种问题和担忧。所选筛查工具应该有效、稳定,并且对于临床工作人员来说简便易行,可以通过临界值来判断患者是否存在痛苦,能够同时评估患者是否存在躯体症状、情绪负担、社会问题等,且能评估患者上述症状的严重程度。这样能够动员其他专业人员有效地对患者的痛苦状况做出应答,包括将痛苦且有心理社会支持需求的患者转诊给专业的心理治疗师、精神科医生、社工等。

(一)躯体症状痛苦筛查工具及方法

M.D.Anderson症状量表(M.D.Anderson symptom inventory,MDASI)由Cleeland等于2000年制定,是针对患者报告结局的多维度筛查工具。MDASI包含13个条目,每个条目分成0~10分11个评分等级,同时还将症状对患者日常生活造成的影响纳入筛查条目中,适用于不同癌症类型患者的筛查。目前该评估量表已经被翻译成多个国家语言,且其测量学的信度和效度均已得到证实。Aktas A等对比了46个关于肿瘤患者症状筛查的工具显示,原始的MDASI具有非常好的信度和效度,与其他症状量表相比具有一定测量学上的优势。2004年Wang XS等完成了中文版MDASI的翻译,测量学研究提示中文版MDASI在中国肿瘤患者症状筛查中应用有效且评估结果稳定可信,5~6分为中度,7分及以上为重度。

纪念斯隆凯瑟琳癌症中心症状评估量表(memorial symptom assessment scale,MSAS)由Portenoy RK在1994年制定,包含32个躯体及心理症状,其中24条症状需评估症状的频率、严重程度和引起痛苦的程度,另外8条症状仅需评估严重程度和引起痛苦的程度。首先要评估每一条症状是否存在,如果存在,使用1~4分分级标准评估患者症状出现频率和严重程度,引起痛苦的程度使用0~4分的5级评分标准。2009年Karis KF等将MSAS翻译为中文并在中国香港的中国肿瘤患者中应用,测量学结果显示中文版MSAS具有较好的信度和效度,可以用于中国肿瘤患者症状筛查。但由于该量表条目较多,完成量表时间较长,给临床工作带来一定的工作负担,目前在大陆地区使用较少。

埃德蒙顿症状评估系统(edmonton symptom assessment system,ESAS)于1991年由Bruera E等人制定,采用0~10分11级评分标准,得分越高症状越严重。ESAS已经被翻译成30多个国家语言,广泛用于肿瘤患者的症状评估,信度和效度等也得到验证,其在临床应用的优势在于可以短时间内对患者的躯体及情绪症状进行多维度评估。根据研究报道呈现出的ESAS问题,Edmonton姑息治疗项目组再次将ESAS进行了修订,即为ESAS-r。其中指导语中评估时间限定为"目前",对于容易引起困惑的症状给予了简短的解释。2015年Dong Jr.Y等首次进行ESAS在中国患者中应用的信度和效度研究,结果显示ESAS中文版有较好的内部一致性、重测信度及共时效度。

(二)心理社会痛苦筛查工具及方法

1. NCCN推荐的痛苦温度计(distress thermometer,DT)是一个单条目的痛苦自评工具。0分=没有痛苦,10分=极度痛苦;得分≥4分显示患者存在中度到重度痛苦,需要进一步专科评估。Akizuki等将DT与综合医院焦虑抑郁量表(hospital anxiety and depression scale,HADS)和贝克抑郁量表进行了比较,结果显示DT比HADS和贝克抑郁量表对心理痛苦的敏感度和特异性都高。近年来不断有对心理痛苦温度计效度研究的报道,Tang LL等将DT进行了中文版修订,与HADS和90条症状清单(symptom checklist-90,SCL-90)比较,使用工作者特征曲线(receiver operating characteristics,ROC)得到曲线下面积分别为0.803和0.834,临界值取4分能得到最优的敏感度和特异性。

2. HADS由Zigmond AS与Snaith RP于1983年制定。目前此量表广泛应用于综合医院患者焦虑和抑郁情绪的筛查以及心身疾病的研究中,其信度和效度也已经得到了验证。按原作者推荐标准,焦虑抑郁亚量表分:0~7分为无表现;8~10分属可疑;11~21分属有反应。国内常用的中文版医院焦虑抑郁量表是由叶维菲、徐俊冕于1993年翻译并校对的。HADS包括两部分,共14个条目,其中焦虑亚量表7个条目,抑郁亚量表7个条目,每条分4级计分(0~3分)。叶维菲等翻译的中文版HADS在我国综合医院患者中开始应用,以9分为分界点时,焦虑和抑郁分量表敏感度均为100%,特异性分别为90%和100%,郑磊磊等的研究与上述结果基本吻合。Mitchell AJ等2010年发表的一篇综述对45个短或超短评估工具进行了分析,结果显示在繁忙的肿瘤临床中使用HADS既能保证结果的有效性,也能确保临床应用的可接受性。

3. 广泛性焦虑自评量表(general anxiety disorder-7,GAD-7)和9条目患者健康问卷(9-item patients health questionnaire,PHQ-9)是对患者精神障碍的初级自我评估,广泛应用于初级医疗机构对于精神健康状况的筛查。PHQ-9是根据美国精神障碍诊断与统计手册,第Ⅳ版有关抑郁症状的条目设计了9个条目的自评量表,每个条目评分0~3分。量表制定者建议其轻度、中度及重度的临界值分别为≥5分、≥10分和≥15分。一项大样本的门诊癌症患者研究显示,将10分设定为临界值能得到最优的敏感度和特异性。国内对于PHQ-9的研究分别在中医内科、老年人群以及综合医院人群中应用证实有较好的信度和效度,但所得出的临界值存在差异,中医内科及综合医院患者研究推荐10分为临界值,而老年人群研究结果显示15分为临界值;目前PHQ-9在肿瘤患者中应用的测量学数据有待进一步证实。GAD-7常与PHQ-9联合使用,包含7个条目,每个条目评分为0~3分;制定者推荐≥5分、≥10分和≥15分分别代表轻度、中度和重度焦虑。我国综合医院门诊患者研究推荐10分为临界值,但缺乏测量学检验数据。PHQ-9中条目9"您是否有不如死掉或用某种方式伤害自己的念头?"可以用于对患者自杀观念的筛查。肿瘤患者的自杀观念与心理痛苦、持续疼痛以及年龄较大相关。自杀筛查和评估是发现患者自杀观念最直接的方式,可以有助于降低患者自杀率和后续负面影响。

(三)痛苦来源的筛查

NCCN推荐使用的DT中包含问题列表(problem list,PL),包括围绕肿瘤患者出现的5个主要方面的问题:实际问题(经济、照顾家庭、交通等);交往问题(与家属、朋友、邻居、医护人员等的沟通);情绪问题(悲伤、注意力不集中、失眠等);躯体问题(便秘、恶心、呕吐等常见临床症状);宗教信仰问题。研究显示PL与DT得分密切相关,是DT在筛查痛苦程度之外的有效补充,且PL对于中重度痛苦患者转诊起到了重要的指导作用。

(四)社会困难筛查工具

社会困难指对一个人的社会世界造成困扰的事件或问题,包括生活中、工作中、娱乐活动中以及与他人的关系中出现的问题。所有人都会遇到社会困难。肿瘤患者的社会困难涉及肿瘤患者本人、癌症疾病本身及治疗相关因素、致残的程度、患者本人的当前状况、癌症治疗中所有人的情绪反应以及对于患者来说可行的支持网络等。社会困境在严重的情况下可加重患者的心理痛苦,降低患者整体生存状况。Wright等2005年制定了社会困难问卷(the social difficulties inventory-21,SDI-21),此问卷共21个条目,每个条目分别从"0分——无困难"到"3分——非常困难"进行评分,包括三个经过效度检验的分量表:日常生活、经济问题、自我及周围其他人,总分≥10分提示显著社会困难。Leung等应用SDI-21对肿瘤患者进行筛查,结果显示社会困难中的日常生活出现困难与患者的自杀企图密切相关,因此对肿瘤患者社会困难的评估更应该引起临床工作者的关注。

四、痛苦筛查后的应答过程

(一)筛查原则

在临床工作中,为实现及时合理筛查出患者的精神心理问题并给予及时的心理社会支持。我们建议筛查过程中,医务人员应遵循以下原则:

1. 肿瘤临床工作人员应该保证为所有的肿瘤患者进行痛苦筛查,尽可能在每次就诊时进行痛苦筛查,至少在病程的关键时间点给予痛苦评估。建议对患者的痛苦情况进行综合评估;

2. 应该监测患者在整个病程中痛苦变化的情况,不是在一次筛查结束后就一劳永逸;

3. 对于存在显著痛苦的患者,需给予及时应答,包括肿瘤临床工作人员的积极心理社会支持,以及转诊至专业的心理治疗师及精神科医师;

4. 临床工作人员或参与筛查的工作人员在得到患者的筛查结果后应尽快给予回复，并讨论转诊事宜。

（二）应答策略

1. 痛苦水平——轻度（所有筛查量表按推荐标准评分均为轻度）

（1）人员：包括直接为肿瘤患者提供治疗的所有工作人员，或在专业人员帮助下完成，干预措施主要为普通的心理支持；或聚焦于问题解决的心理治疗技术。

（2）评估：所有直接为肿瘤患者提供治疗的医务人员和社会工作者都应该有能力识别患者的心理痛苦，并且有能力避免在临床治疗中造成对患者及其照顾者的心理伤害。他们应该知道患者出现的哪些情况已经到了自己能力的边界，并且应该转诊至更专业的服务机构。筛查应该包括癌症给患者日常生活、情绪、家庭关系（包括性关系）和工作带来的影响。评估过程应该保持开放并且不带有任何判断，这样才能建立相互信任的关系并认真倾听，最终使患者能够清晰地呈现自己的担忧和其他感受；评估本身能够帮助患者解决一些担忧，如果通过评估不能解决，则要为患者提供适宜的心理支持。出现显著心理痛苦的患者需要转诊接受专业的心理支持和干预。

（3）应答：所有人员应该能够：①诚实并富有同情心地与肿瘤患者进行沟通；②带有仁慈之心、尊严感、尊重心态为患者及其照顾者提供治疗；③建立并保持支持性的医疗关系；④告知患者及其照顾者，有很多心理及支持性的服务机构可供使用；⑤心理技术主要聚焦于解决问题，由经过培训且受过督导的医疗和社会工作者提供，帮助患者处理一些在病程关键时刻的紧急情况。专业的临床护士在接受培训之后可以承担评估和提供干预任务。

2. 痛苦水平——中度（筛查量表按推荐标准评分其中一项及以上为中度，所有量表均未达到重度）

（1）评估：接受过培训并获得认可的专业人员能够识别中度到严重的心理需求，并能够将严重心理需求的患者转诊至精神卫生专业人员处。

（2）应答：痛苦水平中度所涉及的具体心理干预技术有焦虑控制和聚焦问题解决的心理治疗，由接受过培训、获得认可并且被督导过的心理咨询师根据清晰的理论框架提供干预。目标是控制轻度到中度心理痛苦，包括焦虑、抑郁和愤怒。这里的具体心理干预也适用于缓解轻度癌症相关的担忧，比如对治疗的担忧、个人关系（包括性关系）、与医院工作人员的关系、灵性问题等。

3. 痛苦水平——重度（筛查量表按推荐标准评分有一项以上为重度）

（1）评估：精神卫生专业人员应该能够评估复杂的精神心理问题，包括严重的情感障碍、人格障碍、物质滥用和精神病等。

（2）应答：痛苦水平重度所涉及的干预包括具体的心理和精神科干预，由精神卫生专业人员提供，帮助患者改善中到重度的精神健康问题。这些精神健康问题包括重度抑郁和焦虑、器质性脑部综合征、严重的人际困难（包括严重的性心理问题、乙醇和物质相关的问题、人格障碍和精神病等）。

（唐丽丽　张叶宁）

第四节 机体功能损伤与生活自理能力评定

一、机体功能损伤评定

全球癌症（GLOBOCAN）统计报告 2018 年版数据显示，全球癌症发病率和死亡率正在迅速增长，新增癌症病例在过去六年里增加 28%。肿瘤本身及抗肿瘤治疗都有可能导致患者出现一定程度的机体功能损伤，甚至可能在治疗结束后持续数年。临床医师可通过功能损伤评定工具对肿瘤患者的功能状况进行评估、定性定量描述，并借此制定出相应的康复治疗方案，促进功能损伤康复，并评估治疗效果和预测预后。

（一）定义

肿瘤所致机体功能损伤评定是指对由于肿瘤本身或者肿瘤治疗而造成机体功能损伤的肿瘤患者的功能状况和相关资料进行收集，并定性和 / 或定量描述。

（二）流行病学

根据 2018 国家癌症中心统计，我国 2015 年肿瘤发生率为 285.83/10 万，近十多年来，恶性肿瘤发病率每年保持约 3.9% 的增幅。肿瘤本身及其治疗措施均可导致肿瘤患者出现多系统的功能障碍，影响患者预后及生存质量。据报道，肺癌肺切除术后肺部并发症的发生率占 12%~40%，颈部手术使副神经颅外段损伤的发生率 3%~6%，而广泛性子宫切除术后排尿功能障碍的发生率高达 70%~85%。化疗药多为细胞毒性药物，对正常细胞也具有一定的毒性。流行病学调查发现，消化道肿瘤患者化疗肝损伤的发生率为 58.26%，抗肿瘤药物引起肾损害发生率为 18%，神经损伤 19%%~85% 不等。国内报道放射性肺损伤发病率为 8.25%，国外报道 14.6%~37.2%，头颈部肿瘤局部放疗后吞咽和语言功能障碍发病率可达 70%~80%。癌症相关性疲乏发生率 29%~100%。

（三）常用功能评定方法

1. 生命质量评定

（1）癌症患者功能评估量表（functional assessment of cancer therapy, FACT）：FACT 是由美国芝加哥 Rush-Presbyterian-St.Luke 医学中心的 Cella 等研制出的癌症治疗功能评价系统。该系统是由一个测量癌症患者生命质量共性部分的一般量表（共性模块）FACT-G 和一些特定癌症的子量表构成的量表群。FACT-G（第三版）由 34 个条目构成，分为躯体状况（8 条）、社会 / 家庭状况（8 条）、与医生的关系（3 条）、情感状况（7 条）和功能状况（8 条）五个部分。其中，每一部分的最后一个条目都是患者对该部分的一个总的评价（作为总评价和加权计分用），在计算各部分的得分时均不包括这些条目。特定癌症的量表则由共性模块加各自的特异模块构成（特异模块中也有一个总的对该部分的评价条目，计分时不包括）。目前已经或正在开发的特异模块有肺癌（FACT-L，实际上 FACT-L 已经包括 FACT-G 和肺癌的特异模块，下同）、乳腺癌（FACT-B）、膀胱癌（FACT-Bl）、脑瘤（FACT-Br）、宫颈癌（FACT-Cx）、结肠癌（FACT-C）、头颈癌（FACT-H%26N）、卵巢癌（FACT-O）、前列腺癌（FACT-P）等。表 2-4-1 给出了第三版本的 FACT-L 量表的计分方法（去除肺癌特异模块部分即为 FACT-G）。

表 2-4-1 FACT-L（第三版）的各领域及其计分（粗分）方法

领域	条目数	得分范围	计分方法（相应条目得分相加）
躯体状况	7	0~28	1+2+3+4+5+6+7
社会/家庭状况	7	0~28	9+10+11+12+13+14+15
与医生的关系	2	0~8	17+18
情感状况	6	0~24	20+21+22+23+24+25
功能状况	7	0~28	27+28+29+30+31+32+33
肺癌特异模块	9	0~36	35+36+37+38+39+40+41+42+43
总量表	38	0~152	1+2+…+42+43

*条目 1~7,9,13,20,22~24,35~36,38~39,41,43 为逆向条目,在计算条目得分时应进行正向变换。目前,已经推出第四版的 FACT 系列量表。其中,FACT-G(V4.0)由原来的 34 个条目减为 27 个条目,删去了原量表中每个部分的最后一个总体评价条目,删去了与医生的关系整个部分

（2）欧洲肿瘤患者生活质量评估量表：即欧洲癌症研究与治疗组织（European organization for research and treatment, EORTC）的生命质量核心量表。该组织于 1986 年开始研制面向癌症患者的核心量表（共性量表），在此基础上增加不同的特异性条目（模块）即构成不同病种的特异量表。1987 年,发布了含 36 个条目的第一代核心量表 QLQ-C36。20 世纪 90 年代初,含 30 个条目的第二代 QLQ-C30 一、二版相继问世。1999 年推出了其第三版本,含 5 个功能子量表（躯体、角色、认知、情绪和社会功能）、3 个症状子量表（疲劳、疼痛、恶心呕吐）、一个总体健康状况子量表和一些单一条目构成。目前已开发出肺癌、乳腺癌、头颈部癌、直肠癌等多个特异性模块。此量表简便易行,专门针对癌症患者所设计,具有较好的可行性和特异性,能全面反映出生活质量的多维结构。QLQ-C30(V3.0)的计分方法见表 2-4-2。

表 2-4-2 QLQ-C30(V3.0)各子量表及计分（粗分）方法

子量表	条目数	得分极差	计分方法（条目得分相加）
功能子量表（Functional Scales）			
躯体功能（Physical Functioning）	5	3	（1+2+3+4+5）/5
角色功能（Role Functioning）	2	3	（6+7）/2
情绪功能（Emotional Functioning）	4	3	（21+22+23+24）/4
认知功能（Cognitive Functioning）	2	3	（20+25）/2
社会功能（Social Functioning）	2	3	（26+27）/2
总健康状况子量表（Global Health）	2	6	（29+30）/2
症状子量表（Symptom Scales）			
疲倦（Fatigue）	3	3	（10+12+18）/3
恶心与呕吐（Nausea and Vomiting）	2	3	（14+15）/2
疼痛（Pain）	2	3	（9+19）/2
呼吸困难（Dyspnoea）	1	3	8

子量表	条目数	得分极差	计分方法（条目得分相加）
失眠（Insomnia）	1	3	11
食欲丧失（Appetite Loss）	1	3	13
便秘（Constipation）	1	3	16
腹泻（Diarrhoea）	1	3	17
经济困难（Financial Difficulties）	1	3	28

（3）癌症康复评估系统（cancer rehabilitation evaluation system，CARES）：即 Schag（1990）的癌症康复评价系统。该量表包括 139 个项目，用于全面评价癌症患者生命质量。1991 年作者又简化为含 59 个项目的简表（CARES-SF），包含躯体、心理、医患关系、婚姻和性功能五个主要方面。CARES 见表 2-4-3。

表 2-4-3 癌症康复评估系统（CARES）

下表列出了癌症患者可能会有的问题，请仔细阅读每一条，然后根据最近一个月以内（包括今天）下述情况影响你的实际感觉，在五个答案里选择一个最适合你的答案，在对应的选项上划勾。有些部分可能不适用于您，请您跳过这些部分继续做题。

序号	项目	没有	较轻	中度	较重	严重
1	我弯腰和起来时感到困难	0	1	2	3	4
2	我走路或者四处走动时感到困难	0	1	2	3	4
3	我做体育活动时感到困难（如：跑步、打球）	0	1	2	3	4
4	常常感到没有精力	0	1	2	3	4
5	我开车感到困难	0	1	2	3	4
6	我做家务感到困难	0	1	2	3	4
7	我洗澡、刷牙、清洁自己感到困难	0	1	2	3	4
8	我做饭感到困难	0	1	2	3	4
9	我对过去经常做的娱乐活动失去兴趣	0	1	2	3	4
10	我不再参加我过去常参加的娱乐活动	0	1	2	3	4
11	我没有足够的好玩的活动去充实一天	0	1	2	3	4
12	因为癌症或者治疗，我很难去做活动计划	0	1	2	3	4
13	我难以增加体重	0	1	2	3	4
14	我的体重一直在下降	0	1	2	3	4
15	我发现食物很乏味	0	1	2	3	4
16	我发现食物不好吃	0	1	2	3	4
17	我感到吞咽困难	0	1	2	3	4
18	我发现癌症或者癌症治疗让我不能工作	0	1	2	3	4
19	我发现癌症或者癌症治疗影响我的工作能力	0	1	2	3	4

续表

序号	项目	没有	较轻	中度	较重	严重
20	我经常感到疼痛	0	1	2	3	4
21	我有慢性疼痛（因为手术或者伤痕）	0	1	2	3	4
22	治疗疼痛的药物都不能控制我的疼痛	0	1	2	3	4
23	疼痛药物可以控制我的疼痛	0	1	2	3	4
24	我发现穿我自己的衣服不好看	0	1	2	3	4
25	我发现我的衣服不适合我	0	1	2	3	4
26	我很难找到适合自己的衣服	0	1	2	3	4
27	我的医疗团队瞒着我一些关于我癌症情况的信息	0	1	2	3	4
28	我的医生不对我解释他们为什么这么治疗	0	1	2	3	4
29	我的护士不对我解释他们为什么这么治疗	0	1	2	3	4
30	我问医生问题时有困难	0	1	2	3	4
31	我问护士问题时有困难	0	1	2	3	4
32	我向医生和护士表达我的感受时有困难	0	1	2	3	4
33	我告诉医生我的新症状时有困难	0	1	2	3	4
34	我很难明白医生告诉我的关于癌症和治疗的事情	0	1	2	3	4
35	我很难明白护士告诉我的关于癌症和治疗的事情	0	1	2	3	4
36	我希望对于医生对我做的事有更多的控制权	0	1	2	3	4
37	我希望对于护士对我做的事有更多的控制权	0	1	2	3	4
38	我羞于展示我的身体因为我的疾病	0	1	2	3	4
39	当我把伤痕给别人看时，我感到很不舒服	0	1	2	3	4
40	我对我身体的改变感到很不舒服	0	1	2	3	4
41	我常常感到焦虑	0	1	2	3	4
42	我常常感到沮丧	0	1	2	3	4
43	我常常感到生气、抑郁	0	1	2	3	4
44	我常常感到不高兴	0	1	2	3	4
45	我常常沉浸在癌症的情绪和感受中	0	1	2	3	4
46	我难以睡觉	0	1	2	3	4
47	我难以集中注意力	0	1	2	3	4
48	我难以记住东西	0	1	2	3	4
49	我难以清晰思考	0	1	2	3	4
50	我很难告诉我的朋友或者亲人少来	0	1	2	3	4
51	当我感觉不好的时候，我很难告诉我的朋友或者亲人离开	0	1	2	3	4
52	我很难要求我的朋友或者亲人做一些让我开心的事	0	1	2	3	4

序号	项目	没有	较轻	中度	较重	严重
53	我不知道怎么跟我的朋友和亲人沟通	0	1	2	3	4
54	我难以要求我的朋友或者亲人为我做事	0	1	2	3	4
55	我难以告诉我的朋友或者亲人关于癌症的事情	0	1	2	3	4
56	我难以告诉我的朋友或者亲人多点过来	0	1	2	3	4
57	我发现我的朋友或者亲人告诉我我看起来很好,当我并没有很好时	0	1	2	3	4
58	我发现我的朋友或者亲人对我隐瞒	0	1	2	3	4
59	我发现我的朋友或者亲人跟我聊天时,避开癌症的话题	0	1	2	3	4
60	我发现我的朋友或者亲人看我的次数不足够	0	1	2	3	4
61	我发现我的朋友或者亲人打电话给我的次数不足够	0	1	2	3	4
62	我发现我的朋友或者亲人不太自在,当他们探望我的时候	0	1	2	3	4
63	我发现我的朋友和亲人很难跟我聊我的病	0	1	2	3	4
64	当我看到其他患者治疗的时候,我感到很不舒服	0	1	2	3	4
65	当我不得不去医院时,我感到紧张	0	1	2	3	4
66	当我排队看医生时,我感到很紧张	0	1	2	3	4
67	当我等待检测结果时,我感到很紧张	0	1	2	3	4
68	当我有诊断检测时,我感到很紧张	0	1	2	3	4
69	当我抽血时,我感到很紧张	0	1	2	3	4
70	我担心我的治疗是否有效果	0	1	2	3	4
71	我担心癌症是否会加重	0	1	2	3	4
72	我担心我不能自己照顾自己	0	1	2	3	4
73	我担心如果我死了,我的家庭怎么应对困难	0	1	2	3	4
74	我不觉得自己性感	0	1	2	3	4
75	我不觉得我的伴侣会发现我的性感	0	1	2	3	4
76	我对性生活没有兴趣	0	1	2	3	4
77	我认为我的伴侣没有兴趣跟我有性生活	0	1	2	3	4
78	我有时候不去看预约了的医生	0	1	2	3	4
79	我有时候不去治疗	0	1	2	3	4
80	我有时候不吃医生开的药	0	1	2	3	4
81	我有时不听医嘱	0	1	2	3	4
82	我有经济问题	0	1	2	3	4
83	我有保险问题	0	1	2	3	4

续表

序号	项目	没有	较轻	中度	较重	严重
84	我来回医院或者其他地方,存在交通困难(不知道怎么来回或者来回不方便)	0	1	2	3	4
85	我体重增加太多了	0	1	2	3	4
86	我发现一些检测过程让人非常痛苦	0	1	2	3	4
87	我经常腹泻	0	1	2	3	4
88	有时我无法控制我的膀胱(尿频尿急)	0	1	2	3	4
你有孩子吗? 如果没有,请跳过 89~91 题。		有			没有	
89	我照顾我的孩子或者我的孙子时感到困难	0	1	2	3	4
90	我很难帮助我的孩子应付我的病情。	0	1	2	3	4
91	我很难帮助我的孩子讨论我的病情	0	1	2	3	4
在最近一个月内,你是否在工作或者被雇用? 如果没有,请跳过 92~96 题。		有			没有	
92	我很难把我的癌症告诉老板	0	1	2	3	4
93	我很难把我的癌症告诉同事	0	1	2	3	4
94	我很难告诉我的老板,因为我的病情有些事我不能做	0	1	2	3	4
95	我很难要求请假去医院治疗	0	1	2	3	4
96	我害怕被解雇	0	1	2	3	4
在最近一个月内? 你是否有去找工作? 如果没有,请跳过 97~98 题。		有			没有	
97	自从我有了癌症,我很难找到一份新的工作	0	1	2	3	4
98	我发现老板不情愿聘请有癌症病史的人	0	1	2	3	4
在你确诊癌症后,是否有性行为? 如果没有,请跳过 99~102 题。		有			没有	
99	我发现性行为的频率减少了	0	1	2	3	4
100	我很难激起性欲	0	1	2	3	4
101a	我发现我很难保持勃起(男性选择)	0	1	2	3	4
101b	我发现我很难润滑(女性选择)	0	1	2	3	4
102	我发现我很难有性高潮	0	1	2	3	4
你是否已婚或者有一段重要的关系(情侣)? 如果没有,请跳过 103~120 题。		有			没有	
103	我和我的伴侣很难讨论我们的感受	0	1	2	3	4
104	我和我的伴侣很难讨论我们的恐惧	0	1	2	3	4
105	我和我的伴侣很难讨论在我死后将会发生什么	0	1	2	3	4
106	我和我的伴侣很难讨论我们的未来	0	1	2	3	4

续表

序号	项目	没有	较轻	中度	较重	严重
107	我和我的伴侣很难讨论癌症和将会发生什么事	0	1	2	3	4
108	我和我的伴侣很难讨论遗嘱或者财产安排	0	1	2	3	4
109	我不愿意去拥抱、亲吻、抚摸我的伴侣	0	1	2	3	4
110	我的伴侣不愿意去拥抱、亲吻、抚摸我	0	1	2	3	4
111	我没有兴趣去碰我的伴侣	0	1	2	3	4
112	我的伴侣没有兴趣碰我	0	1	2	3	4
113	我和我的伴侣相处得不如从前好	0	1	2	3	4
114	我和我的伴侣彼此伤害比以前多	0	1	2	3	4
115	我和伴侣有太多的相处时间以至于我们相互敏感、鲁莽	0	1	2	3	4
116	我和伴侣比以前更加疏远了	0	1	2	3	4
117	我的伴侣不让我做一些我能做的活动	0	1	2	3	4
118	我的伴侣花太多的时间照顾我	0	1	2	3	4
119	我的伴侣照顾我的时间不够	0	1	2	3	4
120	我很难叫我的伴侣照顾我	0	1	2	3	4
你是否单身？如果没有，请跳过121~125题。		有		没有		
121	我很难开始接触有可能的约会	0	1	2	3	4
122	我去有可能的约会感到困难	0	1	2	3	4
123	我害怕去某些我以前经常去约会的地方	0	1	2	3	4
124	我很难说出关于癌症或者治疗的日期	0	1	2	3	4
125	我害怕和别人开始一段有性行为的关系	0	1	2	3	4
在最近的一月内，你是否有做过化疗？如果没有，请跳过126~134题。		有		没有		
126	当我化疗时，我变得很紧张	0	1	2	3	4
127	在化疗期间或化疗后，我开始恶心、作呕	0	1	2	3	4
128	在化疗期间或化疗后，我呕吐了	0	1	2	3	4
129	我感到恶心、不舒服，当我想到化疗	0	1	2	3	4
130	当我接受化疗时，我感到恶心、作呕	0	1	2	3	4
131	在化疗后我有呕吐	0	1	2	3	4
132	在化疗后我感到很疲惫	0	1	2	3	4
133	在化疗后，我有其他副作用	0	1	2	3	4
134	在化疗后，我掉了很多头发或者我的头发变黑的速度变慢	0	1	2	3	4

序号	项目	没有	较轻	中度	较重	严重
	在最近的一月内，你是否有做过放疗？如果没有，请跳过135~137题。		有		没有	
135	在放疗后我感到疲劳	0	1	2	3	4
136	在放疗时我很紧张	0	1	2	3	4
137	在放疗后，我感到恶心作呕或者呕吐了	0	1	2	3	4
	你是否做过造口术？如果没有，请跳过138题。		有		没有	
138	我在照顾和维护造口方面有问题	0	1	2	3	4
	你是否有假体、假肢？如果没有，请跳过139题。		有		没有	
139	我很难与我的假体相处（人工的四肢、胸部假体等）	0	1	2	3	4

（4）癌症功能性评估（the functional living index-cancer, FLIC）：即 Schipper（1984）的癌症患者生活功能指标。包括 22 个条目，用于癌症患者生命质量的自我测试，也可用于鉴定特异性功能障碍的筛选工具。它比较全面地描述了患者的活动能力、执行角色功能的能力、社会交往能力、情绪状态、症状和主观感受等，较适宜预后较好的癌症患者，如乳腺癌患者。每个条目的回答均在一条 1~7 的线段上标记。目前已有正式的中文版发行。该量表 5 个领域的计分方法见表 2-4-4。

表 2-4-4　FLIC 量表各领域及其计分（粗分）方法

领域	条目数	计分方法（相应的条目得分相加）
躯体良好和能力（Physical well-being and ability）	9	4+6+7+10+11+13+15+20+22
心理良好（Psychological well-being）	6	1+2+3+9+18+21
因癌造成的艰难（Hardship due to cancer）	3	8+12+14
社会良好（Social well-being）	2	16+19
恶心（Nausea）	2	5+17
总量表	22	全部条目

（5）生活质量评价量表（shortform 36 questionnaire, SF-36）：该量表是美国医学结局组开发的一个普适性测定量表。该工作开始于 80 年代初期，形成了不同条目不同语言背景的多种版本。1990—1992 年，含有 36 个条目的健康调查问卷简化版 SF-36 的不同语种版本相继问世。其中使用较多的是英国发展版和美国标准版，均包含躯体功能、躯体角色、机体疼痛、总健康状况、活力、社会功能、情绪角色和心理卫生 8 个领域。其各领域的计分方法见表 2-4-5。

表 2-4-5　MOS SF-36（英国发展版）各领域及计分（粗分）方法

领域	条目数	得分范围	计分方法
躯体功能 PF（Physical Function）	10	10~30	3a+3b+3c+3d+3e+3f+3g+3h+3I+3j
躯体角色 RP（Role Physical）	4	4~8	4a+4b+4c+4d

续表

领域	条目数	得分范围	计分方法
机体疼痛 BP（Bodily Pain）	2	2~12	7+8
总健康 GH（General Health）	5	5~25	1+11a+11b+11c+11d
生命力 VT（Vitality）	4	4~24	9a+9e+9g+9I
社会功能 SF（Social Function）	2	2~10	6+10
情感角色 RE（Role Emotional）	3	3~6	5a+5b+5c
心理健康 MH（Mental Health）	5	5~30	9b+9c+9d+9f+9h

（6）行为表现量表（Karnofsky Performance Status，KPS）：即 Karnofsky（1948）的行为表现量表，是医学领域中使用较早的测定量表。由医务人员根据病情变化对癌症患者的身体功能状况进行测评。尽管该法有较好的重复性，但却不包括患者的主观感受，因此严格说来它所反映的并非生命质量，只能算作生命质量的一部分。得分越高，健康状况越好，越能忍受治疗给身体带来的副作用，因而也就有可能接受彻底的治疗。得分越低，健康状况越差，若低于60分，许多有效的抗肿瘤治疗就无法实施。见表2-4-6。

表2-4-6　KPS功能状态评分标准

体力状况	评分
正常，无症状和体征	100
能进行正常活动，有轻微症状和体征	90
勉强可进行正常活动，有一些症状或体征	80
生活可自理，但不能维持正常生活工作	70
生活能大部分自理，但偶尔需要别人帮助	60
常需人照料	50
生活不能自理，需要特别照顾和帮助	40
生活严重不能自理	30
病重，需要住院和积极的支持治疗	20
重危，临近死亡	10
死亡	0

2. 吞咽功能评定

（1）吞咽造影检查（video fluoroscopic swallowing examination，VFSE）：吞咽造影检查（VFSE），又称电视 X 线吞咽功能检查（video fluoroscopic swallowing study，VFSS），指在 X 线透视下，对口、咽、喉、食管的吞咽运动所进行的吞咽造影。被视为吞咽功能障碍检查的"首选方法"和"金标准"。适用于各种原因引起的吞咽功能障碍，如鼻咽部肿瘤、脑卒中等；或吞咽困难考虑为食管本身或食管附近病变引起，特别是食管肿瘤、食管痉挛、食管异物等；也是作为是否拔除鼻饲管、胃造瘘管的重要指标。

（2）功能性吞咽量表（functional outcome swallowing scale，FOSS）：美国梅奥诊所的 John

于 1999 年在 *Digestive Diseases* 杂志首次发表,该量表共分 6 级——0 级 ~5 级,用以确定吞咽困难患者吞咽功能障碍的严重程度,评估治疗效果。具体分期见表 2-4-7:

表 2-4-7 FOSS 吞咽功能障碍分级

分期	说明
0	功能正常,无症状
Ⅰ	功能正常,偶有吞咽困难
Ⅱ	功能异常代偿期,表现为饮食明显改变或用餐时间延长,不伴有体重减轻或误吸的发生
Ⅲ	功能异常失代偿,因吞咽困难、每日咳嗽、呕吐或进食时误吸而导致体重在 6 个月内下降 10% 以内
Ⅳ	功能异常严重失代偿,因吞咽困难和严重误吸引发的支气管肺并发症导致 6 个月内体重下降超过 10%;建议大部分营养通过非口服方式补充
Ⅴ	所有营养均通过非口服方式补充

(3)洼田饮水试验吞咽能力评定法:洼田饮水试验吞咽能力评定法是日本学者洼田俊夫提出的评定吞咽障碍的实验方法,分级明确清楚,操作简单,利于选择有治疗适应证的患者。检查时患者取端坐位或抬高床头 30°,以水杯盛温水 30ml,嘱患者如常饮下,注意观察患者饮水经过,并记录时间。

结果如下:

1 级:能 1 次并在 5s 内饮完,无呛咳、停顿。

2 级:1 次饮完,但超过 5s,或分 2 次以上喝饮完,但无呛咳、停顿。

3 级:能 1 次咽下,但有呛咳。

4 级:分 2 次以上咽下,有呛咳。

5 级:频繁呛咳,不能全部咽下。

1 级为正常;2 级为可疑吞咽障碍;3 级、4 级、5 级为吞咽功能障碍。

(4)反复唾液吞咽实验(repetitive saliva swallowing test, RSST):反复唾液吞咽测试是观察引发随意性吞咽反射的一种简单方法,具体操作步骤是:

1)患者取坐位,卧床患者应采取放松体位。

2)检查者将示指横置于患者甲状软骨上缘,嘱做吞咽动作。当确认喉头随吞咽动作上举、越过示指后复位,即判定完成一次吞咽反射。当患者诉口干难以吞咽时,可在其舌上滴注少许水,以利吞咽。

3)嘱尽快反复吞咽,并记录完成吞咽次数。老年患者在 30s 内能达到 3 次吞咽即可。一般有吞咽困难的患者,即使第 1 次吞咽动作能顺利完成,但接下来的吞咽动作会变得困难,或者喉头尚未充分上举就已下降。

(5)舌压力测定:使用压力传感器进行测定。目前很多研究中使用的 5 个测定点的压力传感器,其中 3 个测定点沿着上腭中线放置:前正中部(通道 1)、中间正中部(通道 2)、后正中部(通道 3);2 个放到后部两侧,分别是左侧(通道 4)和右侧(通道 5)。所有通道均用导线连接在一起。为了使定位更加准确,可采用解剖定位。首先找到通道 3 的位置,其他通道就能相应定位。找到前正中部最明显的乳头状突起的中点,后两侧部位的沟状切迹,两侧沟状切迹连线的中点与乳头状突起中点相连,连线的中后 1/3 为通道 3 的位置,然后相应放置其他通道。同时导线通过口腔前庭连接到口腔外,直接接到计算机上,计算机通过压力测定软件来分析舌压力的情况。

（6）标准吞咽功能评定量表(standardized swallowing assessment, SSA): SSA 是由 Ellul 等于 1996 年首先报道,经科学设计专门用于评定患者的吞咽功能,分为三个部分:①临床检查,包括意识、头与躯干的控制、呼吸、唇的闭合、软腭运动、喉功能、咽反射和自主咳嗽,总分 8~23 分。②让患者吞咽 5ml 水 3 次,观察有无喉运动、重复吞咽、吞咽时喘鸣及吞咽后喉功能等情况,总分 5~11 分。③如上述无异常,让患者吞咽 60ml 水,观察吞咽需要的时间、有无咳嗽等,总分 5~12 分;该量表的最低分为 18 分,最高分为 46 分,分数越高,说明吞咽功能越差。详情见表 2-4-8。

表 2-4-8 标准吞咽功能评价量表(SSA)

第一步:初步评价

意识水平	1= 清醒 2= 嗜睡,可唤醒并做出言语应答 3= 呼唤有反应,但闭目不语 4= 仅对疼痛刺激有反应
头部和躯干部控制	1= 能正常维持坐位平衡 2= 能维持坐位平衡但不能持久 3= 不能维持坐位平衡,但能部分控制头部平衡 4= 不能控制头部平衡
唇控制(唇闭合)	1= 正常　2= 异常
呼吸方式	1= 正常　2= 异常
声音强弱(发[a]、[i]音)	1= 正常　2= 减弱　3= 消失
咽反射	1= 正常　2= 减弱　3= 消失
自主咳嗽	1= 正常　2= 减弱　3= 消失
合计	分

第二步:饮一匙水(量约 5ml),重复 3 次

口角流水	1= 没有 /1 次　2=>1 次
吞咽时有喉部运动	1= 有　2= 没有
吞咽时有反复的喉部运动	1= 没有 /1 次　2=>1 次
咳嗽	1= 没有 /1 次　2=>1 次
哽咽	1= 有　2= 没有
声音质量	1= 正常　2= 改变　3= 消失
合计	分

附注:如果该步骤的3次吞咽中有2次正常或3次完全正常,则进行下面第3步:

第三步:饮一杯水(量约60ml)

能够全部饮完	1=是 2=否
咳嗽	1=无/1次 2=>1次
哽咽	1=无 2=有
声音质量	1=正常 2=改变 3=消失
合计	分

3. 心肺功能评定

(1)呼吸困难分级:指患者感到空气不足,呼吸费力。呼吸困难分级有四级分类法、五级分类法等,现介绍五级分类法:

1)Ⅰ级:正常活动同年龄健康者一样;

2)Ⅱ级:平地步行同健康者,但上坡或上下台阶可出现气急;

3)Ⅲ级:平地步行不及健康者,但若慢行可达1.6km以上;

4)Ⅳ级:须慢慢走,可行走50m;

5)Ⅴ级:说话穿衣均有气急,因呼吸困难不能外出。

(2)肺容积与肺通气功能测定:

1)肺容积:肺容积指肺在不同呼吸水平所能容纳的气体量。由八部分构成,即潮气量(TV)、补呼气量(ERV)、补吸气量(IRV)、残气量(RV)、深吸气量(IC)、功能残气量(FRC)、肺活量(VC)和肺总量(TLC)。

①肺活量(VC):指最大吸气后所能呼出的最大气量。正常VC>80%。反映肺脏的扩张能力。降低见于:肺扩张受限(间质性肺疾病)、胸廓扩张受限(如脊柱侧凸)、呼吸肌疲劳(如重度慢性阻塞性肺疾病)和神经肌肉病变(如脊髓灰质炎)等。

②残气量(RV):指最大呼气后剩余在肺内的气量。正常RV为80%~120%。增加见于阻塞性肺疾病,降低见于限制性肺疾病(如间质性肺疾病)。

③肺总量(TLC):指最大吸气后肺内所含的气体量。正常TLC为80%~120%。增加见于阻塞性肺疾病,降低见于限制性肺疾病。

2)通气量:

①用力肺活量(FVC)、一秒量(FEV1.0)和一秒率(FEV1.0%):FVC指最大吸气后以最大的努力和最快的速度呼气所得到的呼气肺活量。FEV1.0指做FVC时第一秒内所呼出的气量,实测值与预计值之比>80%为正常。FEV1.0与FVC之比为一秒率(FEV1.0%),FEV1.0%是反映气道是否阻塞的指标,正常>70%,降低见于气道阻塞和/或肺气肿。

②最大自主通气量(MVV):在单位时间内以尽快的速度和尽可能深的幅度重复最大自主努力呼吸所得到的通气量。正常MVV>80%。它是反映肺通气功能的综合指标,降低见于:肺扩张受限、胸廓扩张受限、呼吸肌疲劳、神经肌肉病变、气道阻塞和肺气肿等。

(3)运动试验:步行、登楼试验,但受主观影响较大,标准很难统一。

6min步行试验:受试者按其自己的步行频率行走6min,记录最大的运动距离。该方法简单易行,不受场地和仪器的限制,主要用于肺切除术、肺减容术的术前和术后运动肺功能的评价；监测治疗干预的反应；肺部疾病的康复治疗；以及预测心肺疾病患者的病死率和发生率。结果判断：正常值的差异大、重叠多、影响因素多，健康人一般 6min 可以步行 400~700m，心功能判断简表见表 2-4-9：

表 2-4-9 心功能判断简表

6min 步行距离	心功能水平
<150m	重度心功能不全
150~425m	中度心功能不全
426~550m	轻度心功能不全

（4）心肺功能运动实验（cardiopulmonary exercise test，CPET）：心肺功能运动试验为一种诊察手段，在负荷递增的运动中反映人体的心肺功能指标，经过对各项参数的综合分析，了解心脏、肺脏和循环系统之间的相互作用与贮备能力。常用指标：最大摄氧量、代谢当量、氧通气当量、无氧阈、运动最大通气量（MVV）、心排血量、每搏量、每搏氧耗量、二氧化碳排出量、每分钟通气量（VE）、终末潮气氧分压、终末潮气二氧化碳分压、生理无效腔、呼吸困难指数、肺泡 - 动脉血氧分压差。

检查过程：

准备：①试验前仪器准备。②测试前应了解患者的病情、诊断及临床医师申请目的。③应备有必要的急救药物、器械、氧气等，以备应急使用。④向患者说明试验方法，取得合作。⑤运动前准备：使用 12 导联心电图，证实无严重心律失常和心肌缺血表现；测量平卧位和直立的血压；停止使用各种支气管扩张药。

常用的运动器械：自行车功量仪和活动平板是运动试验中常用的器械。自行车功量仪安全性、舒适性和稳定性较好，易于观察和测定各项生理参数，如心电监测、血压监测和抽取动脉血做血气分析及乳酸测定，且患者的做功量与体重无关；活动平板测得的最大摄氧量较自行车功量仪高 10%~15%，但在收集或测定一些生理参数时没有自行车功量仪方便，而且患者的体重、行走方式等都可能影响做功量。呼吸系统疾病中常用自行车功量仪作为运动器械。

常用的临床运动试验方法：

1）运动激发试验：主要用于运动性哮喘的诊断及防治疗效的评价。

①活动平板法：测量基础肺功能，以 FEV1 作为观察指标。受试者立于活动平板上，双手握柄随平板速度踏跑。以较低的速度和坡度开始，2~3min 迅速增加，直至达到最大预计心率（220- 年龄）的 70%~80% 或最大通气量（FEV1×35）的 40%~60%，并在此基础上维持至少 4min。整个运动过程最好在 6~8min 完成。于运动停止后 1、5、10、15、20、30min 再次测量 FEV1，以 FEV1 较运动前下降>15% 为阳性标准。

②自行车功量仪法：根据受试者运动前的 FEV1，计算出目标运动负荷（53.76×FEV1- 11.07）。运动开始后，在 1、2、3、4min，使运动负荷分别达到目标负荷的 60%、75%、90% 和 100%，同样使用心率和 / 或分钟通气量来监测是否达到运动强度。在达到目标运动强度后，再维持 4~6min。运动停止后测定 FEV1 的时间同上，其最大降低值>15% 为试验阳性。

2）心肺运动耐力试验

①症状自限的负荷递增运动试验：临床上常用的方法，运动负荷每间隔一定时间增加

一定的负荷量,直至最大症状自限。运动负荷以斜坡式递增,其增幅视患者情况不同而不同,从每分钟递增 5~25W 不等。患者在 8~12min 达到最大运动比较理想。具体步骤如下(以自行车功量仪为例):接好口器、血压袖带和 ECG 导联后,休息 3min,无负荷热身 3min,踏车负荷以 5~25W/min 的速度递增,转速保持在 60r/min,直至出现呼吸困难、腿部肌肉酸痛、全身疲劳,不能再进行运动或转速<40r/min,以 0W 恢复 2min。将维持 1min 的最高负荷水平定为最大运动负荷。

②恒定负荷运动试验:运动负荷在一定时间内(一般为 6min)维持在恒定水平,心率、摄氧量和分钟通气量在 1min 内保持不变,则为达到恒定状态,常以负荷递增运动试验中最大运动负荷的 70% 作为其运动负荷。主要用于评价治疗干预后疗效的判断。

4. 消化系统功能测定

(1)胃瘫评定:胃瘫是腹部手术,尤其是胃癌根治术和胰十二指肠切除术后常见并发症之一,是指腹部手术后继发的非机械性梗阻因素引起的以胃排空障碍为主要征象的胃动力紊乱综合征,胃瘫一旦发生,常持续数周甚至更长时间,目前尚缺乏有效治疗方法。

腹部超声通过几个特定的参数对胃排空障碍进行功能评定:

1)胃排空半衰期(GET50):一半的测试餐(流质/半流质/固体)从胃部排空的时间点。

2)胃排空时间(GET):餐后测量的胃窦面积返回到基础值的时间点。

3)胃排空率(GER):[(进餐后 1min 胃窦面积 −15min 胃窦面积)/1min 胃窦面积]×100。

4)胃窦收缩频率:在进食后 9min 内每 3min 间隔一次的胃窦收缩数。

5)胃窦收缩幅度:(放松面积 − 收缩面积)/放松面积 ×100。

6)动力指数(MI):平均胃窦收缩幅度 × 收缩频率。

(2)排便功能:排便功能障碍是指各种因素导致大便失禁或排便困难的功能状态。排便功能评定项目:

1)排便次数:排便次数因人而异,正常成人每天排便 1~3 次,每次大便间隔时间基本固定。

2)排便量:正常每天排便 100~300g。进食低纤维、高蛋白质食物排便量少;进食粗纤维、蔬菜和水果时排便量较多。

3)粪便性状:正常人的粪便为成形软便。便秘时粪便坚硬;腹泻时为稀便或水样便;直肠肛门狭窄或部分肠梗阻,粪便呈扁条状或带状;柏油样便为上消化道出血,白陶土样便为胆道梗阻;暗红色血便为下消化道出血。

4)每次大便消耗时间:正常人每次大便应在半小时内完成。便秘者消耗时间延长;腹泻者消耗时间少但排便次数增多。

5)括约肌功能:括约肌有无失能或失禁,即排便不受意识控制也不受场合和时间限制,粪便自行自肛门溢出。符合以下评定条件可判定排便反射弧存在,中枢未受损伤,患者可通过反射自动排便,缺乏主动控制能力。

评定:①局部刺激(如手指刺激/甘油栓剂等)能排出大便;②每次大便耗时多少及大便情况(每次排便通常应在半小时内完成,且量应适中,稠度合适);③每次大便间隔时间基本固定。

6)肛门直肠指诊:肛门视诊和指诊非常重要,其检查结果具有重要的提示意义。肛门、直肠及其周围结构、括约肌张力和收缩力是检查的重要内容。观察有无粪便污染所致肛门直肠感染引起的外痔栓塞、表皮息肉、直肠脱垂、肛裂、肛赘、表皮脱落或肛周瘙痒等；指检时感觉过高的肛门括约肌静息压可能是导致排空障碍的原因,随后嘱患者做排便动作,正常情况下,肛门括约肌和耻骨直肠肌处于松弛状态,会阴下降。如果在此过程中,出现肌肉矛盾收缩或没有会阴下降,这些都提示盆底肌肉不协调收缩所致的排便障碍,肛门指检内容如下:

①肛门张力:将检查者的手指插入患者肛管,手指感觉直肠内压力;肛门外括约肌、耻骨直肠肌的张力和控制能力;球海绵体反射及肛门皮肤反射情况。肛门局部刺激有无大便排出:反射性大肠由于排便反射弧正常故能排出大便;弛缓性大肠由于内、外括约肌功能丧失,局部刺激也不能排出大便。同时评估直肠有无粪嵌塞。

②肛门反射:即划动肛周皮肤后出现肛门收缩。这是检查上运动神经元病变(如高位脊髓损伤)的最好办法。

③自主收缩:自主性的肛提肌收缩可以增加肛门括约肌的压力。如果一个女性患者在阴道检查时不能收缩阴道周围肌肉,她的肛门也会有类似病变。这时指导患者进行适当的肌肉锻炼以恢复盆底组织的正常功能。

7)肛门直肠测压法:直肠肛管测压法是诊断先天性巨结肠病的重要辅助手段之一,对肛门失禁程度,内括约肌功能及鉴别便秘的原因,了解治疗肛门失禁手术后肛门直肠功能的恢复等甚有价值。

直肠肛管测压检测装置包括最基本的两部分:压力感受器系统和记录系统。根据测压导管与压力换能器之间的位置不同,基本分为三类:

①气囊法(封闭式)又分为双囊法或三囊法:顶端气囊为直肠充气气囊,用于引起直肠肛管的抑制反射,下端的气囊为肛管气囊(或肛门内、外括约肌气囊),用来测定肛管(内、外括约肌)的压力,通过肛管、直肠收缩压迫气囊产生压力变化,并可以记录压力曲线,了解直肠肛管的压力变化模式,该方法所需设备及操作简单,无痛苦,压力参数容易获得,但精确度、敏感性较差,易受人为影响,差异较大。

②灌注法(又称开放灌流式,或开管法):该法是将测压探头做成多个感受孔和多腔道式,可同时测量直肠肛管不同平面或同一平面不同象限的压力值。探头与换能器的配合也较灵活,如探头可做成多腔导管集束型,分接多个换能器,同时记录直肠肛管多个点的压力值。它的结构和技术要求较为复杂,但精确性和灵敏度好,目前绝大多数直肠肛管测压研究是用这种原理的测压系统进行的。

③直接传感器法:该法直接将2mm大小的微型传感器固定在探头上进行测压,可直接感受肛管的压力,不需要经过任何转换系统,使测压的指标更加准确,但它无法测量肛管或直肠横径上不同点的压力,且价格昂贵,易损坏,国内尚未广泛应用。

5. 膀胱功能测定

(1)病史:全面了解患者一般情况和排尿情况,如尿频、尿急、日/夜排尿次数、排尿中断、尿失禁和尿潴留等;还要了解既往史,如肾脏疾病、泌尿系感染、神经系统疾病、代谢性疾病、遗传性及先天性疾病史;外伤史和排便情况、性生活史等;既往治疗史,特别是用药史、相关手术史等;还包括生活方式及生活质量的调查,了解吸烟、饮酒、药物成瘾等情况,评估下尿路功能障碍对生活质量的干扰程度等。

(2)体格检查:高度推荐进行全面而有重点的体格检查,体格检查中应重视神经系统检查,尤其是会阴部鞍区感觉及肛门检查。

1）一般体格检查：注意患者精神状态、意识、认知、步态、生命体征等。

2）泌尿及生殖系统检查：注意腰腹部情况，男性应常规进行肛门直肠指诊，女性要注意是否合并盆腔器官脱垂等。

3）神经系统检查：

①脊髓损伤患者应检查躯体感觉平面、运动平面、脊髓损伤平面，以及上下肢感觉运动功能和上下肢关键肌的肌力、肌张力。

②神经反射检查：包括膝腱反射、跟腱反射、提睾反射、肛门反射、球海绵体肌反射、各种病理反射（Hoffmann 征和 Babinski 征）等。

③会阴部/鞍区及肛诊检查：高度推荐，以明确双侧 S2~S5 节段神经支配的完整性。

（3）实验室和影像学检查：高度推荐的辅助检查有：尿常规、肾功能、尿细菌学检查、泌尿系超声、泌尿系 X 线片、膀胱尿道造影检查。推荐的辅助检查有：静脉尿路造影、核素检查。

1）尿分析：尿液标本检查包括常规、镜检和细菌培养。

2）放射学检查：每个患者都应该做腹部及盆腔的平片，较复杂的病例应做 CT 扫描、磁共振（MRI）检查。

3）静脉尿路造影（IVU）：如果存在血尿或平片异常发现应速做 IVU。

4）排尿期膀胱尿道造影（MCUG）：MCUG 是先将造影剂注入膀胱，然后嘱患者排尿，同时在适当的阶段拍下一系列照片。

5）内镜检查：包括膀胱镜和尿道镜检查。

6）超声波检查：超声波检查可代替腹部平片作为主要的筛选性检查。

（4）复合尿动力学检查：影像尿动力学检查越来越普遍地用于膀胱尿道功能失常，特别是复杂患者的检查。影像动力学检查参数包括膀胱压力、直肠压力、逼尿肌压力、尿流率和肌电图，采用点拍摄方式录制同步透视影像。尿路影像学检查可得到以下信息：

1）充盈、松弛状态下膀胱容积、形状、轮廓（如憩室、小梁）等。

2）紧张、腹压加大和咳嗽时评价膀胱基底下降的程度和膀胱颈功能。

3）排尿时膀胱颈开放的速度、范围、尿道形状、性能、尿道狭窄和扩张的部位、憩室、膀胱输尿管反流情况等。

4）尿道自主闭合机制的速度和程度。

5）排尿后的残余尿量。

6. 残疾评定　肿瘤残疾评估采用 Raven 癌症残疾分类法，从患者的肿瘤是否得到治疗、控制与残疾情况，将与癌症有关的残疾分为以下四类：

（1）1级：肿瘤已控制，无残疾，正常生活。

（2）2级：肿瘤已控制，但遗留由于治疗引起的残疾，生活质量好。①器官的截断或切除，如截肢、乳房切除、子宫切除等。②器官的切开或大部分切除，如气道造口、胃大部分切除、结肠造口、回肠导管、面颌手术后缺损、软组织手术后缺损等、或组织器官重建等。③内分泌置换治疗，如甲状腺切除、肾上腺切除、垂体切除。④心理反应、精神、信念改变等。⑤家庭、职业、社会活动等问题。

（3）3级：肿瘤已控制，因肿瘤而出现残疾。①全身性反应：营养不良、贫血、恶病质、疼痛、焦虑、畏惧等。②局部性残疾：软组织与骨破坏、病理性骨折、膀胱直肠功能障碍、周围性瘫痪、截瘫、偏瘫、四肢瘫等。

（4）4级：肿瘤未控制，因肿瘤与治疗而出现残疾，生活质量较差，生存期有限。

二、生活自理能力评定

生活自理能力是指人们在生活中自己照料自己的行为能力，通常采用日常生活活动能力（activity of daily living，ADL）来评估，日常生活活动能力包括基础性日常生活活动（basic activity of daily living，BADL）和工具性日常生活活动（instrumental activity of daily living，IADL），BADL是维持最基本的生存、生活所必需的每日反复进行的活动，包括进食、梳妆、洗漱、如厕、穿衣、翻身、坐起、行走、驱动轮椅、上下楼梯等，IADL是人维持独立生活所必需的一些活动，包括使用电话、购物、做饭、洗衣服、服药、理财、使用交通工具、处理突发事件、休闲娱乐等，IADL是在社区环境中进行日常活动。

通常肿瘤侵害和治疗后副损伤，给患者的日常生活活动和生活质量带来很大影响。癌症患者由于多种并发症和反复住院而导致的活动能力总体下降。在被诊断为癌症的过程中以及后续接受各种治疗中，患者的身体、情绪、社交和认知能力均可影响日常生活活动能力。

癌症患者必须在日常生活中保持积极和自愿的参与。通过鼓励患者尽其所能地照顾自己，使患者保持一种控制感和成就感。许多正在经历癌症过程的患者都有强烈的愿望，希望通过基本的日常活动来维持自己的独立性。同样重要的是，要通过日常生活活动能力评定来确定癌症患者能够实现的最有意义的目标是什么。

通常采用Barthel指数来评估日常生活自理能力，Barthel指数可用于评定肿瘤患者治疗前后的功能状况，可以预测肿瘤治疗的效果及预后，是目前应用最广泛的日常生活能力评定量表。Barthel指数包括10项内容，根据是否需要帮助及所需帮助程度分为0分、5分、10分、15分四个功能等级，总分为100分。得分越高，独立性越强，依赖性越小。60分以上提示患者生活基本可以自理，40~60分者生活需要帮助，20~40分者生活需要很大帮助，20分以下者生活完全需要帮助，如达不到项目中规定标准，给0分。具体评分标准见表2-4-10：

表2-4-10 Barthel指数评分标准

序号	项目	得分	评分标准
1	进食	10	使用必要装置，在适当时间内独立进食
		5	需要帮助（切割食物，搅拌食物）
2	洗澡	5	独立
3	修饰	5	独立的洗脸、梳头、刷牙、剃须
4	穿衣	10	独立系鞋带、扣扣子、穿脱支具
		5	需要帮助，在适当时间内至少做完一半的工作
5	大便	10	不失禁，如需要能使用灌肠剂或栓剂
		5	偶尔失禁或需要器具帮助
6	小便	10	不失禁，如需要，能使用集尿器
		5	偶尔失禁或需要器具帮助
7	如厕	10	独立用厕所或便盆，穿脱衣裤，擦净、冲洗
		5	在穿脱衣裤或使用卫生纸时需要帮助

续表

序号	项目	得分	评分标准
8	床椅转移	15	独立从轮椅到床,再从床到轮椅
		10	最小的帮助和监督
		5	能做,但需要最大的帮助才能转移
9	行走	15	能在水平路面上行走45m,可以用辅助装置
		10	在帮助下行走45m
		5	如不能行走,能使用轮椅行走45m
10	上下楼梯	10	独立,可以用辅助装置
		5	需要帮助和监督

（张　俊　杨述鸣　李雪红　杜月秋）

参 考 文 献

[1] Esteban D, Whelan S, Laudico A, et al.manual for cancer registry personnel.IARC Tech Rep No.10.Lyon：IARC, 1995：401-431.

[2] 汤钊猷.现代肿瘤学.3版.上海：复旦大学出版社,2011.

[3] AJCC.AJCC Cancer Staging Mnual.8th ed.Berlin：Springer, 2017.

[4] Carter, Darryl.TNM Classification of Malignant Tumors.Cancer, 2012, 61(1)：101.

[5] Kondrup J, Allison SP, Elia M, et al.ESPEN guidelines for nutrition screening 2002.ClinNutr, 2003, 22(4)：415-421.

[6] White JV, GuenterP, JensenG, et al.Consensus statement of the Academy of Nutrition and Dietetics/American Society for Parenteral and Enteral Nutrition：characteristics recommended for the identification and documentation of adult malnutrition(undernutrition).JAcadNutr Diet, 2012, 112(5)：730-738.

[7] 孙海峰, 章黎, 万松林, 等.肿瘤住院病人营养治疗现状多中心调查报告.中国实用外科杂志, 2018, 38(06)：654-658.

[8] 石汉平.恶性肿瘤病人营养诊断及实施流程.中国实用外科杂志, 2018, 38(03)：257-261.

[9] Muscaritoli M, Lucia S, Farcomeni A, et al.Prevalence of malnutrition in patients at first medical oncology visit：the PreMiO study.Oncotarget, 2017, 8(45)：79884-79896.

[10] Pressoir M, Desné, S, Berchery D, et al.Prevalence, risk factors and clinical implications of malnutrition in French Comprehensive Cancer Centres.British Journal of Cancer, 2010, 102(6)：966-971.

[11] 中华人民共和国国家卫生和计划生育委员会.WS/T 555—2017 肿瘤患者主观整体营养评估, 2017.

[12] 石汉平.肿瘤营养疗法.中国肿瘤临床, 2014, 41(18)：1141-1145.

[13] 吴蓓雯, 曹伟新, 燕敏, 等, 主观综合营养评价法评判消化系统恶性肿瘤患者营养状况和预后.外科理论与实践, 2008, 13(5)：415-418.

[14] Stratton RJ, King CL, Stroud MA, et al. 'Malnutrition Universal Screening Tool' predicts mortality and length of hospital stay in acutely ill elderly.British Journal of Nutrition, 2006, 95(2)：325-330.

[15] American Cancer Society & National Comprehensive Cancer Network.Distress Treatment guidelines for patients, Version II, 2005.

［16］Meijer A, Roseman M, Delisle VC, et al.Effects of screening for psychological distress on patient outcomes in cancer: A systematic review.Journal of Psychosomatic Research, 2013, 75(1): 1-17.

［17］Bultz BD, Carlson LE.A commentary on "Effects of screening for psychological distress on patient outcomes in cancer: A systematic review".Journal of Psychosomatic Research, 2013, 75(1): 18-19.

［18］Kotronoulas G, Kearney N, Maguire R, et al.What Is the Value of the Routine Use of Patient-Reported Outcome Measures Toward Improvement of Patient Outcomes, Processes of Care, and Health Service Outcomes in Cancer Care? A Systematic Review of Controlled Trials.Journal of Clinical Oncology, 2014, 32 (14): 1480-1501.

［19］Carlson LE, Waller A, Mitchell AJ.Screening for Distress and Unmet Needs in Patients With Cancer: Review and Recommendations.Journal of Clinical Oncology, 2012, 30(11): 1160-1177.

［20］Zebrack B, Kayser K, Sundstrom L, et al.Psychosocial Distress Screening Implementation in Cancer Care: An Analysis of Adherence, Responsiveness, and Acceptability.Journal of Clinical Oncology, 2015, 33(10): 1165-1170.

［21］Carlson LE, Waller A, Groff SL, et al.Online screening for distress, the 6th vital sign, in newly diagnosed oncology outpatients: randomised controlled trial of computerised vs personalised triage.British Journal of Cancer, 2012, 107(4): 617–625.

［22］Frédéric Guirimand, Buyck JF, Lauwers-Allot E, et al.Cancer-Related Symptom Assessment in France: Validation of the French M.D.Anderson Symptom Inventory.Journal of Pain & Symptom Management, 2010, 39(4): 721-733.

［23］Aynur Aktas, Declan Walsh, Jordanka Kirkova.The psychometric properties of cancer multisymptom assessment instruments: a clinical review.Supportive Care in Cancer, 2015, 23(7): 2189-2202.

［24］National Comprehensive Cancer Network.NCCN Clinical Practice Guidelines in Oncology: Distress Management.Version 1.Fort Washington, PA: nccn, 2011.

［25］Tang LL, Zhang YN, Pang Y, et al.Validation and reliability of distress thermometer in Chinese cancer patients.Chinese Journal of Cancer Research, 2011, 23(1): 54-58.

［26］Mitchell AJ.Short Screening Tools for Cancer-Related Distress: A Review and Diagnostic Validity Meta-Analysis.Journal of the National Comprehensive Cancer Network: JNCCN, 2010, 8(4): 487-494.

［27］Thekkumpurath P, Walker J, Butcher I, et al.Screening for major depression in cancer outpatients: The diagnostic accuracy of the 9-item patient health questionnaire.Cancer, 2011, 117(1): 218-227.

［28］Spitzer RL, Kroenke K, Williams JBW, et al.A Brief Measure for Assessing Generalized Anxiety Disorder: The GAD-7.Archives of Internal Medicine, 2006, 166(10): 1092-1097.

［29］Walker J, Waters RA, Murray G, et al.Better Off Dead: Suicidal Thoughts in Cancer Patients.Journal of Clinical Oncology, 2008, 26(29): 4725-4730.

［30］Leung YW, Li M, Devins G, et al.Routine screening for suicidal intention in patients with cancer.Psycho-oncology, 2013, 22(11): 2537-2545.

［31］Baqha SM, Mscot A, Jacks LM, et al.The utility of the Edmonton Symptom Assessment System in screening for anxiety and depression.European Journal of Cancer Care, 2013, 22(1): 60-69.

［32］何成奇, 吴毅. 内外科疾病康复学. 北京: 人民卫生出版社, 2018.

［33］Tarricone R, Ricca G, Nyanzi-Wakholi B, et al.Impact of cancer anorexia-cachexia syndrome on health-related quality of life and resource utilisation: a systematic review.Crit Rev Oncol Hematol, 2016, 99: 49–62.

［34］Neo J, Fettes L, Gao W, et al.Disability in activities of daily living among adults with cancer: A systematic review and meta-analysis.Cancer Treat Rev, 2017, 61: 94-106.

［35］Funch A, Kruse NB, La Cour K, et al.The association between having assistive devices and activities of daily living ability and health-related quality of life: An exploratory cross-sectional study among people with advanced cancer.Eur J Cancer Care(Enql), 2019, 28(3).

［36］Tabata A, Kanai M, Horimatsu T, et al.Changes in upper extremity function, ADL, and HRQoL in colorectal cancer patients after the first chemotherapy cycle with oxaliplatin: a prospective single-center observational study.Support Care Cancer, 2018, 26(7): 2397-2405.

［37］Bonomi AE, Cella DF.A cross-cultural adaptation of the functional assessment of cancer therapy(FACT) quality of life measurement system for use in European oncology clinical trials.Quality of Life Newsletter, 1995,(12): 5-7.

［38］Cella DF, Tulsky DS, Gray G, et al.The functional assessment of cancer therapy scale: Development and validation of the general measure.Journal of Clinical Oncology, 1993, 11(3): 570-579.

［39］Aaronson NK, Ahmedzai S, Bergman B, et al.The European Organization for Research and Treatment of Cancer QLQ-C30: a quality of life instrument for use in international clinical trials in oncology.J Natl Cancer Inst, 1993, 85: 365-376.

［40］Schag CAC, Heinrich RL.Development of a comprehensive quality of life measurement tool: CARES. Oncology, 1990, 4: 135-138.

［41］Stewart AL, Ware JE.Measuring functional and well-being: the medical outcomes study approach.Durham, N.C.: Duke University Press, 1992.

［42］Schipper H, Clinch J, McMurray A, et al.Measuring the quality of life of cancer patients: the functional living index-cancer: development and validation.Journal of Clinical Oncology, 1984, 2(5): 472-483.

［43］Karnofsky DA.The use of nitrogen mustards in the palliative treatment of carcinoma.Cancer, 1948, 1: 634-656.

［44］Salassa JR.A functional outcome swallowing scale for stagingoropharyngeal dysphagia.Dig Dis, 1999, 17: 230-234.

［45］Furuya D, Nakamura S, Ono T, et al.Ton dessure production while swallowing waer and pudding and during dry swallow using a sensor sheet system .J Ora Rehabil, 2012, 39(9): 684-691.

［46］Stierwall JA, Youans SR.Tongue measures in indvidaswith normal and impared swallowing.Am J Speech Lang. Pah, 2007, 16(2): 148-156.

［47］朱家恺, 黄洁夫, 陈积圣.外科学辞典.北京: 科学技术出版社, 2003.

［48］刘陶东, 梁小波.肛管直肠测压在直肠癌术后功能研究方面的应用.现代肿瘤医学, 2005, 13(2): 273-275.

第三章

肿瘤化学治疗损伤康复

第一节　消化系统损伤康复

消化系统反应是肿瘤化疗最常见的不良反应之一,多表现为食欲减退、恶心、呕吐、腹泻、便秘等,其中以恶心呕吐最为常见,消化系统反应会降低患者的依从性,影响生活质量,对患者的生理、心理造成一定影响,严重者出现水电解质紊乱、休克等并发症。

一、化疗致恶心呕吐康复

(一)定义

化疗致恶心呕吐(chemotherapy-induced nausea and vomiting,CINV)是指由化疗药物引起或与化疗药物相关的恶心和呕吐。

(二)流行病学

恶心和呕吐是化疗最常见的不良反应,在没有预防性应用止吐药物的情况下,高达80%的患者会出现CINV;进行预防性止吐时,仍有40%~60%的患者出现CINV。另外,接受高致吐风险药物化疗后出现CINV的风险>90%,接受中致吐风险药物后出现CINV的风险为30%~90%,这两者为应用化疗后发生CINV的主要人群。研究发现年轻、女性、低乙醇摄入、身体素质差、合并放疗及其他药物治疗、既往肠梗阻病史、晕动病史以及怀孕期间有严重呕吐史的患者可能会进一步增加药物的催吐风险。

(三)病因与病理生理

腹部迷走神经的传入纤维被认为与CINV的发生最为相关,也有研究指出该途径是急性呕吐的主要机制。5-羟色胺3(5-hydroxytryptamine 3,5-HT3)受体、神经激肽1(neurokinins 1,NK-1)受体和胆囊收缩素-1受体等都位于迷走神经传入纤维的末端。大多数细胞毒药物都可刺激胃肠道黏膜,引起黏膜损伤,导致黏膜尤其是从胃到回肠黏膜上的嗜铬细胞释放5-HT,与5-HT3受体结合产生神经冲动,由迷走传入神经传入呕吐中枢导致呕吐。化学感受器触发区(chemoreceptor trigger zone,CTZ)是一种环室器官,位于第四脑室底端的最后区,缺乏有效的血脑屏障,血液循环以及脑脊液中的化疗药物都可以作用于这里,再将信号传递到呕吐中枢而产生致呕吐作用。P物质是一种神经肽,通过优先结合NK-1受体,在中枢神经系统和外周神经系统中起神经递质或神经调节剂的作用。另外,研究显示感觉、精神因子刺激大脑皮质通路是预期性呕吐的重要机制。

(四)诊断

1. 临床诊断依据

(1)接受化疗药物后立即或者延迟出现恶心或呕吐,或者前一次化疗时经历了难以控制的CINV之后,在下一次化疗开始之前即发生的恶心、呕吐。

(2)症状经止吐药物治疗后可明显缓解,化疗药物减量后或预防性止吐后亦可缓解。

（3）排除自身其他疾病引起的恶心、呕吐。

（4）排除放疗、饮食等化疗之外的方式引起的恶心、呕吐。

（5）重新使用同样化疗药后再次出现恶心、呕吐。

2. 临床分型　按照发生时间，CINV 通常可以分为急性、延迟性、预期性、爆发性及难治性 5 种类型。

（1）急性恶心呕吐多发生在化疗后的最初 24h 内，最常见于输注后 2~6h，但多在 24h 内缓解。

（2）延迟性恶心呕吐多发生在化疗 24h 后，通常在化疗后 48~72h，多与顺铂、卡铂、环磷酰胺和蒽环类药物相关，可持续数天，一般为 2~5d。

（3）预期性恶心呕吐是指患者在前一次化疗时经历了难以控制的 CINV 之后，在下一次化疗开始之前几个小时即发生的恶心呕吐。

（4）爆发性呕吐是指即使进行了预防处理但仍出现的呕吐，并需要进行"解救性治疗"。

（5）难治性呕吐是指以往的化疗周期中使用预防性和 / 或解救性止吐治疗失败，而在后续化疗周期中仍然出现的呕吐（需除外预期性呕吐）。

3. 分级

（1）恶心分级：

Ⅰ级：食欲下降，不伴进食习惯改变；

Ⅱ级：经口摄食减少，不伴明显的体重下降，脱水或营养不良；

Ⅲ级：经口摄入能量和水分不足，需要鼻饲、全肠外营养或住院。

（2）呕吐分级：

1级：24h 内 1~2 次发作（间隔 5min）。

2级：24h 内 3~5 次发作（间隔 5min）。

3级：24h 内发作≥6 次（间隔 5min）需要管饲、全肠外营养或住院治疗。

4级：危及生命，需紧急治疗。

5级：死亡。

（3）抗肿瘤药物致吐风险分级：各种抗肿瘤药物的致吐风险不尽相同，因此将抗肿瘤药物分为高度、中度、低度和极低度 4 个催吐风险等级（表 3-1-1）。

表 3-1-1　常用抗肿瘤药物的致吐风险分级

级别	静脉给药药物	口服给药药物
高度致吐风险（呕吐发生率>90%）	顺铂 阿霉素>60mg/m² AC 方案（蒽环类 + 环磷酰胺）或者含有 AC 的方案 表柔比星>90mg/m² 卡铂（AUC≥4） 异环磷酰胺≥2g/m² 环磷酰胺≥1 500mg/m² 氮芥 卡莫司汀>250mg/m² 氮烯咪胺（达卡巴嗪）	丙卡巴肼 六甲蜜胺

级别	静脉给药药物	口服给药药物
中度致吐风险 （呕吐发生率 30%~90%）	氨磷汀>300mg/m^2 阿霉素≤60mg/m^2 苯达莫司汀 表柔比星≤90mg/m^2 卡莫司汀≤250mg/m^2 伊达比星 环磷酰胺≤1 500mg/m^2 异环磷酰胺<2g/m^2 阿糖胞苷>200mg/m^2 伊立替康 奥沙利铂 美法仑 氨甲蝶呤≥250mg/m^2 放线菌素 D 卡铂（AUC<4） 柔红霉素 三氧化二砷	环磷酰胺 替莫唑胺
低度致吐风险 （呕吐发生率10%~30%）	T-DM1 伊沙匹隆 氨磷汀≤300mg/m^2 氨甲蝶呤 50~250mg/m^2 卡巴他赛 丝裂霉素 阿糖胞苷（低剂量）100~200mg/m^2 米托蒽醌 多西他赛 紫杉醇 阿霉素（脂质体） 白蛋白紫杉醇 艾立布林 培美曲塞喷司他丁 依托泊苷 普拉曲沙 5-氟尿嘧啶 噻替哌 氟尿苷 拓扑替康 吉西他滨 伊立替康（脂质体）	卡培他滨 替加氟 氟达拉滨 沙利度胺 依托泊苷 来那度胺

续表

级别	静脉给药药物	口服给药药物
极低度致吐风险 （呕吐发生率＜10%）	门冬酰胺酶 长春瑞滨 博来霉素（平阳霉素） 地西他滨 克拉屈滨（2-氯脱氧腺苷） 右丙亚胺 阿糖胞苷＜100mg/m^2 氟达拉滨	苯丁酸氮芥 羟基脲 美法仑 硫鸟嘌呤 氨甲蝶呤

（五）康复评定

1. MASCC 止吐评价工具（MASCC Antiemesis Tool, MAT） MAT 是由癌症支持治疗多国协作组研制推出的 CINV 自评量表。该表包括 2 个子量表共 8 个条目，分别在化疗后第 1 天、第 7 天评估急性和延迟性 CINV。主要用于评估恶心呕吐是否发生、发生频率及严重程度。

2. 罗德恶心呕吐指数量表（Index of Nausea and Vomiting and Retching, INVR） INVR 量表由美国学者 Rhodes 等人研制，是一个包含 8 个条目的自评量表，用于评估化疗患者恶心、呕吐、干呕的发生情况。

3. 莫洛恶心呕吐评估量表（Morrow Assessment of Nausea and Emesis, MANE） MANE 量表是由学者 Morrow 研制，该量表包括 16 个条目，主要用于测量预期性和急性 CINV 的发生情况。

4. 呕吐生活功能指数量表（Functional Living Index-Emesis, FLIE） FLIE 量表最早由 Lindley 等编制，该量表包括恶心、呕吐两个维度，每个维度 9 个条目，用于评估急性以及延迟性 CINV 对患者日常生活的影响。

（六）药物治疗

1. 常用止吐药物的分类

（1）5-HT$_3$ 受体拮抗剂：

1）昂丹司琼：该药物为第一代 5-HT$_3$ 受体拮抗剂，可有效预防急性呕吐，但对延迟性呕吐效果较差。目前在预防中、高致吐化疗药物所致呕吐时，美国食品药品管理局（food and drug administration, FDA）推荐剂量：化疗第 1 天最多单次静脉注射（IV）昂丹司琼 16mg 或口服（po）16~24mg。解救性治疗推荐剂量为 16mg po/IV 每日一次（qd）。

2）格拉司琼：该药物可有效预防急性呕吐，但对延迟性呕吐效果较差。美国国立综合癌症网络（national comprehensive cancer network, NCCN）指南建议在预防中、高致吐化疗药物所致呕吐时，给予格拉司琼缓释注射液 10mg 皮下注射，但是由于格拉司琼缓释注射液半衰期较长，使用间隔不应小于 1 周；格拉司琼透皮贴片也于 2018 年 7 月被中国国家药品管理局批准用于中、高度致吐化疗药物所致呕吐，推荐剂量为：在第一次化疗前约 24~48h 应用含有 3.1mg/24h 的格拉司琼贴剂，可使用多达 7d。口服格拉司琼推荐剂量为：化疗第 1 天 2mg po。

3）多拉司琼：在预防中、高催吐化疗药物所致呕吐中，推荐剂量为化疗第 1 天 100mg 口服;该药物与心律失常的风险增加有关,因此不再推荐静脉注射方式用于预防恶心和呕吐。

4)帕洛诺司琼:多项研究表明,该药物预防中度和高度催吐风险化疗药物所致呕吐,尤其是延迟性呕吐的疗效优于其他 5-HT$_3$ 受体拮抗剂。NCCN 指南推荐使用帕洛诺司琼或格拉司琼缓释注射液作为高致吐风险化疗首选的 5-HT$_3$ 受体拮抗剂。帕洛诺司琼推荐剂量为:在化疗第 1 天 0.25mg IV。

5)托烷司琼:在预防中、高催吐化疗药物所致呕吐中,托烷司琼推荐剂量为 5mg po/IV,最大剂量不应该超过 10mg,有未控制的高血压的患者应谨慎应用该药物。

6)雷莫司琼:在预防中、高催吐化疗药物所致呕吐中,推荐剂量为第 1~2 天 0.1mg po 或 0.3mg IV,每天 1 次,另外可根据年龄、症状不同适当增减用量。效果不明显时,可以追加给药相同剂量,但日用量不可超过 0.6mg。

7)阿扎司琼:在预防中、高催吐化疗药物所致呕吐中,成人常用量为 10mg IV qd。

(2)皮质类固醇激素:地塞米松是最常用的皮质类固醇类,是预防急性呕吐的有效药物,更是预防延迟性呕吐的基本用药。对于不能耐受地塞米松的患者,可用奥氮平替代。地塞米松推荐剂量:①高致吐风险:急性呕吐:20mg(联用阿瑞匹坦或福沙匹坦时,给予 12mg)po/IV qd;延迟性呕吐:8mg po/IV,每日 2 次,用 3~4 日(联用阿瑞匹坦或福沙匹坦时,给予 8mg,qd)。②中致吐风险:急性呕吐:8mg po/IV qd;延迟性呕吐:8mg po/iv qd 用 2~3 日。③低致吐风险:急性呕吐:4~8mg po/IV qd。

(3)NK-1 受体拮抗剂:

1)阿瑞匹坦:该药物可以选择性地阻断 P 物质在中枢神经系统 NK-1 受体上的结合,增强 5-HT$_3$ 拮抗剂和皮质类固醇地塞米松的止吐活性,以预防急性和延迟性呕吐。推荐用法:在第 1 日化疗前 125mg po,第 2 日和第 3 日(化疗后)80mg po;最近 FDA 批准阿瑞匹坦注射乳剂与其他止吐药物联合用于中、高致吐风险化疗,推荐剂量为:化疗第 1 日 130mg IV。

2)福沙匹坦:是阿瑞匹坦的前体药物,临床研究显示,注射福沙匹坦 115mg 与口服阿瑞匹坦胶囊 125mg 呈生物等效性。该药物用于防治由中度和高度催吐化疗药物引起的急性和延迟性呕吐,主要用于改善对阿瑞匹坦口服耐受性不良的个体病例。推荐剂量:化疗第 1 天 150mg IV。

3)奈妥匹坦:该药物是第二代 NK-1 受体拮抗剂,靶向血清素和 P 物质介导的途径。该药物应与帕洛诺司琼联合口服,不能单独使用。NCCN 指南推荐使用奈妥匹坦联合地塞米松用于中、高度致吐风险化疗所致的急性和延迟性呕吐的预防。推荐剂量:奈妥匹坦 300mg po,帕洛诺司琼 0.5mg po qd。

4)罗拉匹坦:该药物对于延迟性呕吐效果较好,药物不良反应较小。该药物半衰期较长,使用间隔不应小于 2 周。推荐剂量:180mg po qd。

(4)多巴胺受体阻滞药:甲氧氯普胺为多巴胺受体阻滞药,常用于低度催吐化疗药物所致呕吐的预防和解救性止吐治疗中。推荐剂量为每天 10~40mg po/IV,或必要时每 4~6h 1 次,应用 3~4 日。

(5)精神类药物:用于以上类别止吐药物控制效果不佳时,不能单独使用。

1)奥氮平:奥氮平是一种非典型抗精神病药,可用作止吐剂,能有效预防急性和延迟性呕吐,也可用于化疗所致恶心呕吐的解救性治疗。NCCN 专家组推荐含有奥氮平的 3 种药物或 4 种药物止吐方案,用于中、高度致吐风险化疗所致恶心呕吐的预防。推荐剂量:

5~10mg po qd。奥氮平常见的副作用包括疲劳、嗜睡和睡眠障碍，老年患者应慎用该药物。

2）氟哌啶醇：主要用于化疗所致恶心呕吐的解救性治疗，1~2mg 每 4~6h 1 次 po。

3）劳拉西泮：在预防低、中、高度催吐化疗药物所致呕吐及解救性治疗中，推荐 0.5~2mg po/IV 或每 4~6h 舌下含服。

4）阿普唑仑：主要用于预期性恶心呕吐，推荐剂量为 0.5~2mg po 每日 3 次。

（6）吩噻嗪类：

1）氯丙嗪：在预防低度催吐化疗药物所致呕吐中，氯丙嗪推荐剂量为每 4~6h po 或 10mg IV。解救性治疗：每 12h 25mg 纳肛或每 4~6h 10mg po/IV。

2）苯海拉明：在预防低度催吐化疗药物所致呕吐和解救性治疗中，苯海拉明推荐剂量每 4~6h 25~50mg po/IV。

3）异丙嗪：主要用于解救性治疗，推荐剂量为每 4h 12.5~25mg po/IV/im。

2. 爆发性 CINV 的治疗

（1）评估状态：对于爆发性 CINV，临床医生应重新评估抗肿瘤药物的催吐风险、患者疾病状态、并发疾病，并针对呕吐风险确定最佳止吐治疗方案。

（2）止吐药应用

1）成年患者除了继续采用标准止吐方案外，对于未预防性接受奥氮平治疗的患者，应提供奥氮平治疗；对于已经接受过奥氮平治疗的患者，可视情况给予 NK-1 受体拮抗剂、劳拉西泮或阿普唑仑、多巴胺受体拮抗剂、屈大麻酚、大麻隆等与已使用的方案作用机制不同的止吐药。

2）一般需要直肠或静脉注射给药，不建议口服给药。

3）保证液体供应，同时检查并纠正任何可能的电解质紊乱情况。

3. 预期性 CINV 的治疗　可应用苯二氮䓬类药物预防：包括阿普唑仑、地西泮和劳拉西泮等。

4. 难治性 CINV 的治疗　对于难治性 CINV，可参照爆发性 CINV 的治疗。

5. 中药治疗

（1）痰饮内阻证——小半夏合苓桂术甘汤加减；

（2）肝气犯胃证——四七汤加减；

（3）脾胃气虚证——香砂六君子加减；

（4）脾胃阳虚证——理中汤加减；

（5）胃阴不足证——麦门冬汤加减。

（七）康复治疗

1. 物理治疗　经皮神经电刺激是通过在人体特定位置的皮肤处放置双电极，然后将低频脉冲电流输入人体以达到治疗效果的一种治疗方式，该方法已广泛应用于镇痛、缓解痉挛等方面。目前多项研究也已证实这种物理治疗方法可以缓解化疗后恶心呕吐、难治性恶心呕吐及胃轻瘫等。对于 CINV，早在 2000 年就有报道称在接受高剂量化疗后的乳腺癌患者中，电刺激联合止吐药物治疗较单纯针灸及单纯药物治疗能达到更好的止吐效果。目前也已有多项研究证明神经电刺激疗法对胃癌、肝癌等恶性肿瘤化疗后的恶心呕吐效果显著，但是仍需要大样本量的数据去验证。

2. 针灸治疗　主穴：中脘，胃俞，内关，足三里。配穴：寒吐者加上脘、公孙；热吐者加商阳、内庭，并用金津、玉液点刺出血；食滞者加梁门、天枢；痰饮者加膻中、丰隆；肝气犯胃者加肝俞、太冲；脾胃虚寒者加脾俞、神阙；肠鸣者加脾俞、大肠腧；泛酸干呕者加建里、公孙。

3. **穴位按摩法或指压法**　穴位按摩或指压法是通过使用手指或刺激带对人体某个特定穴位施加压力的一种物理治疗方式，该方法操作简单，是目前治疗 CINV 的常用方式，其中以 P6 穴位按摩最为常用，P6 点位于前臂的表面，从第一个腕部折痕起向上 3 个手指的宽度，位于桡侧腕屈肌和掌长肌之间，该穴位也常常被用作电刺激的穴位。2000 年，Joan Klein 等人的研究指出 p6 按摩法可以明显提高止吐药物的止吐效果。

4. **行为干预**　行为疗法，特别是渐进性肌肉放松训练、系统性脱敏和催眠，可用于治疗预期性 CINV。

（八）预防

1. **一级预防**　中、高致吐风险的药物减量应用或使用替代方案、预防性应用止吐药物等。可视患者病情在预防用药方案中加入劳拉西泮、H_2 受体拮抗剂或质子泵抑制剂以缓解患者的焦虑、反流等症状。

（1）高致吐风险化疗药物的预防

1）急性 CINV：① 5-HT$_3$ 受体拮抗剂 + 地塞米松 +NK-1 受体拮抗剂。②奥氮平 + 帕洛诺司琼 + 地塞米松。③5-HT$_3$ 受体拮抗剂 + 地塞米松 +NK-1 受体拮抗剂 + 奥氮平。

2）延迟性 CINV：①在第一天口服阿瑞匹坦的情况下，使用阿瑞匹坦（80mg po d2~3）+ 地塞米松（8mg po/IV d2~4）。②奥氮平（5~10mg po d2~4）。③在第一天口服阿瑞匹坦的情况下，使用阿瑞匹坦（80mg po d2~3）+ 地塞米松（8mg po/IV d2~4）+ 奥氮平（5~10mg po d2~4）。

（2）中致吐风险化疗药物的预防

1）急性 CINV：① 5-HT$_3$ 受体拮抗剂 + 地塞米松。②奥氮平 + 帕洛诺司琼 + 地塞米松。③5-HT$_3$ 受体拮抗剂 + 地塞米松 +NK-1 受体拮抗剂（对于具有额外危险因素的患者或使用地塞米松 + 5-HT$_3$ 受体拮抗剂治疗失败的患者，应添加 NK-1 受体拮抗剂）。

2）延迟性 CINV：①地塞米松（8mg po/IV d2~3）或 5-HT$_3$ 受体拮抗剂（昂丹司琼、格拉司琼、多拉司琼之一）。②奥氮平（5~10mg po d2~3）。③在第一天口服阿瑞匹坦的情况下，使用阿瑞匹坦（80mg po d2~3）+ 地塞米松（8mg po/IV d2~3）。

（3）低致吐风险化疗药物的预防

1）急性 CINV：可选择 5-HT$_3$ 受体拮抗剂、地塞米松、甲氧氯普胺、异丙嗪、丙氯拉嗪之一。

2）对于延迟性 CINV 无需常规预防；

（4）极低致吐风险化疗药物的预防：急性和延迟性 CINV 均无需常规预防。

（5）多日抗肿瘤治疗所致恶心呕吐的预防：成人患者使用多日抗肿瘤药物治疗前应给予止吐药，并从化疗开始一直持续到抗肿瘤治疗完成后 2d。接受 4d 或 5d 顺铂治疗的成人患者，应给予 NK-1 受体拮抗剂 +5-HT$_3$ 受体拮抗剂 + 地塞米松的三种药物联合止吐治疗。

（6）接受高剂量化疗所致恶心呕吐的预防：建议在化疗前使用 5-HT$_3$ 联合地塞米松和阿瑞吡坦（125mg po d1，80mg po d2~4）预防。

2. **二级预防**　密切观察病情，及时止吐。

3. **三级预防**　对症治疗，防止酸碱失衡、水电解质紊乱的产生。

（隋　红　王凯冰　刘　晨　杜井富）

二、化疗致腹泻康复

（一）定义

化疗致腹泻（chemotherapy-induced diarrhea，CID）是指应用化疗药物后出现排便次数增多，便质稀薄，或带有黏液、脓血或未消化的食物。如黏液状便，每日三次以上，或每天粪便总量大于200g，其中粪便含水量大于80%，则可认为化疗致腹泻。

（二）流行病学

化疗患者CID的发生率高达50%~80%，尤其见于应用伊立替康和氟尿嘧啶的患者。研究表明，应用伊立替康后腹泻发生率为20%~40%，其中UGT1A1 * 28突变纯合型TA7/7明显增加迟发性腹泻等不良反应的发生率，而野生纯合型TA6/6和突变杂合型TA6/7腹泻发生率较低；应用氟尿嘧啶后发生3~4级毒性反应的发生率为16%，其中3~4级腹泻占54%。

（三）病因与病理生理

目前CID的病因与病理生理尚不完全明确。多认为细胞毒类药物可直接抑制或破坏肠道细胞，干扰其分裂，引起肠道黏膜萎缩、肠壁细胞坏死或广泛炎症、小肠吸收面积减少、黏膜完整性破坏，导致小肠内吸收和分泌功能失去平衡而引起腹泻；此外，肿瘤本身、感染、手术因素、胃肠道功能障碍、患者紧张情绪等也可导致腹泻的发生。

（四）诊断

1. 临床诊断依据

（1）接受化疗药物后立即或者迟发出现大便次数增多，每日三次以上，或每天粪便总量大于200g，其中粪便含水量大于80%，或带有黏液、脓血或未消化的食物；

（2）有或无腹痛、肠鸣音亢进、发热、恶心呕吐等合并症；

（3）除外自身其他疾病引起的腹泻；

（4）除外饮食及其他治疗方式如服用抗生素、PPI抑制剂等引起的腹泻；

（5）重新使用同样化疗药后再次出现腹泻。

2. 临床分型

（1）按照腹泻的持续时间，可分为急性腹泻和慢性腹泻。急性腹泻起病急骤，每天排便可达10次以上；慢性腹泻是指症状持续超过4周者。

（2）按照腹泻的严重程度有无合并症，可分为简单性腹泻和复杂性腹泻。简单性腹泻为1~2级腹泻，无其他复杂症状或体征；复杂性腹泻是指3~4级腹泻或1~2级腹泻合并严重腹部疼挛、身体功能下降、恶心呕吐（≥2级）、中性粒细胞减少、发热、脓毒症、出血、脱水等一个或多个危险因素。

（3）按照腹泻发生时间，可分为早发性腹泻和迟发性腹泻。早发型腹泻多在输注药品期间或之后立即出现，多由急性胆碱能特性引起，多伴随疼挛性腹痛、多汗、瞳孔缩小等症状，给予阿托品后可迅速缓解；迟发性腹泻多在用药24h后出现，应用伊立替康后发生率可达90%。

3. 分级

（1）1级：与基线相比，大便次数增加每天<4次；造瘘口排出物轻度增加。

（2）2级：与基线相比，大便次数增加每天4~6次；静脉补液<24h；造瘘口排出物中度增加。

（3）3级：与基线相比，大便次数增加每天≥7次；大便失禁；需要住院治疗；造瘘口排出物重度增加；影响个人日常生活活动。

（4）4级：危及生命，需要紧急治疗。

（5）5级：死亡。

（五）康复评定

1. 病情评估方法　CTCAE5.0版、脱水程度评估方法。

2. 功能评定方法　癌症患者生命质量测定量表FACT-G。

（六）药物治疗

1. 治疗腹泻的药物及使用

（1）洛哌丁胺：是治疗腹泻的一线用药，阿片类药物，M受体激动剂，通过直接影响肠道平滑肌来降低肠道蠕动，直接在肠壁吸收，很少到达体循环，全身作用小。仅限于治疗轻度腹泻（1~2级），对严重腹泻几乎无效。推荐剂量：初始剂量为4mg，然后每2~4h或于每次未成形大便后给予2mg，每24h不超过16mg，最多使用5d，在餐前30min服用效果更好。

（2）奥曲肽：是治疗腹泻的二线用药，具有抗分泌活性的合成生长抑素类似物，减少血管活性肠肽、胃泌素等胃肠激素的分泌，增加肠道通过时间并增加肠道对液体和电解质的吸收。可作为洛哌丁胺治疗48h后无效的难治性腹泻的二线治疗；对于3/4级腹泻或1/2级腹泻伴有恶心呕吐、发热和中性粒细胞减少症等危险因素的患者，可在病程前期积极应用奥曲肽治疗。推荐剂量：起始剂量为100~150μg皮下注射或静脉注射，每日三次；可以增加至500μg皮下或静脉注射，每日三次，或25~50mg/h连续静脉输注。

（3）阿片酊：也称鸦片酊，是一种广泛使用的止泻剂，被推荐用于二线治疗腹泻。含有相当于10mg/ml的吗啡，推荐剂量为在水中滴10~15滴，每3~4h一次口服。

（4）布地奈德：是一种口服给药的局部活性类固醇，在肝脏中具有90%的首过效应，系统可用性低。通常用于治疗轻中度腹泻。有研究证实口服布地奈德治疗洛哌丁胺治疗无效的难治性腹泻具有一定的疗效。推荐预防性使用布地奈德。

（5）抗生素：仅适用于发热、低血压、腹膜刺激征、中性粒细胞减少、肛周脓肿或血性腹泻的患者。

2. 腹泻的治疗

（1）评估状态

1）发病史和持续时间；

2）有无发热、头晕、腹痛/痉挛或乏力（即排除脓毒症，肠梗阻，脱水的风险）；

3）饮食概况以评估患者是否服用可致腹泻的食物；

4）目前服用药物情况以评估是否正在服用可致腹泻的其他药物；

5）粪便量和粪便性质（例如水样、粪便中的血液、夜间排便）。

（2）简单性腹泻的处理

1）初始管理：①饮食调整：停用所有含乳糖的产品、乙醇和高渗透性膳食补充剂；②喝水补液；③少食多餐（例如香蕉，米饭，苹果酱，吐司，普通面食）；④指导患者记录粪便数量并报告危及生命的症状（例如，发热或站立时头晕）；⑤对于2级腹泻，考虑在下一周期减量使用化疗药物。

2）药物治疗：①洛哌丁胺的初始剂量为4mg，随后每4h或在每次不成形粪便后服用

2mg(不超过 16mg/d);②12~24h 后进行评估。如果洛哌丁胺治疗后腹泻得到控制,应指导患者继续调整饮食,并逐渐在饮食中添加固体食物;当患者腹泻停止超过 12h,可以停止使用洛哌丁胺。若腹泻持续超过 24h,应将洛哌丁胺剂量增加至 2mg/2h,并开始口服抗生素(氟喹诺酮)预防感染,建议口服抗生素 7d。如果轻度至中度化疗相关腹泻在大剂量洛哌丁胺治疗 24h 后(或常规剂量洛哌丁胺治疗 48h)仍未解决,应住院治疗,进行进一步评估,包括全套粪检查和血液检查,大便检查应包括对病原体的检测,并根据需要进行补液;同时停用洛哌丁胺,并开始使用二线止泻剂奥曲肽(起始剂量为 100~150μg 皮下注射或静脉注射,每日 3 次;剂量可以增加至 500μg 皮下或静脉注射,每日 3 次)或阿片酊,有报道称布地奈德也可以起到止泻作用。

(3)复杂性腹泻的处理

1)静脉补液:根据血清钠、钾及酸碱平衡情况选择等渗盐水或平衡盐溶液,快速补液,直至低血容量的临床症状改善。如果患者有心动过速并且有潜在的感染,初始应按 20ml/kg 给予液体推注,低钾患者需要同时补钾。中心静脉压维持正常和尿量 $>0.5ml/(kg \cdot h)$ 是反映补液量是否达标的指标,但应注意患有少尿性急性肾损伤[尿量 $<0.5ml/(kg \cdot h)$]的患者有发生肺水肿的风险。

2)给予奥曲肽 100~150μg 皮下注射,每日 3 次,或者静脉注射(20~50μg/h);如果患者严重脱水,可将剂量逐步增加至 500μg,直至腹泻得到控制;同时使用抗生素(如氟喹诺酮)预防感染。具体建议为:若中性粒细胞数 <500 个细胞 $/mm^3$,无论发热或腹泻与否,都应口服氟喹诺酮直至中性粒细胞数恢复正常;伴有发热的持续腹泻,即使没有中性粒细胞减少,也应口服氟喹诺酮直至发热和腹泻消退。

3)腹泻患者应进行全血计数、电解质状况和粪便检查,以评估血、艰难梭状芽孢杆菌、沙门氏菌、大肠埃希菌、弯曲杆菌和感染性结肠炎。

4)任何患有化疗诱导腹泻的患者,在洛哌丁胺治疗 24h 或 48h 后进展至 3 级或 4 级腹泻,也应如上所述进行干预,直至患者无腹泻 24h。

5)即使是高剂量的洛哌丁胺,对于 3 级或 4 级腹泻的患者可能效果仍然较差。因此,如果患者严重脱水,应立即开始奥曲肽以及抗生素治疗。

3. 中药治疗

(1)寒湿证——藿香正气散加减;

(2)湿热证——葛根芩连汤加减;

(3)食滞证——保和丸或枳实导滞丸加减。

(七)康复治疗

针灸治疗:主穴:天枢、水分、上巨虚、阴陵泉。配穴:寒湿加神阙;湿热加内庭;食滞加中脘。

(八)预防与预后

1. 预防

一级预防:高致泻风险的药物减量应用或使用替代方案。目前谷氨酰胺、塞来昔布、益生菌、活性炭和消旋卡多等已被建议用于治疗或预防化疗引起的腹泻,但都缺乏有效性的证据。

二级预防:密切观察病情,及时止泻。

三级预防:对症治疗,防止酸碱失衡、水电解质紊乱的产生。

2. 预后

（1）简单性腹泻：经及时止泻及补液治疗后多能缓解。

（2）复杂性腹泻：经治疗大部分可缓解，严重者可能出现休克甚至死亡。

（隋 红 王凯冰 刘 晨 杜井富）

三、化疗致便秘康复

（一）定义

化疗致便秘（Chemotherapy-induced constipation，CIC）是指与抗肿瘤治疗相关的大便次数减少，一般每周少于 3 次，伴排便困难、粪便干结。

（二）流行病学

患有晚期疾病患者便秘的患病率约为 40%~60%，多发生在应用阿片类药物、5-HT$_3$ 受体拮抗剂和长春花生物碱类化疗药的人群中，其中以阿片类最常见。晚期肿瘤患者便秘的患病率随着年龄的增长而增加，老年人便秘的概率是年轻人的 5 倍。在接受姑息治疗的老年癌症患者中，患病率在 51%~55%。

（三）病因与病理生理

CIC 的发生机制目前尚不明确。可能是由抗肿瘤药物直接或间接影响结肠或肛门直肠的结构、运动、代谢或功能引起的，也有报道抗肿瘤药物损伤胃肠道黏膜上皮细胞和肠壁肌间神经丛及神经末梢，干扰神经体液调节，使胃肠道平滑肌蠕动减弱导致便秘。

（四）诊断

1. 临床诊断依据

（1）应用化疗药物后立即出现或迟发排便困难，排便次数减少；

（2）伴腹胀、腹痛，触诊可有腹部包块等体征；

（3）除外其他自身疾病引起的便秘；

（4）除外阿片类药物、止吐药物等引起的排便困难；

（5）应用同种药物后再次出现便秘。

2. 临床分型

（1）胃肠传送功能正常型：患者胃肠运动功能及肠壁顺应性正常。主要作用机制归于直肠感觉阈值升高，便意减少，大便停留时间过长。一般无腹痛、腹胀，几乎不出现大便阻塞嵌顿。通过临床症状及体格检查作出诊断。

（2）胃肠传送功能减慢型：病理机制尚不明确。患者多伴有胃肠间质细胞及肠肌层神经节的减少，胃肠神经肽及内分泌激素分泌和功能失调，胃肠运动功能失常。表现有腹胀、腹痛，大便或软或结，听诊肠鸣音减弱。

（3）肛门直肠运动异常型：见于各年龄段，多与肛门直肠结构异常或盆底直肠肌运动不协调有关。表现为排便困难，易出现阻塞嵌顿，通过直肠指诊、肛镜、肠镜、X 线摄片及肌电等检查或可作出诊断。

3. 分级

（1）1 级：偶然或间断性出现，偶然使用粪便软化剂，缓泻剂，饮食习惯调整或灌肠；

（2）2 级：持续使用缓泻剂或灌肠，影响工具性日常生活活动；

（3）3 级：需手工疏通的顽固性便秘，影响个人日常生活活动；

（4）4 级：危及生命，需要紧急治疗；

（5）5级：死亡。

（五）康复评定

1. 便秘患者生活质量量表（Patient Assessment of Constipation Quality of Life，PAC-QOL）PAC-QOL 量表由 Marquis 等人编制，是对便秘患者生活质量进行评估的一个特异性量表，该量表包含 28 个条目，分为担心和关注的事件、躯体不适、心理不适和满意度 4 个维度，得分越低表示生活质量越好。

2. 便秘评估量表（Constipation Assessment Scale，CAS） CAS 量表由 McMillan 和 Williams 编制，该量表共包含 8 个条目，评价项目包括腹部鼓胀或胀气、排气数量的变化、排便频率降低、稀便、直肠梗阻和压迫感、排便时伴直肠疼痛、粪量较少、排便费力、排便不尽感、排便失败，可以快速判断患者有无便秘以及便秘的严重程度。

3. 便秘症状评分系统（constipation scoring system，CSS/clevel and clinic score，CCS） CCS 由 Feran Agachan 等人编制，主要包括 8 个条目，分别为：排便频率、排便困难程度、排便不尽感、腹痛、排便时间、需要帮助的类型、每 24h 有便意而解不出来的次数及便秘病程。得分超过 15 分可判定为便秘。

4. 便秘症状评分系统（Knowles-eccersley-scottsymptom，KESS） KESS 是基于 CSS 的优化版本，不仅可以评估患者的便秘病情，还可对患者进行分型。该量表包含 11 个条目，评价的项目包括便秘病程、泻药的使用、排便频率、是否出现有便意而排便失败的情况、排便不尽感、腹部疼痛、腹胀、灌肠或者用手帮助的次数、排便时间、排便困难程度以及不用泻药时的粪便性状。患者得分越高，则病情越严重。

5. Bristol 粪便性状量表（Bristol Stool Form，BSF） BSF 量表是一种评估大便性状的量表，其由 Heaton 等人编制，将粪便性状分为 7 种：1~2 分为便秘，3~4 分为正常粪便，5~7 分为腹泻，不同的粪便性状可以反映不同的肠道传输时间，得分越低，传输时间越长；得分越高，传输时间越短。

（六）药物治疗

1. 口服泻药 对于 CIC，一般首选口服泻药治疗，药品首选渗透性泻药。

（1）渗透性泻药

1）聚乙二醇：是一种惰性聚合物，不被肠道吸收，它含有电解质，不会造成钠和钾的净增加或减少，不良反应少。每天服用一次聚乙二醇耐受性良好且通常有效，是临床首选的泻药。

2）乳果糖：是一种合成的双糖，不被小肠吸收，在结肠中发酵产生脂肪酸、氢气和二氧化碳，同时降低粪便 pH 值。可能会导致肠道菌群紊乱，引起患者腹胀等不适。推荐剂量：15~30ml/ 次，每天 2~3 次，必要时减少。

3）镁和硫酸盐：常用的有氢氧化镁、柠檬酸盐、硫酸盐和芒硝。对于轻度腹泻，常选择氢氧化镁，推荐剂量：1.2~3.6g/d。硫酸镁的效果优于氢氧化镁，推荐剂量：5~10g/d，溶于温水中口服。应该注意儿童口服过量镁盐可导致高镁血症，肾功能损害患者和儿童应谨慎使用。

（2）容积性泻药：常用药物有欧车前、聚卡波非钙、麦麸等，该类药物是非淀粉多糖的浓缩形式，主要通过滞留粪便中的水分，增加粪便含水量和粪便体积从而起到通便作用，可用于不能摄取足够膳食纤维但是能摄入液体的轻度便秘患者。

（3）刺激性泻药

1）蒽醌类：临床常用的有番泻叶、芦荟、樟脑等，该类药物均来自植物，是无活性的糖苷，被结肠细菌的糖苷酶水解，产生活性分子。活性化合物对结肠具有运动和分泌作用。推荐用法：这些制剂最好在晚上或睡前服用。大剂量可引起腹部绞痛和腹泻。

2）多酚（二苯基甲烷）化合物：临床常用的有比沙可啶和匹可硫酸钠，该类药物通便作用强，通常不建议在晚期疾病患者中使用，只建议在难治性便秘的情况下短期使用。推荐剂量：成人剂量为5~10mg，晚上服用；匹可硫酸钠：成人剂量为5~10mg，晚上服用。

3）洗涤剂／粪便柔软剂：常用的有二辛基磺基琥珀酸钠（多库酯钠）。该类药物刺激小肠和大肠的液体分泌。推荐剂量：成人500mg/d。

4）液体石蜡：是一种矿物油，可以软化和润滑粪便。抽吸可引起类脂性肺炎，若直肠肛管黏膜破裂，部分患者可出现肛门渗漏及异物反应。其效果不如聚乙二醇。

5）促运动剂：临床常用的有秋水仙碱和米索前列醇，主要用于慢传输型便秘，能加速结肠通过时间并增加便秘患者的大便次数。替加色罗是一种结肠促运动剂，最近被批准用于治疗65岁以下男性和女性的慢性特发性便秘。

2. 灌肠和栓剂　对于口服泻药效果差，或者影像学发现完整的粪便嵌顿时，可以选择使用灌肠剂或栓剂。灌肠和栓剂可增加肠道水分含量，刺激肠蠕动，从而促进排便。目前常用的灌肠剂有生理盐水、肥皂水、渗透性灌肠剂、高渗磷酸钠、多库酯钠、比沙可啶、保留灌肠等，常用的栓剂有甘油栓、比沙可啶栓等。该方法短期治疗，效果显著。

3. 中药治疗

（1）热秘证——麻子仁丸加减；

（2）气秘证——六磨汤加减；

（3）冷秘证——温脾汤合半硫丸加减；

（4）气虚秘证——黄芪汤加减；

（5）血虚秘证——润肠丸加减；

（6）阴虚秘证——增液汤加减；

（7）阳虚秘证——济川煎加减。

（七）康复治疗

1. 初始管理　包括饮食调整，逐渐增加膳食纤维摄入量（如：麦麸、水果、蔬菜和坚果等）；增加液体摄入量；在患者能力范围内增加体力活动；可适当腹部按摩。

2. 针灸治疗　大肠腧、天枢、归来、支沟、上巨虚。配穴：热秘加合谷、内庭；气秘加中脘、太冲；气虚加脾俞、气海；血虚加足三里、三阴交；阳虚加神阙、内庭。

3. 穴位按摩　目前应用广泛的为腹部穴位按摩，其通过对腹部天枢穴、气海穴、中脘穴等特定穴位的刺激，起到了聚集患者自身生气、疏通淤塞的经络的作用，从而刺激肠道功能的恢复。近年来。耳穴按摩也成为研究热点，L.H.Yang等人对17项随机对照研究进行荟萃分析，发现耳穴按摩对缓解便秘具有明显效果，但是其对于腹胀、厌食等伴随症状效果不明显。

（八）预防与预后

1. 预防

（1）一级预防

1）非药物预防措施：①心理干预：及时了解患者的心理状态，适时进行心理疏导，可减轻患者焦虑、紧张情绪，保持良好的精神状态，消除患者对肿瘤化疗的恐惧心理。②饮食指导：适当增加膳食纤维及液体的摄入。③适当运动：根据病情指导患者室外短距离散步或室内活动,卧床患者可进行有规律的床上活动。④养成合理的排便习惯。

2)合理使用止吐药、化疗药等易致便秘药物。

(2)二级预防:密切观察病情,及时治疗便秘。

(3)三级预防:对症治疗,防止并发症产生。

2. 预后　便秘严重影响患者的生活质量,甚至会降低患者的治疗依从性,多数 CIC 患者在应用抗肿瘤药物结束后便秘都可缓解。

（隋　红　王凯冰　刘　晨　丰　雪）

四、化疗致肝功能损伤康复

（一）定义与术语

1. 定义　药物性肝损伤(drug-induced liver injury, DILI),亦称药物性肝病,指在用药物治疗疾病过程中,在药物治疗量内,肝脏因受药物及其代谢产物作用而发生的功能和结构的损害,病程一般短于 3 个月,胆汁淤积型肝损伤可超过 1 年。其中化疗致肝损伤(chemotherapy-induced liver injury, CILI)是指由各类化疗药物及其代谢产物乃至辅料等所诱发的肝损伤。

2. 术语表达　1989 年欧洲和美国专家在巴黎国际共识会议上对 DILI 达成"巴黎共识",将肝损害定义为:①丙氨酸氨基转移酶(alanine transaminase, ALT)或直接胆红素(direct bilirubin, DBIL)升高至正常上限值 2 倍以上;②天冬氨酸氨基转移酶(aspartate aminotransferase, AST)、ALT 和总胆红素(total bilirubin, TBIL)同时升高,且其中至少有 1 项升高至正常上限值 2 倍以上。以上指标增高在正常值上限 2 倍以内称为"肝功能检查异常",不宜称之为"肝损害"。药物导致严重肝毒性唯一最明确的指标是转氨酶升高伴总胆红素升高,其他生化指标对肝损害的诊断都是非特异性的。丙氨酸氨基转移酶(ALT)比天冬氨酸氨基转移酶(AST)的肝脏特异性更强,转氨酶更高的峰值(10~15ULN)是发生 DILI 更强的信号。

（二）流行病学

随着全球肿瘤发病率的不断上升,肿瘤相关性药物的临床应用日益广泛,其直接和间接引起肝损伤的危害引起了国内外肿瘤学界的高度关注。一项回顾性分析 1994—2011 年中国 DILI 研究论文表明,最常引起 DILI 的药物以抗结核药、中草药、抗生素、非甾体类抗炎药、抗肿瘤药物、抗精神病药为主,其中抗肿瘤药物居第五位,所占比例为 4.7%。Petronijevic 等 2013 年回顾分析 38 个国家 6 370 例肝功能衰竭患者的临床资料,发现因 DILI 引起的急性肝衰竭中,抗肿瘤药物位居第 2 位,占 11.9%。

与健康人群相比,合并基础疾病的患者使用抗肿瘤药物更易发生 DILI,且发生暴发性肝炎的风险较高,以下六类人群应用抗肿瘤药物时应高度警惕 DILI 的发生:①老人、幼儿和女性,既往有药物不良反应和肝功能损害者;②存在肝脏基础疾病者;③合并其他疾病;尚未控制的活动性感染如结核病和艾滋病等、肾脏病、风湿病、糖尿病、脂代谢紊乱、器官移植、长期大量饮酒、肥胖、营养不良以及妊娠期妇女等;④合用其他肝毒性药物;⑤合并肝脏放射治疗、肝动脉栓塞治疗等;⑥合用免疫抑制剂、微生物代谢产物(环孢菌素和西罗莫司等)、多克隆和单克隆抗淋巴细胞抗体等。

（三）病因与病理生理

各类抗肿瘤药物均能引起不同程度肝损伤,多种药物联合化疗引起的肝损伤更为严重。

DILI 发病机制尚不明确,现有报道大致可概括为:①药物及其肝内代谢产物的直接肝毒性;②药物介导的免疫损伤;③遗传多态性;④氧化应激、线粒体损伤、炎症反应;⑤内质网应激;⑥肝组织修复能力缺乏。

DILI 损伤的靶细胞主要是肝细胞、胆管上皮细胞及肝窦和肝内静脉系统的血管内皮细胞,病理变化几乎涵盖了肝脏病理改变的全部范畴:①肝细胞坏死:化疗药物在肝细胞内代谢的中间产物可导致肝细胞坏死;或者中间产物与人体蛋白质结合引起自身免疫性肝细胞损伤;②肝细胞脂肪变性:细胞毒性化疗药物造成肝细胞线粒体损害引起肝细胞内脂肪堆积导致肝细胞坏死;③胆汁淤积:引起肝细胞与胆汁排泌有关细胞器的损伤或胆管损伤,引起胆管结构破坏、硬化,最终引起胆汁淤积;④肝血管损伤:部分化疗药物,特别是联合化疗或肝动脉灌注化疗时,容易引起肝静脉阻塞性疾病,导致肝血管损伤;⑤肝线粒体损伤:一些化疗药物如环磷酰胺直接损伤肝脏线粒体,其损伤程度与改变线粒体外膜电压依赖性阴离子通道的表达量有关。

(四)诊断

临床诊断依据 DILI 临床诊断目前仍为排他性诊断,应结合用药史、血液生化检查、影像学检查和肝组织活检等并排除其他肝损伤病因进行综合分析。肝活检组织学检查有助于诊断和鉴别诊断。

(1)临床表现:绝大多数轻症患者没有相应的临床症状,多在临床常规检查时发现血清生化指标升高而就医,病程呈自限性过程。少数患者有轻度的乏力、纳差等非特异性症状;少部分淤胆型患者以无痛性黄疸就诊。

(2)生化指标

1)ALT:作为肝细胞损伤标志,比 AST 有更好的肝脏特异性,是严重 DILI 的一个敏感信号,但特异性不强。

2)AST:敏感性和特异性较 ALT 低,可作为 ALT 的良好补充检查指标。ALT/AST 值被认为可用于排除肝外干扰因素。

3)ALP:对胆汁淤积性肝损伤和重症 DILI 具有较好的特异性指示作用,由于恶性肿瘤本身、骨骼疾病和妊娠等也会导致 ALP 升高,需要进行鉴别,通常与 ALT 和 AST 联合应用。

4)γ- 谷氨酰转肽酶(γ-glutamyl transpeptidase,γ-GT):在多数情况下与 ALP 的变化一致,但骨病时可以出现 ALP 升高而 γ-GT 正常的情况。

5)TBIL/DBIL:首先需要排除其他因素引起的 TBIL 升高情况。由于机体对胆红素的清除完全依赖于肝,因而 TBIL 较 ALT、AST 和 ALP 更能直接反映肝脏的功能,TBIL 也是反映 DILI 预后和分型的重要参考指标。DBIL 用于判断黄疸类型及黄疸程度,DBIL 升高表示肝功能有一定损害,在肝细胞性黄疸和阻塞性黄疸时增高明显。

(3)诊断标准:根据 Karach 和 Lasagna 评价准则,DILI 的诊断标准可以归纳为:

1)用药与 DILI 血清学指标改变出现的时间是否存在时序关系,绝大多数肝损伤出现在用药 5~90d 内。

2)既往是否有该药导致肝损伤的相关报道。

3)排除其他原因或混杂因素导致的肝损伤。

4)再激发:如果患者既往有相同用药史,即二次用药后均出现类似的肝损伤表现,其中血清 ALT、AST、ALP 及 TBIL 等升高 2 倍以上是一项相关性很强的诊断依据。

符合以上诊断标准前 3 项,或前 3 项中的 2 项加上第 4 项基本可诊断 DILI。

（4）排除标准

1）不符合 DILI 的常见潜伏期：服药前已出现肝损伤或肝细胞损伤型患者停药后 >15d、胆汁淤积型或混合型停药后 >30d 才发现肝损伤（慢代谢药物除外）。

2）停药后肝功能异常指标未能快速恢复：其中肝细胞损伤型 DILI 血清 ALT 峰值在 30d 内下降 <50%，胆汁淤积型或混合型 DILI 血清 ALP 或 TBIL 峰值 180d 内下降 <50%。

3）有导致肝损伤的其他病因或疾病的临床证据。

如果具备第 3 项，且具有前 2 项中的任何一项基本可排除 DILI 诊断。

（5）疑似病例的诊断：DILI 诊断依赖于所收集的临床证据可靠程度，抗肿瘤治疗往往是多药联合，很难从诸多治疗药物中分辨出引起 DILI 的药物。因此，对于临床证据不足、经上述诊断流程分析判断后仍无法确诊的疑似患者，临床上常使用 Roussel Uclaf 因果关系评估法（the Roussel Uclaf causality assessment method，RUCAM）、日本消化疾病周标准（digestive disease week-Japan，DDWJ）等量表协助诊断。

（6）肝脏活检的指征

1）尽管停用可疑药物，但肝脏生化指标仍不断升高或出现肝功能恶化征象；

2）尽管停用可疑药物，但在肝细胞损伤型 DILI 起病后 30~60d 时 ALT 峰值水平降低幅度 <50%，或在胆汁淤积型 DILI 起病后 180d 时 ALT 峰值水平降低幅度 <50%；

3）DILI 存在所涉及药物继续应用或再次暴露的可疑情况；

4）若肝脏生化指标持续异常 >180d，需要通过肝脏活检排除慢性肝病或慢性 DILI。

（7）鉴别诊断：DILI 临床表型复杂，几乎涵盖目前已知的所有急性、亚急性、慢性肝损伤表型。排除其他肝病对建立 DILI 诊断有重要意义。为此，需通过细致的病史询问、症状、体征和病程特点、病原学检查、生物化学异常模式、影像学乃至病理组织学检查等，与各型病毒性肝炎（特别是散发性戊型肝炎）、非乙醇性脂肪性肝病、乙醇性肝病、自身免疫性肝炎、肝癌、肝豆状核变性、α_1 抗胰蛋白酶缺乏症、血色病等各类肝胆疾病相鉴别。

（五）康复评定

1. 临床分型

（1）急性药物性肝损伤：在临床上，急性 DILI 占绝大多数，其中 6%~20% 可发展为慢性。有研究显示，急性 DILI 发病 3 个月后约 42% 的患者存在肝脏生化指标异常，随访 1 年约 17% 的患者仍存在肝生化指标异常。胆汁淤积型 DILI 相对易于进展为慢性。

根据国际医学科学组织委员会确立的标准，美国食品药品监督管理局（food and drug administration，FDA）药物肝毒性指导委员会（drug hepatotoxicity steering committee，DHSC）将急性 DILI 分为肝细胞损伤型、胆汁淤积型和混合型。

1）肝细胞损伤型：ALT≥3 倍正常上限（upper limits of normal，ULN），且 ALT/碱性磷酸酶（alkaline phosphatase，ALP）≥5；

2）胆汁淤积型：ALP≥2 ULN，且 ALT/ALP≤2；

3）混合型：ALT≥3 ULN，ALP≥2 ULN，且 ALT/ALP：2~5。

（2）慢性药物性肝损伤：是指 DILI 发生 6 个月后，血清 ALT、AST、ALP 及 TBIL 仍持续异常，或存在门静脉高压或慢性肝损伤的影像学和组织学证据。

2. 分级　目前国际上通常将急性 DILI 的严重程度分为 1~5 级。结合我国肝衰竭指南，对分级略作修正（表 3-1-2）。

表 3-1-2　急性 DILI 的严重程度分级

程度	定义
0级	无肝损伤:患者对暴露药物可耐受,无肝毒性反应
1级	轻度肝损伤:血清 ALT 和 / 或 ALP 呈可恢复性升高,TBIL<2.5 ULN(2.5mg/dl 或 42.75μmol/L),且国际标准化比值(international normalized ratio, INR)<1.5
2级	中度肝损伤:血清 ALT 和 / 或 ALP 升高,TBIL≥2.5 ULN,或虽无 TBIL 升高但 INR≥1.5
3级	重度肝损伤:血清 ALT 和 / 或 ALP 升高,TBIL≥5 ULN(5mg/dl 或 85.5μmol/L),伴或不伴 INR≥1.5。需要住院治疗,或住院时间延长
4级	急性肝损伤:血清 ALT 和 / 或 ALP 水平升高,TBIL≥10 ULN(10mg/dl 或 171μmol/L)或每日上升≥1.0mg/dl(17.1μmol/L),INR≥2.0 或 PTA<40%,可同时出现腹水或肝性脑病;或其他器官功能衰竭
5级	致命肝损伤:因 DILI 死亡,或需接受肝移植才能存活

（六）药物治疗

1. 治疗原则

（1）一旦诊断明确,原则上立即停用可疑抗肿瘤药物和可能导致肝损伤的合并用药。对于不能停药的轻度肝损伤者,需要在严密监控下减少可疑药物用量;美国 FDA 于 2013 年制定了药物临床试验中出现 DILI 的停药原则,即在用药过程中出现以下任何一项者需立即停用可疑药物:

1）ALT 或 AST>8ULN;

2）ALT 或 AST>5ULN,持续 2 周以上;

3）ALT 或 AST>3ULN,并且 TBIL 或 INR 升高至 1.5~2 ULN;

4）ALT 或 AST>3ULN,并有进行性加重的乏力、恶心、呕吐、右上腹痛征象,或发热、皮疹、嗜酸细胞增多。

（2）正确使用抗炎、抗氧化、解毒、降酶、退黄等护肝药物;

（3）积极治疗基础肝病;

（4）改变不良生活方式,清淡饮食、戒酒、控制体重等;

（5）对于疗效不佳或肝功能衰竭患者及时咨询肝科医师,适时使用糖皮质激素或人工肝支持或肝移植治疗。

2. 常用保肝药物　临床上常用保肝药物分为抗炎、解毒、抗氧化、肝细胞膜保护和利胆等五大类,抗炎类包括异甘草酸镁、甘草酸二铵、甘草酸单铵、复方甘草酸苷、复方甘草甜素等,解毒类包括硫普罗宁、还原型谷胱甘肽、N- 乙酰半胱氨酸、葡醛内酯等,抗氧化类包括联苯双酯、双环醇、水飞蓟素等,肝细胞膜保护剂有多烯磷脂酰胆碱等,利胆类包括熊去氧胆酸、S- 腺苷蛋氨酸等,上述药物原则上均可以用于治疗肿瘤药物相关性肝损伤。

用药说明:①对成人药物性急性肝衰竭和亚急性肝衰竭早期,建议尽早选用 N- 乙酰半胱氨酸,视病情可按 50~150mg/(kg·d)给药,疗程至少 3d。②异甘草酸镁可用于治疗 ALT 明显升高的急性肝细胞损伤型或混合型 DILI。③轻 - 中度肝细胞损伤型和混合型 DILI,炎症较重者可试用双环醇和甘草酸制剂(甘草酸二铵肠溶胶囊或复方甘草酸苷等);炎症较轻者,可试用水飞蓟素;胆汁淤积型 DILI 可选用熊去氧胆酸或腺苷蛋氨酸。④不推荐 2 种以上保肝抗炎药物联合应用,也不推荐预防性用药减少 DILI 的发生。

3. 糖皮质激素　糖皮质激素治疗 DILI 需严格掌握适应证,充分权衡治疗获益和可能的风险。宜用于治疗免疫机制介导的 DILI。伴有自身免疫特征的自身免疫性肝炎样 DILI 多对糖皮质激素治疗应答良好,且在停用糖皮质激素后不易复发。糖皮质激素对免疫机制或超敏反应引起的肝损伤有特异性治疗作用,但能否治疗非免疫机制肝损伤存在争议,目前比较一致的意见是,在其他护肝药物治疗效果不佳或重症患者可以试用此类药物。值得注意的是,如果存在病毒再激活则禁用糖皮质激素。

4. 中药治疗

(1)肝胆湿热证——茵陈蒿汤加减;

(2)肝郁脾虚证——逍遥散加减;

(3)肝阴亏虚证——一贯煎加减。

（七）康复治疗

1. 人工肝　DILI 内科治疗的目的是尽早去除引起急性肝衰竭的病因、保护未受损伤的肝实质细胞及应用药物促进肝细胞再生。治疗包括停用肝毒性药物、必要的基础生命支持、维持水电解质及酸碱平衡、保护肝功能及促进肝细胞再生、预防应激性溃疡等并发症的发生。一旦发生急性肝功能衰竭经内科治疗不能逆转或预后凶险者,应及时行人工肝支持或肝移植治疗。

2. 肝移植　对出现肝性脑病和严重凝血功能障碍的急性肝衰竭和亚急性肝衰竭,以及失代偿性肝硬化,可考虑肝移植。

3. 针灸疗法　主穴:期门、阳陵泉、足三里。配穴:肝郁脾虚者配合艾灸脾俞;痰湿阻滞者配合灸足三里。

（八）预后

1. 轻、中度肝损伤　大部分没有基础肝病的轻症 DILI 患者,出现 ALT/AST 升高甚至达到十倍以上水平,停药后护肝治疗多在 2 周至 3 个月内肝功能恢复正常,预后良好。

2. 重度肝损伤　诊断 DILI 前已经使用肝毒性药物时间超过 6 个月的 DILI 患者,则有可能导致迁延不愈或不可逆的肝损伤。合并基础肝病患者,肝储备功能相对较差,肝细胞修复再生能力较弱,极易出现肝功能进行性恶化,继发急性重症肝炎,最终 10%~50% 的患者死于急性肝功能衰竭。

（隋　红　李加桩　赵欣华）

第二节　造血系统损伤康复

骨髓抑制是化疗最常见的限制性毒性反应,主要表现为贫血、白细胞减少、血小板减少等,其中以白细胞特别是中性粒细胞减少最常见,其次是血小板减少,化疗对红细胞的影响最小。严重骨髓抑制可合并感染、出血,严重者可危及生命。

一、化疗致贫血康复

（一）定义

化疗致贫血(chemotherapy-induced anemia, CIA)是指化疗期间或化疗后血红蛋白

（hemoglobin, Hb）浓度减少至正常水平以下，成年男性 Hb<120g/L，成年女性（非妊娠）Hb
<110g/L 可诊断为贫血。

（二）流行病学

化疗致贫血的风险和严重程度与化疗方案、强度、患者先前是否接受过骨髓抑制性化
疗及放疗、以及患者自身因素等有关。一项大型回顾性研究纳入 4 426 例接受化疗的实体
瘤患者，结果发现 89.5% 的患者在化疗过程中出现贫血，贫血患者中 57.8% 为 1 级，33.7%
为 2 级，7.6% 为 3 级，0.9% 为 4 级。另一项研究表明，在 974 例接受化疗的患者中，贫血发
生率为 53.59%，其中轻度贫血 38.09%，中度贫血 12.11%，重度贫血 3.39%。对于年龄≥60
岁的恶性肿瘤患者，女性患者化疗后贫血发生率较男性高，但不同临床分期患者化疗后贫
血发生率之间差异无统计学意义。

（三）病因与病理生理

细胞毒性化疗药物通过直接损害骨髓中的血细胞生成（包括红细胞前体的合成）导致
贫血，而某些特定细胞毒性药物（例如铂类）的肾毒性还可降低促红细胞生成素的产生进而
导致贫血。

（四）诊断

1. 化疗后血常规结果示血红蛋白、红细胞计数或血细胞比容减少至正常水平以下；
2. 伴或不伴乏力、皮肤黏膜苍白、心悸等症状；
3. 除外血液系统疾病、脾大等引起的血红蛋白下降；
4. 除外放疗等其他治疗方式引起的骨髓抑制；
5. 应用同种化疗药物再次出现贫血。

（五）康复评定

1. 分型

（1）按红细胞形态分型（表 3-2-1）

表 3-2-1　按红细胞形态分型的贫血

贫血类型	概述
小细胞性贫血	红细胞体积变小［红细胞平均体积（MCV）<80fl］
正常细胞性贫血	红细胞体积正常（80fl<MCV<100fl）
大细胞性贫血	红细胞体积变大（MCV>80fl）

（2）贫血分度和分级，我国贫血的标准为：成年男性血红蛋白低于 120g/L，成年女性低
于 110g/L，孕妇低于 100g/L。根据血红蛋白浓度，贫血分级如下：轻度贫血：血红蛋白浓度
>90g/L；中度贫血：血红蛋白浓度为 60~90g/L；重度贫血：血红蛋白浓度为 30~59g/L；极重
度贫血：血红蛋白浓度<30g/L。

2. 贫血分级

1 级：Hb<正常值下限 10g/dl；<正常值下限 -6.2mmol/L；<正常值下限 -100g/L。

2 级：Hb<108.0g/dl；<6.2~4.9mmol/L；<100~80g/L。

3 级：Hb<8.0g/dl；<4.9mmol/L；<80g/L；需要输血治疗。

4 级：危及生命；需紧急治疗。

5 级：死亡。

(六)药物治疗

1. 红细胞生成刺激剂(erythropoiesis-stimulating agent,ESA)治疗　ESA 可用于治疗非骨髓性恶性肿瘤患者化疗诱导的贫血。目的是避免输注红细胞及其可能带来的并发症,并通过提高 Hb 水平来改善患者生活质量。Hb≤100g/L 的化疗相关性贫血患者,可考虑开始 ESA 治疗;当 Hb 在 100~120g/L 时,应根据临床情况判断应用 ESA 的益处与风险,在临床条件允许的情况下,输注红细胞也是一种选择;对于未接受骨髓抑制性化疗的贫血患者,不建议应用 ESA;当 Hb≥ 120g/L 时,应用 ESA 可能会增加死亡风险。

促红细胞生成素(Erythropoietin,EPO)是临床上最常用也是研究最多的 ESA 类药物,目前最常用于化疗致贫血的药物是 Epoetin Alpha(重组人促红素注射液)和第二代重组人促红素注射液 Darbepoetin Alpha,两者结构相似,后者半衰期为重组人促红素注射液的3 倍。

推荐剂量:FDA 批准的 Epoetin Alpha 起始剂量为 150U/kg,每周三次,或每周 40 000U皮下注射;Darbepoetin Alpha 起始剂量为每周 2.25μg/kg,或每 3 周 500μg 皮下注射。剂量调整原则见表 3-2-2。

表 3-2-2　ESA 剂量调整原则

剂量调整	Epoetin Alpha		Darbepoetin Alpha	
初始剂量	初始剂量为 150U/kg sc tiw	初始剂量为 40 000U sc qw	初始剂量为 2.25μg/kg sc qw	初始剂量为 500μg sc q3w
增加剂量	如果治疗 4 周后输血需求没有减少或 Hb 没有增加,将剂量增加至 300U/kg tiw	如果治疗 4 周后输血需求没有减少或 Hb 没有增加,将剂量增加至 300U/kg tiw	如果治疗 6 周后 Hb 增加<10g/L,将剂量增加至 4.5μg/kg qw	不适用
减少剂量	当 Hb 在 2 周内达到避免输血的水平或增加>10g/L,将剂量减少 25%		当 Hb 在 2 周内达到避免输血的水平或增加>10g/L,将剂量减少 40%	
维持剂量	如果 Hb 超过避免输血的水平,当 Hb 接近可能需要输血的水平时,重新开始剂量比先前剂量低 25%		如果 Hb 超过避免输血所需的水平,当 Hb 接近可能需要输血的水平时,重新开始剂量比先前剂量低 40%	
中断治疗	完成化疗后或治疗 8 周后无反应(通过血红蛋白水平测量或仍然需要输血)		完成化疗后或治疗 8 周后无反应(通过血红蛋白水平测量或仍然需要输血)	

注:sc:皮下注射;tiw:每周 3 次;qw:每周 1 次;q3w:每 3 周 1 次。

ESA 治疗的风险:血栓栓塞、可能增加死亡率、加快肿瘤进展、高血压/癫痫发作、纯红细胞再生障碍风险。

2. 补充铁剂治疗

(1)在进行 ESA 治疗之前应进行基线铁监测(血清铁、总铁结合力、血清铁蛋白),并定期监测(注意在铁监测前要进行禁食处理,以免造成检验误差)。

铁缺乏症的治疗以铁状态为指导,NCCN 专家组根据铁蛋白和转铁蛋白饱和度(TSAT)

（TSAT =（血清铁×100）/ 总铁结合力），将铁状态分为绝对铁缺乏、功能性铁缺乏、功能性铁缺乏可能和无铁缺乏四类。

（2）目前补充铁剂的方式主要为口服和静脉注射两种。大多数研究表明，静脉注射铁优于口服铁。常用的口服铁剂有：硫酸亚铁，葡萄糖酸亚铁和富马酸亚铁。静脉用铁剂有：蔗糖铁、低分子量右旋糖酐铁、葡萄糖酸铁、羧基麦芽糖铁、异麦芽酮糖铁和阿莫西汀。静脉补铁的常见不良反应有低血压、恶心呕吐、腹泻、疼痛、高血压、呼吸困难、皮肤瘙痒、头痛和头晕等，也有过敏性休克案例的报道。因此在使用铁剂之前应建议以慢速度开始输注，若出现不良反应，立即静脉注射肾上腺素、苯海拉明和皮质类固醇类。

（3）对于是否应该常规将补充铁剂作为 ESA 的辅助治疗尚有争议。美国临床肿瘤学会 / 美国血液学学会临床实践指南认为"没有足够的证据建议常规使用静脉注射铁"；但 NCCN 指南推荐在绝对铁缺乏时给予静脉补充铁剂，欧洲癌症研究和治疗指南指出静脉补铁可改善患者对 ESA 的反应，但需要确定最佳剂量和时间表。有多项研究结果支持将添加铁补充剂作为 ESA 的辅助治疗。

3. 中药治疗

（1）脾胃虚弱证——香砂六君子汤合当归补血汤加减；

（2）心脾两虚证——归脾汤加减；

（3）脾肾阳虚证——实脾饮合四神丸加减；

（4）肝肾阴虚证——左归丸加减。

（七）康复治疗

1. 输注红细胞治疗

（1）无症状患者：无急性冠脉综合征且血流动力学稳定的慢性贫血患者，输血的目标是将血红蛋白维持在 70~90g/L。

（2）有症状患者

1）急性出血，伴有血流动力学不稳定或氧气输送不充足证据的患者，输血的目标是纠正血流动力学不稳定，并维持充足的氧气输送。

2）症状性（包括心动过速、呼吸急促、直立性低血压）贫血患者，输血的目标是将 Hb 维持在 80~100g/L，以避免这些症状的发生。

3）急性冠脉综合征或急性心肌梗死情况下的贫血患者，输血的目标值是将 Hb 维持在 >100g/L。

2. 针灸治疗　主穴：足三里、三阴交、上脘、中脘、阳陵泉、阴陵泉等。

（八）预防

一级预防：调整化疗药物剂量，对于严重贫血，可以考虑在下一周期减量或推迟化疗时间。有研究显示 EPO 可以预防化疗导致的贫血，但缺乏足够的证据。

二级预防：密切观察病情，定时监测血常规。

三级预防：对症治疗，防止并发症产生。

（隋　红　刘　晨　王凯冰　赵欣华）

二、化疗致中性粒细胞减少康复

（一）定义

化疗致中性粒细胞减少是指化疗后外周血中性粒细胞绝对计数（absolute neutrophil

counting, ANC）下降至＜2.0×10^9/L；发热性中性粒细胞减少症（febrile neutropenia, FN）特指骨髓抑制性化疗引起的中性粒细胞减少症和由此引起的发热。口腔温度＞38.3℃，或两次连续读数＞38.0℃，持续 1h，伴 ANC≤0.5×10^9/L，或 ANC 预期 48h 内降至≤0.5×10^9/L。

（二）流行病学

大多数标准剂量的化疗方案可导致中性粒细胞减少 6~8d，据估计有 10%~50% 的实体瘤患者和超过 80% 的恶性血液病患者至少在一次化疗期间发生 FN。一项大型回顾性研究显示，转移性实体瘤患者在骨髓抑制性化疗期间，FN 的发生率从 13% 到 21% 不等。在目前国内医疗条件下，当患者中性粒细胞减少症持续时间＞21d 时，感染发生率明显增高。老年患者化疗后发生中性粒细胞减少的风险较年轻人为高。

（三）病因与病理生理

中性粒细胞的半衰期为 8~12h，因此骨髓必须不断产生中性粒细胞。化疗药物抑制骨髓造血功能，使成熟的中性粒细胞凋亡后得不到及时更新，导致血液循环中的中性粒细胞计数减少。中性粒细胞的最低值取决于使用药物的类型和剂量，大剂量或高密度化疗时，如果得不到多能干细胞的快速补充，则中性粒细胞绝对值会出现长时间的低谷。

（四）诊断

1. 化疗后血常规结果示 ANC＜2.0×10^9/L；

2. 发病前有应用能引起中性粒细胞减少的化疗药物史，且停药后中性粒细胞减少所致症状与体征逐渐减轻，或 ANC 恢复正常；

3. 伴或不伴发热等症状；

4. 除外血液系统疾病、脾大等引起的 ANC 下降；

5. 除外放疗等其他治疗方式引起的骨髓抑制；

6. 再次应用同种化疗药物又出现中性粒细胞下降。

（五）康复评定

1. 临床分型

（1）发热性中性粒细胞减少症：指口腔温度＞38.3℃，或两次连续读数＞38.0℃，持续 2h，伴 ANC≤0.5×10^9/L，或 ANC 预期 48h 内降至≤0.5×10^9/L，病情多较复杂。

（2）不伴发热的中性粒细胞减少症：是指外周血 ANC＜2.0×10^9/L，病情一般较轻。

2. 分级（表 3-2-3）

表 3-2-3　中性粒细胞减少分级

不良事件	1级	2级	3级	4级
白细胞减少	＜正常值下限 -3×10^9/L	3×10^9/L~2×10^9/L	2×10^9/L~1×10^9/L	＜1×10^9/L
中性粒细胞计数降低	＜正常值下限 -1.5×10^9/L	1.5×10^9/L	1×10^9/L~0.5×10^9/L	＜0.5×10^9/L

（六）药物治疗

1. 粒细胞集落刺激因子（granulocyte colony-stimulating factor, G-CSF）治疗

重组人粒细胞集落刺激因子（recombinant human granulocyte colony-stimulating factor, rhG-CSF）和聚乙二醇化重组人粒细胞集落刺激因子（pegylated recombinant human granulocyte colony-stimulating factor，PEG-rhG-CSF）如 pegfilgrastim（培非格司亭）是预防和治疗放化疗引起的中性粒细胞减少的有效药物。

推荐用法：rhG-CSF：在化疗最后一天后 24~72h 使用 5μg/（kg·d）皮下注射，直至 ANC 恢复至正常或接近正常水平。

Pegfilgrastim：100μg/kg 或总剂量 6mg 皮下注射，每周期化疗后次日使用 1 次。

对于单纯中性粒细胞减少症患者，不应常规使用 G-CSF。对于 FN 患者，G-CSF 不应常规用作抗生素的辅助治疗。对于具备以下高危因素的 FN 患者应考虑应用 G-CSF：预期中性粒细胞减少时间可能超过 10d、中性粒细胞可能降至 0.1×10^9/L 以下、年龄超过 65 岁、原发病未控制、肺炎、低血压或多器官功能障碍（败血症综合征）、侵袭性真菌感染或因感染而需住院治疗。

G-CSF 最常见的不良反应是骨痛，应鼓励患者向其治疗团队报告类似不良反应。对乙酰氨基酚和非甾体类抗炎药是预防或治疗 G-CSF 成人骨痛的常见一线选择，也可以考虑应用抗组胺药、阿片类药物以及减量使用 G-CSF。

2. 抗感染治疗　对已发生 FN 的患者，首先应进行 MASCC 风险评估（详见表 3-2-4）。MASCC 评分≥21 的为低风险患者，MASCC 评分＜21 的为高风险患者。

表 3-2-4　MASCC 评分系统

特性	得分
疾病负荷：没有或有轻度症状	5
疾病负荷：中度症状	3
疾病负荷：重度症状	0
无低血压（收缩压＞90mmHg）	5
无慢性阻塞性肺疾病	4
实体瘤或淋巴瘤无真菌感染史	4
无脱水	3
发热就诊时状态	3
年龄＜60 岁	2

低风险患者应接受口服或门诊静脉注射经验性抗生素治疗，初始治疗主要针对细菌病原体，建议喹诺酮类药物与阿莫西林-克拉维酸盐联合口服。其他口服方案包括喹诺酮类药物单药治疗或喹诺酮类药物与克林霉素联合治疗。

高危患者需要住院接受静脉注射经验性抗生素，建议使用抗假单胞菌 β-内酰胺类药物（如头孢吡肟，碳青霉烯或哌拉西林-他唑巴坦）联合氨基糖苷类，不推荐初始治疗使用万古霉素。对于血培养检出耐甲氧西林金黄色葡萄球菌、耐万古霉素肠球菌等特殊菌群的患者，应及时更换敏感抗生素。目前不推荐经验性抗病毒治疗。

在初始经验性抗菌药物治疗 48h 后，应重新评估危险分层，确诊病原菌，并综合患者对初始治疗的反应，以决定后续如何调整抗菌药物，具体流程见图 3-2-1。

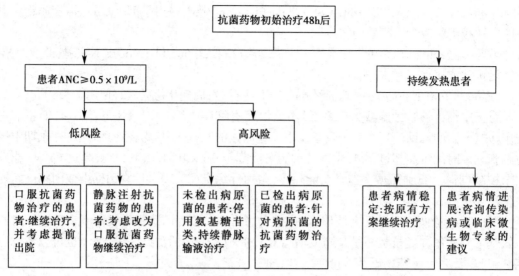

图 3-2-1　FN 患者抗生素初始治疗 48h 后抗菌治疗调整路径

3. 中药治疗

（1）气血两虚证——八珍汤加减；

（2）脾肾阳虚证——金匮肾气丸合黄芪建中汤加减；

（3）肝肾阴虚证——生脉饮合六味地黄丸加减。

（七）康复治疗

针灸治疗　主穴：关元、足三里、三阴交、合谷、太溪等穴，针用补法，并可加用温针灸。

（八）预防与预后

1. 预防

（1）一级预防

1）剂量调整：对于某些细胞增殖快、对化疗药物非常敏感的肿瘤，如高侵袭性淋巴瘤、妇科肿瘤、小细胞肺癌和睾丸精原细胞瘤等，应给予足剂量、高密度的化疗，以得到最佳的治疗效果。如果化疗剂量不足或疗程不够，则易诱发肿瘤耐药或无法达到预期疗效，此时建议使用 G-CSF，以确保原有方案的顺利进行，而不应以降低化疗的骨髓抑制毒性为目的来调整既定方案，包括降低剂量与推迟化疗。对于细胞增殖较慢、对化疗不敏感的肿瘤，如肝癌、胃肠道肿瘤等，对化疗的剂量强度与密度并没有严格的依赖性。如果这部分肿瘤患者发生了中性粒细胞减少症或 FN，则可以考虑推迟化疗时间，待患者中性粒细胞恢复后继续下一个周期化疗，或在下一个周期适当降低药物剂量。

2）预防性使用 G-CSF：第 1 个化疗周期结束后，应在每个后续化疗周期前进行风险评定，如果预期 FN 的风险≥20%，建议使用 G-CSF 进行预防；如果预期 FN 的风险为 10%~20%，若存在增加 FN 风险的任一因素（例如年龄>65 岁、终末期患者、既往发生过 FN、一般状态差、既往接受过大面积放疗、强烈的联合化疗、有开放性伤口或活动性感染等），可以考虑预防性使用 G-CSF；如果 FN 风险<10%，则不建议进行一级预防。

推荐用法：在化疗最后一天后 24~72h，使用 rhG-CSF 5μg/（kg·d）皮下注射，直至 ANC 恢复至正常或接近正常水平。或者 Pegfilgrastim 100μg/kg（个体化）或总剂量 6mg 皮下注射，每周期化疗后次日使用 1 次。

注意：接受剂量密度化疗的患者应该预防性应用 G-CSF；年龄 >65 岁的老年弥漫性侵袭性淋巴瘤患者在接受 CHOP 或更强烈的化疗方案时，应考虑预防性给予 G-CSF，特别是在有合并症的情况下。

3）预防性使用抗生素：对于预计在 7d 内持续中性粒细胞减少的低风险患者，不常规预防性使用抗生素；对于预期持续时间长且严重中性粒细胞减少（$ANC \leqslant 0.1 \times 10^9$，$>7d$）的高危患者，应考虑使用氟喹诺酮类（推荐左氧氟沙星和环丙沙星）预防。

（2）二级预防：第 2 次或后续化疗周期对既往进行评价，如果既往化疗周期中患者发生过 FN，或剂量限制性中性粒细胞减少事件，则可以考虑预防性使用 G-CSF。

（3）三级预防：对症治疗，防止发热、感染、败血症等并发症产生。

2. 预后　化疗相关中性粒细胞减少的预后与疾病严重程度、有无合并症等多种因素相关。经过积极治疗，大多数患者可痊愈。但是实体瘤患者的总死亡率达 5%，某些血液系统恶性肿瘤患者的总死亡率高达 11%。已证实菌血症患者的预后最差，革兰氏阴性菌死亡率为 18%，革兰氏阳性菌血症死亡率为 5%。

（隋　红　刘　晨　杜井富）

三、化疗致血小板减少康复

（一）定义

化疗所致血小板减少症（chemotherapy-induced thrombocytopenia，CIT）是指化疗药物对骨髓产生抑制作用，尤其是对巨核系细胞产生抑制作用，导致外周血中血小板计数 $<100 \times 10^9/L$。

（二）流行病学

CIT 是化疗常见的副作用，基于吉西他滨和铂类的化疗方案发生率最高。美国的一项研究对 2000 年至 2007 年间在美国全国门诊肿瘤诊所接受治疗的 47 159 例实体肿瘤患者的病历资料进行回顾性分析，结果显示在所有治疗方案中，有 17.6%~41.0% 的患者发生血小板减少症，且均为 1 级。结直肠癌、非小细胞肺癌、卵巢癌、乳腺癌患者的血小板减少症发生率分别为 61.7%、50.5%、45.6%、37.6%；基于吉西他滨、铂类、蒽环类、紫杉类的治疗方案的血小板减少症发生率分别为 64.2%、55.4%、37.8%、21.9%，其中 3~4 级血小板减少症发生率在基于铂类和吉西他滨治疗组为 10.6%，蒽环类治疗组为 5.2%，紫杉烷类治疗组为 1.9%。在 4 种化疗方案中，非小细胞肺癌患者的 3~4 级血小板减少症患病率最高，为 10.7%。

（三）病因与病理生理

CIT 的发生机制主要是抗肿瘤药物对骨髓产生抑制作用，尤其是对巨核系细胞产生抑制作用，导致血小板生成不足和破坏过多。每种化疗药物引起血小板减少症的方式也不同：烷化剂影响干细胞，环磷酰胺影响后期巨核细胞祖细胞，硼替佐米阻止血小板从巨核细胞释放，还有其他一些药物促进血小板凋亡。

（四）诊断

1. 血常规示外周血血小板计数 $<100 \times 10^9/L$；

2. 发病前有应用能引起血小板减少的化疗药物史，且停药后血小板减少所致症状与体征逐渐减轻，或血小板计数恢复正常；

3. 患者伴或不伴有出血倾向，如皮肤出血点、瘀斑或原因不明的鼻出血等表现，严重者有器官组织出血迹象；

4. 排除其他可导致血小板减少症的原因，如再生障碍性贫血、急性白血病、放射病、免疫性血小板减少性紫癜、脾功能亢进和骨髓肿瘤细胞浸润等；

5. 排除能够引起血小板减少的其他非化疗药物，如磺胺类药物等；

6. 避免以乙二胺四乙酸作为检测样本抗凝剂所致的假性血小板减少症；

7. 重新使用同样化疗药后血小板减少症再次出现。

（五）康复评定

1. 临床分型

（1）单纯血小板减少：外周血中血小板计数 $<100 \times 10^9/L$，不伴皮肤黏膜出血点。

（2）合并出血的血小板减少：外周血中血小板计数 $<100 \times 10^9/L$，且有皮肤黏膜出血点，症状较重，需要输注血小板治疗。

2. 分级

（1）1 级：<正常值下限 ~$75.0 \times 10^9/L$

（2）2 级：$<(75.0 \sim 50.0) \times 10^9/L$

（3）3 级：$<(50.0 \sim 25.0) \times 10^9/L$

（4）4 级：$<25.0 \times 10^9/L$

（六）药物治疗

1. 促血小板生长因子　有重组人白细胞介素 -11（recombinant human interleukin-l1，rhIL-11）、重组人血小板生成素（recombinant human thrombopoietin, rhTPO）、TPO 受体激动剂罗米司汀（Romiplostim）和艾曲泊帕（Eltrombopag）。目前，在中国大陆 rhIL-11 和 rhTPO 已被国家药品监督管理局批准用于治疗肿瘤相关的血小板减少症。

（1）rhlL-11：rhlL-11 是一种促血小板生长因子，可明显促进骨髓内造血细胞的增殖，诱导巨核细胞的成熟和分化，促进巨核细胞和血小板的生成，增加外周血血小板的数量。对于不符合血小板输注指征的血小板减少患者，实体瘤患者应在血小板计数（25~75）$\times 10^9/L$ 时应用，有白细胞减少症的患者必要时可联合应用 G-CSF。

rhlL-11 的推荐用法为 25~50μg/kg，皮下注射，1 次 /d，至少连用 7~10d，直至化疗抑制作用消失且血小板计数 $\geqslant 100 \times 10^9/L$，或至血小板较用药前升高 $50 \times 10^9/L$ 以上时停药。

应用 rhlL-11 的注意事项：①不良反应较显著，主要为水肿、心悸、头晕等，个别患者出现心律失常，有心脏病史的老年患者慎用；②rhlL-11 会引起过敏或超敏反应，包括全身性过敏反应；③rhlL-11 主要通过肾脏排泄，严重肾功能受损、肌酐清除率 <30ml/min 者应减少剂量至 25μg/kg。

（2）rhTPO：目前有 2 种 rhTPO，一种是在中华仓鼠卵巢细胞中表达的全长糖基化的 rhTPO，临床常用的"特比奥"属于此类；另一种是在大肠埃希菌中表达且经聚乙二醇化的重组人巨核细胞生长和发育因子（pegylated recombinant human megakaryocyte growth and development factor, PEG-rHuMGDF）。两种分子都是血小板生成的有效刺激物，半衰期约为 40h。在健康志愿者中，两种药物在单次剂量后表现出相同的血小板反应时间：用药后第 3 天，巨核细胞倍性增加；第 5 天，血小板计数开始上升；第 10 天到第 14 天，血小板计数达到峰值；第 28 天，血小板计数恢复到基线值。

rhTPO 的推荐用法为：对于不符合血小板输注指征的化疗后血小板减少症患者，应在血小板计数<75×10^9/L 时应用 rhTPO，可于化疗结束后 6~24h 皮下注射，剂量为 300U/（kg·d），连续应用 14d。合并严重中性粒细胞减少或贫血时，可分别与 G-CSF 和 rhEPO 联用。

（3）TPO 受体激动剂：多项研究证明了 TPO 受体激动剂罗米司汀（Romiplostim）和艾曲泊帕（Eltrombopag）在预防和治疗 CIT 时的疗效，但是该类药物还未被相关指南推荐用于 CIT 的治疗。

2. 中药治疗

（1）气血亏虚证——归脾汤加减；

（2）阴虚火旺证——六味地黄丸合茜根散加减；

（3）肝火上炎证——龙胆泻肝汤加减；

（4）血热妄行证——十灰散加减。

（七）康复治疗

输注血小板：输注血小板是严重血小板减少恢复最快、最有效的方法，具体指征如下：血小板减少伴出血；血小板计数≤10×10^9/L；发热伴血小板计数<20×10^9/L；对于有出血危险的肿瘤，如白血病、恶性黑色素瘤、膀胱癌、妇科肿瘤和结直肠肿瘤等，当血小板≤20×10^9/L 时；在进行脑部手术时，要求血小板≥100×10^9/L；在其他侵入性操作或是创伤手术时，要求血小板在 50×10^9/L~100×10^9/L 时。

（八）预防

一级预防：在化疗前对于致血小板减少症的高风险化疗药物给予减量或更改方案。

二级预防：符合下列条件之一者，可以采用二级预防：①上一个化疗周期血小板最低值者。②上一个化疗周期血小板最低值>50×10^9/L 但<75×10^9/L 者，同时满足以下至少一个出血的高风险因素：A. 既往有出血史；B. 接受含铂类、吉西他滨、阿糖胞苷、蒽环类等药物化疗；C. 与易导致血小板减少的靶向药物及化疗药物联用；D. 肿瘤细胞骨髓浸润所造成的血小板减少；E. ECOG 体能评分≥2 分；F. 既往接受过放疗或者正在接受放疗，特别是扁骨（如骨盆、胸骨等）接受放疗。

二级预防方法：①化疗结束后 1~2d 内开始使用 rhTPO 和/或 rhIL-11。②已知血小板最低值出现时间者，可在血小板最低值出现的前 10~14d 皮下注射 rhTPO，300U/（kg·次），每日或隔日 1 次，连续 7~10d。③对于采用吉西他滨＋顺铂方案者，可以在本周期化疗第 2、6、9 天皮下注射 rhTPO，300U/（kg·次）。

三级预防：对症治疗，防止出血等并发症产生。

（隋 红 王凯冰 刘 晨 李 雨）

第三节 神经系统损伤康复

一、化疗相关认知损害康复

随着癌症生存率的稳步提高，中枢神经系统毒性表现越来越突出，在成人非中枢神经系统肿瘤幸存者中，有相当比例存在继发性认知功能损害。这种认知损害，可能由肿瘤本身所导致，亦可能由于化疗等相关治疗所引起。认知功能损害对癌症幸存者的生活质量带来明显负面影响,并导致医疗和社会成本增加。反之,如果处理适当,则可能会减慢认知功能损害进展,缓解其症状,改善生活质量。

(一)定义

化疗相关认知功能损害(chemotherapy-related cognitive impairment, CRCI),指脑部无原发性或转移性肿瘤的癌症患者,在接受化疗期间或化疗结束后出现的认知功能下降,包括注意力、处理速度、执行功能和记忆力等认知功能的损害,这些损害可能会持续数十年。

(二)术语表达

大多数关于继发性认知功能损害的研究主要集中在化疗相关的神经损害,故以往有化疗脑的称谓。事实上,手术、放疗、靶向治疗也可能导致继发性认知功能损害。

中医认为CRCI相当于中医"健忘""痴呆"等范畴。

(三)流行病学

成人CRCI的危险因素包括认知储备、年龄、遗传因素和种族;儿童的危险因素包括遗传因素、女性、年龄、化疗剂量等。成人非中枢神经系统实体肿瘤幸存者中,有高达70%的比例存在包括记忆、执行功能、注意力和处理速度变化等认知受损症状。通过正式神经心理学测试,可发现约30%的比例存在认知受损。根据不同的报道,客观认知损害的发生率因肿瘤类型、接受的治疗、治疗时间、进行的神经心理学测试以及所用损伤的定义而不同,在治疗结束后CRCI仍可持续存在数月或数年。

由于乳腺癌发病率高,但疗效佳,患者生存时间长,回归社会率高,所以乳腺癌患者成为研究CRCI发生、发展,诊断以及治疗等的理想对象。有22%比例的Ⅰ~Ⅲ期乳腺癌患者,在辅助治疗前的认知能力评分,即已低于0期患者和健康对照组。一项纳入了581例乳腺癌患者和364例健康对照的大型前瞻性纵向全国性研究表明,和对照组相比,有高达45.2%的患者在化疗后发生认知功能障碍,表现在焦虑、抑郁加重和认知能力下降。关于接受化疗的幸存者发生认知障碍的神经基础,已得到神经影像学研究的支持。有研究表明,接受化疗的女性与未接受化疗的女性相比,其大脑的部分结构和相应功能发生了若干变化,这些变化有时可持续十余年。此外,对癌症患者进行认知评估的最大纵向前瞻性临床研究发现,在诊断后不久和化疗前,43%的结直肠癌患者有认知损害,而非癌症对照组为15%;46%的幸存者在12个月后报告了认知损害,而对照组为13%。受影响最大的认知领域包括注意力、工作记忆、言语记忆和处理速度。虽然与化疗相关的神经心理学表现没有差异,但接受化疗的患者首次化疗后6个月时的认知症状发生率显著高于未接受化疗的患者。2018年发表的一项前瞻性研究评估了辅助化疗对局部结直肠癌患者认知能力的影响,发现与未接受化疗相比,接受化疗组在12个月后执行功能明显下降。

(四)病因与病理生理

癌症本身、化疗、放疗、分子靶向治疗、内分泌治疗等全身抗肿瘤治疗均可能导致非中枢神经系统肿瘤患者发生CRCI。

CRCI的病理生理机制,目前有多种假设和学说,其中部分假设已经得到较好的验证。

炎症是CRCI发展过程中研究最广泛的机制,化疗后,可上调NF-κB等多种促炎细胞因子,下调多种抗炎细胞因子,在体内引起炎症并影响大脑。

抗肿瘤药物可能通过对神经元和其他细胞的直接毒性作用,损害大脑的代谢和细胞功能。尽管神经元细胞相对稳定,化疗难以导致脑细胞死亡,但化疗诱导的损伤阻碍了脑细胞的代谢功能和能量利用,从而影响认知功能。

HPA 轴在学习和记忆中起着不可或缺的作用,癌症和癌症治疗引起的慢性应激可能导致幸存者体内多种激素失平衡,进而抑制 HPA 轴,干扰海马区域的神经功能,从而影响认知。

某些基因的多态性也参与了 CRCI 发生。载脂蛋白 E(ApoE)在脂质代谢中发挥重要作用,亦或与阿尔茨海默病发生有关。

儿茶酚 -O- 甲基转移酶(COMT)催化儿茶酚胺神经递质(如多巴胺、肾上腺素和去甲肾上腺素)在前额皮质和边缘系统的甲基化。以缬氨酸(Val 或 G)和蛋氨酸(Met 或 A)替代物为代表的 COMT 的多态性与非癌症患者的认知功能和多巴胺水平高度相关,COMT(rs165599)基因多态性导致乳腺癌患者化疗诱导的认知障碍。

（五）诊断

关于 CRCI 的诊断,美国癌症学会将其定义为思考困难,注意力难以集中,记不住细节,难以同时处理多件事情,想不起常用词语以及做事效率低。

大多数癌症幸存者在接受化疗时可有一定 CRCI 症状,治疗结束后随着时间的推移逐渐改善。然而,至少 1/3 的幸存者表现为持续的 CRCI 症状,这些症状通常与疲劳、抑郁和焦虑,以及生活质量下降有关。认知损害的发生率因肿瘤类型、接受的治疗、治疗时间、进行的神经心理学测试以及所用损伤的定义而不同。受影响最大的认知领域包括注意力、工作记忆、言语记忆和处理速度。CRCI 常见有以下表现:

1. 记忆力损害记忆减弱、遗忘、记忆错误或混淆、记忆歪曲等,新近识记的材料或远事遗忘等。

2. 语言能力下降语言发音或语言表达能力异常,甚至对语言的理解或使用有困难,难以清楚地表达自己的想法,影响与他人沟通。

3. 注意力障碍在工作或娱乐中很难保持注意力,经常走神,冲动控制能力差,耐心差,不能等待,对挫折的耐受能力低,在日常活动中健忘、逃避,不喜欢或不情愿参加需要持久保持注意力的工作或活动等。

4. 执行功能下降难以根据计划进行工作,难以根据规则进行自我调整,难以统筹安排多件事情等,影响社交能力和生活质量。

（六）康复评定

肿瘤认知功能损害的评价方式主要有 3 种:主观评估、客观评估和神经影像学评估。

1. 主观评估　目前研究中常用的主观评估方法有癌症患者功能评估——认知功能量表(functional assessment of cancer therapy-cognitive function,FACT-Cog)和生活质量问卷(european organization for research and treatment of cancer quality of life questionnaire,EORTC-QLQ)中的认知功能分量表。主观评价的认知功能结果多与患者的自我感受、生活质量相关,耗时少、实用性强。

2. 客观评估　神经心理学测试是客观评价常用的评估方法,主要包括简易智能状态检查量表(mini mental state examination,MMSE)、蒙特利尔认知评估量表(Montreal Cognitive Assessment,MOCA)、威斯康星卡片分类测验(Wisconsin card sorting test,WCST)、韦氏记忆量表(Wechsler memory scale,WMS)、韦氏智力量表(Wechsler intelligence scale,WIS)、连线测验(trail making test,TMT)、Stroop 色词测验(Stroop color-word test,CWT)、画钟试验(clock drawing task,CDT)等,主要客观评价患者此刻的认知功能情况。国际认知及肿瘤顾问委员

会（ICCTF）在 2011 年指出，客观评价仍然是评估认知功能的"金标准"。客观评价对评估对象的要求较高且费工耗时。

3. 神经影像学评估　神经影像学检查包括磁共振检查、脑电图、正电子发射体层成像（PET）以及弥散张量成像（diffusion tensor imaging, DTI）等。

（七）康复治疗

认知康复旨在缓解或减轻认知功能损害、减轻症状及延缓症状的进展、改善与提高患者肢体功能与日常生活能力，应重视各种认知功能损害的临床表现，及时检查、诊断和治疗。

1. 物理因子治疗

（1）神经反馈治疗：神经反馈治疗是借助于脑电生物反馈治疗仪记录大脑皮层各区的脑电活动节律，针对特定的脑电活动进行训练，选择性强化某一频段的脑电波，以达到预期治疗目的。来自肿瘤患者人群研究显示，神经反馈治疗能改善患者主观认知功能。

（2）经颅磁刺激技术（transcranial magnetic stimulation, TMS）：TMS 是通过线圈产生高通量磁场，磁场穿过颅骨可刺激神经结构，高频（>1Hz）主要起兴奋作用，低频（≤1Hz）则是起抑制作用。重复刺激的经颅磁刺激（rTMS）主要通过改变它的刺激频率而分别达到兴奋或抑制局部大脑皮质功能的目的，从而具有改善睡眠障碍、焦虑障碍、抑郁症、提高记忆力、改善认知功能等疗效，rTMS 已被 FDA 批准用于治疗抑郁症，在脊髓损伤、帕金森病（PD）、癫痫、脑卒中后康复、外周神经康复、神经性疼痛等康复治疗中亦有不错的效果。2019 年发表的一篇系统综述认为，rTMS 能显著改善轻中度阿尔茨海默病患者的认知能力，予多部位刺激和长期治疗对改善 AD 相关的认知能力有较好的效果。由此，对于治疗 CRCI，rTMS 亦可能具有一定效果，可以试用于临床。

2. 运动疗法　由于与认知功能障碍相关的炎症标志物的降低和脑源性神经营养因子和海马体积的增加，运动和物理治疗对 CRCI 的干预具有潜在的作用。瑜伽、太极和气功有着许多相似之处，将运动或姿势与呼吸技术及冥想结合起来，具有改善 CRCI 的作用。

三项旨在调查乳腺癌相关认知障碍的研究发现瑜伽具有潜在的益处。Galantino 等人报道了患者认知功能测试的改善趋势，以及瑜伽介入后认知功能的改善趋势。Vadiraja 和 Derry 的研究结果都显示了主观认知功能改善和瑜伽的剂量反应，参与瑜伽课程的患者炎症细胞因子水平降低，但并未发现与主观认知功能有关。

Reid-Arndt 等评估了为期 10 周的太极拳训练对女性癌症患者身心健康的影响，发现太极拳干预 1 个月后，患者认知功能的客观测试得到改善，太极拳可以改善身心健康。

一项涉及 81 名癌症患者的研究将患者分为气功组和对照组。为期 10 周的气功训练能显著改善认知功能、生活质量和 C 反应蛋白。

（八）预防及预后

目前，CRCI 的预防措施绝大多数源于阿尔茨海默病。体育锻炼可能有助于预防或改善CRCI，并提高生活质量；丰富的蔬菜、水果饮食有助于提高生活质量和认知功能，尤其是富含多酚的食物具有神经保护作用，能防止炎症反应、氧化应激及细胞死亡对认知功能的损害；此外，有效控制高血压患者的血压能减轻认知功能损害，并改善执行功能。

迄今，临床或分子领域都没有能早期诊断 CRCI 或预测其最后结局的方法。

（卓文磊）

二、化疗致周围神经病变康复

（一）定义

由某些具有神经毒性的化疗药物引起的周围神经损伤或功能障碍称为化疗致周围神经病变（Chemotherapy-induced peripheral neuropathy，CIPN）。临床上表现为感觉、运动和自主神经功能的缺陷，由于周围神经轴突较长，这些功能病变以戴手套和袜子覆盖区域形式分布。

（二）流行病学

引起周围感觉和运动神经元损伤的抗肿瘤药物主要有六类，是临床上 CIPN 的主要原因，包括铂类（尤其是奥沙利铂和顺铂）、长春碱（尤其是长春新碱和长春花碱）、环氧丙烷（伊沙贝隆）、紫杉醇（紫杉醇、多西他赛）、蛋白酶体抑制剂（博替佐米）和免疫调节药物（沙利度胺）。此外，各种先前存在的神经损伤，例如糖尿病患者，都可能增加发生 CIPN 的风险。

CIPN 是一种很常见的并发症，由于缺乏标准化的测量和报告机制，CIPN 的发生率相对未知。不同药物的 CIPN 患病率各不相同，报告的发病率从 19% 到 85% 不等。据估计，单药化疗导致严重 CIPN 的发生率为 3%~7%，多药化疗导致严重 CIPN 的发生率超过 38%。一篇 Meta 分析综合了包括紫杉醇、顺铂、奥沙利铂、长春新碱或沙利度胺（单独或联合）等化疗方案的多项研究后，指出在停止化疗后的第 1 个月、3 个月和 6 个月内，分别有 68.1%、60% 和 30% 的患者观察到 CIPN 发生。化疗导致周围神经损害呈剂量累积性，可在化疗早期或化疗持续一段时间之后发生，持续至化疗停药或疗程结束后 1~3 个月内自行缓解，亦可能长期存在甚至持续终生。

（三）病因与病理生理

CIPN 发生机制复杂，目前认为和神经胶质细胞活化、神经细胞脱髓鞘、线粒体损伤、氧化应激反应增加、离子通道改变、细胞修复系统改变、感觉神经元氧化性 DNA 损伤、炎症因子等多种机制有关，具体到不同的化疗药物，又分别有其侧重点。

紫杉醇类药物：紫杉醇类药物引起 CIPN 主要体现在感觉异常上，麻木或疼痛感。机制为抑制微管蛋白解聚，干扰以微管为基础的轴突运输，从而损害神经传导功能。紫杉醇还可直接损伤感觉神经元，诱导背根神经节卫星细胞形态和生化改变，周围神经系统巨噬细胞增生/肥大，脊髓内小胶质细胞和星形细胞活化增强等。此外，紫杉醇类激活多种神经胶质细胞和周围巨噬细胞后，这些活化的细胞分泌 TNF-α、IL-1β、IL-6 和 IL-8 等大量炎性介质，激活疼痛受体，引起神经损伤后异常疼痛和痛觉过敏。

铂类化疗药物：背根神经元是铂化合物沉积的主要结构，从而产生神经毒性。铂类药物能导致神经细胞内 DNA 交联，改变 DNA 的三级结构，阻止 DNA 复制，影响轴突胞质转运能力和神经传导，亦能通过氧化应激、与线粒体 DNA 形成化合物、触发线粒体钙释放、细胞色素 C 途径的释放、Fas 受体激活或 p53、p38 和 erk1/2 的活性增加等机制，损伤线粒体，影响神经细胞能量供应并引起神经损伤。铂类药物引起 CIPN 具有较明显的剂量依赖性。其中顺铂累积剂量达 $300\sim450mg/m^2$ 时或奥沙利铂累积剂量达 $200mg/m^2$ 时易出现 CIPN 临床症状。铂类停止应用后，仍可能出现 CIPN 恶化，这种现象被称为"顺坡下滑现象"（Coasting Phenomenon）。亦可能引起"勒米特综合征"（Lhermitte's syndrome），即从颈部到四肢出现的触电感觉伴随颈部弯曲。相比顺铂或奥沙利铂，卡铂的神经毒性要小很多。

长春新碱类药物：长春碱类能结合微管蛋白，导致抑制微管聚合，从而影响神经轴突功能。长春新碱类药物引起的 CIPN 多发生在用药后 6~8 周，停药后症状可逐渐消失。常表现为对称性的感觉异常、远端感觉减弱、肌肉痉挛和轻度远端肌力减弱。

（四）诊断

1. 临床诊断

（1）确定是否接受过具有神经毒性药物的化疗：紫杉烷，铂类药物，长春花碱生物碱、沙利度胺和硼替佐米均有较高的诱导 CIPN 的可能性。其他一些药物如环磷酰胺或氨甲蝶呤，诱发 CIPN 可能性很低。

（2）关注化疗药物的给药途径：CIPN 的发生与某些化疗药物的特殊给药途径相关。如氨甲蝶呤很少与神经毒性有关，除非在鞘内给药。硼替佐米皮下给药神经毒性降低。

（3）确定是否接受了与 CIPN 发生相对应的药物剂量：CIPN 的症状通常开始于治疗的前两个月，在化疗过程中逐渐加重，治疗结束后很快稳定。虽然大多数 CIPN 以剂量依赖的方式发生，但可能存在其他药物特异性特征，如紫杉醇和奥沙利铂常表现为急性神经毒性，顺铂则在停药后神经病变加重。

2. 分类　CIPN 可分为急性神经病变和慢性神经病变。其中，急性神经病变往往和奥沙利铂或紫杉醇相关。奥沙利铂导致的急性神经病变可能导致咽喉不适和喉部痉挛，受凉可诱发或加剧。紫杉醇导致的急性神经病变则为持续 1~3d 急性疼痛综合征，表现为关节病或非病理性肌肉疼痛。

慢性神经病变常发生于多次化疗后，可持续到化疗完成后数周或数年，甚至不再消失。部分患者在接受紫杉醇或硼替佐米或沙利度胺后 10 年或更长时间内仍然患有 CIPN。慢性神经病变常表现为对称的以感觉异常为主的外周神经病变，常有感觉异常（包括烧灼感、痒感和尖锐痛感）、麻木和平衡感减弱，偶尔呈运动神经症状、交感神经受累和脑神经症状表现。

引起周围神经病变的化疗药物及特点见表 3-3-1。

表 3-3-1　引起周围神经病变的化疗药物

CIPN 机制	药或化合物	急性神经症状	慢性神经病变类型
核和线粒体 DNA 损伤	顺铂		感觉神经病变 / 神经元病变 共济失调
	卡铂		感觉神经病变
	奥沙利铂	寒冷诱发的感觉迟钝（手/脸） 肌肉抽搐	感觉神经
不稳定的微管聚合物	长春花碱 长春新碱	味觉障碍	感觉运动神经病变
	艾瑞布林		脱髓鞘 感觉运动神经病变
稳定的微管聚合物	多西他赛		感觉神经病变视神经病变（罕见）
	紫杉醇	疼痛	综合征（肌痛）感觉神经痛
	白蛋白结合型紫杉醇		感觉运动神经病变
	伊莎匹隆		感觉神经病变

（五）康复评定

化疗诱导的周围神经毒性（CIPN）是癌症治疗的主要毒性，会导致剂量减少和过早停止治疗，以及影响患者的功能和生活质量。开发准确、灵敏的 CIPN 评估工具对于治疗期间的临床监测、长期结果的随访和临床试验中毒性的测量至关重要。PARK 教授团队从数据库中搜索到与 CIPN 评估相关的原始文献 3 311 篇，最终从中确认 50 篇用于评估体系分析。在纳入分析的 50 个研究中提到 41 个独立的 CIPN 评估工具，可以分为四个类别：包括有 6 种常见的临床毒性评分标准，8 种神经学综合评分标准，17 种患者自报告结果（Patient-reported outcomes，PRO）评分标准和 10 种疼痛评分标准，以下内容来自 PARK 教授团队的分享。

1. 常见的临床毒性评分标准　包括 NCI CTCAE5.0 版，ECOG 评分，WHO 神经毒性评分。

2. 综合评分标准　整体神经病变评分（Total Neuropathy Score，TNS）包括运动、感觉、自主体征和症状的评估。但是 TNS 评分系统评分过程耗时并且需要专门的设备［振动仪和神经传导研究（nerve conduction studies，NCS）］。因此，经过多年后，目前应用的是修改和简化的版本：TNS 降低版本（TNS reduced version，TNSr）和 TNS 临床版本（TNS clinical version，TNSc），前者省略了振动器评估，后者删除了神经传导研究。

3. 患者自报告结果（Patient-reported outcomes，PROs）　针对 CIPN 的患者自报告表很多，确定的 CIPN 特异性工具有 16 种。其中，最常用的是欧洲癌症研究和治疗组织（European Organization Research and Treatment of Cancer，EORTC）化疗所致周围神经病变问卷 CIPN20 和癌症治疗/妇科癌症组的功能评估神经毒性问卷（Functional Assessment of Cancer Therapy/Gynecological Cancer Group，FACT/GOG NTX）。前者包括对 7d 内的 20 个与 CIPN 相关的症状和功能限制项目评分。后者被认为是一个可靠和有效的评估神经病变工具，特别是应用紫杉、铂类化疗患者。

治疗性神经病评估量表（TNAS）在奥沙利铂或硼替佐米治疗患者的横断面和纵向队列中均得到验证。TNAS 包含 13 个项目，每个项目按照过去 24h 的状况评分从 0 到 10 分不等，完成时间不到 2min。TNAS 解决了评估行走、平衡、抓取以及寒冷、麻木、灼烧、痉挛、发麻、肿胀和不适症状的困难。它显示了良好的可靠性、有效性和响应性。然而，需要进一步细化，可能需要添加一个处理疼痛的条目。通过定性访谈，目前已经改版到 TNAS 3.0 版。

与 CTCAE 相对应的患者自评报告表（PRO-CTCAE）是被设计为 124 项 PRO 评估用以支持医生 CTCAE 报告中的相应结果，并在 2015 年得到确认。

神经病筛查问题（Neuropathy Screening Question，NSQ）被纳入 Carevive Planning System（CPS）癌症护理规划系统，这是一个监测患者报告的癌症相关症状和结果的电子平台。患者首先报告可回忆的 7d 内手或脚麻木或刺痛的存在或不存在。

4. 疼痛评分　CIPN 具有较高的疼痛发生率归因于评估中收集的疼痛数据，同时也表明评估神经性疼痛是 CIPN 的必要发展。但是患者自评报告与神经系统功能障碍检查之间存在部分脱节，在选择合适的 CIPN 预后指标时必须考虑患者自评报告应与临床分级的神经学评估工具相结合，以提供毒性的总体情况。在轻度疼痛患者中，神经病理性疼痛评估量表（Douleur Neuropathique 4，DN4）更有效，而利兹神经病理性症状和体症疼痛评分（Leeds Assessment of Neuropathic Symptoms and Signs，L-ANSS）更适合评估间歇性或严重疼痛。Pain DETECT 可以排除神经性疼痛，但非常不敏感。然而，这些工具通常并没有在 CIPN 患者设置中被专门使用。

纵观现有的 CIPN 评估工具，患者自评结果占有相当比例。有重要的证据表明，CIPN 的患病率来自患者自评报告者远多于基于临床的评估，并且患者自评结果比基于临床的工具更早地发现功能障碍。关于最佳可用 CIPN 评估的共识仍然是一个未被满足的需求。对现有 CIPN 评估工具的调查显示,PNQ 是整体评估和患者自评报告结果评估中应用最多的,而 TNSc 是门诊医生中应用最多。仍然需要就现有的最佳工具达成一致意见,并需要在现有的工具基础上完善以提高其效用。

(六)药物治疗

1. 西药治疗 目前仍无任何一种药物对 CINP 有明确疗效,也不推荐因 CINP 而减少或停止化疗。然而,如果患者治疗期间发生了明显的神经病变,则可以考虑停用诱因药物或降低剂量。

针对 CIPN 常用的治疗药物包括抗惊厥药物、抗抑郁药物、膜稳定剂、阿片类药物和非阿片类药物。如阿米替林,加巴喷丁和普瑞巴林等。乙酰左旋肉碱、氨磷汀、天麻素、黄芪桂枝五物汤、细辛、四氢帕马丁、神经妥乐平、各种维生素、矿物质、草药等药物也被用于治疗 CIPN。美国国家癌症研究所(national cancer institute, NCI)资助了 15 项临床试验,只有杜洛西汀被证明有助于缓解 CIPN 的神经性疼痛。另一项纳入 20 项 RCT、合计 1 552 例患者的 Meta 分析结果显示,氨磷汀(剂量范围:400~910mg/m^2)能有效减少严重 CIPN 发生率,较对照组减少 53%。氨磷汀能有效降低顺铂或奥沙利铂致 CIPN 总发生率,分别减少 24% 及 63%,但对紫杉醇致 CIPN 总发生率没有影响,提示氨磷汀在预防铂类引起的 CIPN 方面具有优势。但是,由于缺乏证据级别高的大型随机对照研究的数据,至今 FDA 尚未批准任何明确的预防和治疗方法或药物。

2. 中药治疗

(1)热毒入络证——犀角地黄汤加减;

(2)湿热阻络证——四妙散合柴葛解肌汤加减;

(3)寒湿痹阻证——乌头汤合防己黄芪汤加减;

(4)肺脾气虚证——补中益气汤加减;

(5)肾气不足证——金匮肾气丸加减。

(七)康复治疗

针灸疗法

(1)针刺:根据病情辨证循经取穴或局部取穴。如肩背痛可选肩髃、肩髎、肩前或阿是穴等。

(2)灸法:根据病情辨证采用温针灸、直接灸或间接灸法等,也可采用多功能艾灸仪治疗。

(八)预防与预后

1. 预防 目前没有针对 CIPN 的预防性治疗方法,亦无可用的基因检测来帮助预测CIPN,预防策略必须建立在既要明确细胞毒性和神经毒性的机制差别,还要明确神经类细胞特性(如神经元生长因子受体敏感性)的基础上。由于许多因素会影响 CIPN 易感性,建议确定特定患者的风险因素,以便为每位患者制定个性化化疗策略。

一级预防:针对特定体质人群,在保证疗效的前提下,减量应用有明确神经毒性的药物,预防性应用 Vit E、镁、钙及营养神经药物;

二级预防:定期监测神经功能;

三级预防:对症营养神经治疗,防止并发症产生。

2. 预后 化疗药物对神经系统的后期影响主要是 CIPN 的残留,其中大部分以慢性疼痛综合征的形式存在。虽然 CIPN 常在化疗结束后缓解,但约 30% 的患者会持续性存在。

部分接受紫杉类化疗的乳腺癌患者出现周围神经病变,两年后仍有超过 40% 的患者存在手脚麻木和刺痛症状,10% 的患者症状较为严重,影响其生活质量。

(隋 红 陈 素 丰 雪)

第四节　其他系统损伤康复

一、化疗致肾功能损伤康复

(一)定义与术语

药物性肾损害(drug-induced kidney injury,DIKI)是指由药物所致的各种肾脏损害的一类疾病,主要表现为肾毒性反应及过敏反应。化疗致肾损伤(chemotherapy-induced kidney injury,CIKI)是指由抗肿瘤药物导致的新发肾损害或者在原有肾损害基础上出现的肾损害加重。不同抗肿瘤药物所致肾功能损伤具有不同的临床特征和病理表现。

(二)流行病学

DIKI 是急性肾损伤(acute kidney injury,AKI)的重要原因之一,中国一项 10 年内住院患者 AKI 调查结果显示,39.6% 的 AKI 与药物应用有关,是住院患者 AKI 的第一原因。一项临床研究显示:最常导致 DIKI 的药物为非甾体类抗炎药(nonsteroidal antiinflammatory drugs,NSAIDs)(25.1%),其次为抗肿瘤药(18.0%)、抗生素(17.5%)、造影剂(5.7%)。DIKI 发生率随年龄增长而增加。

(三)病因与病理生理

1. 常见的致肾损伤的抗肿瘤药物

(1)顺铂:顺铂的抗肿瘤效率高,但同时具有剂量依赖性的肾毒性等,主要表现为氮质血症、多尿症和肾功能衰竭,以肾小球与肾小管均受损为特征。

(2)异环磷酰胺:异环磷酰胺肾毒性包括近曲小管损伤和出血性膀胱炎,临床上可出现 Fanconi 综合征、肾性尿崩症、血尿,少数情况下可引起 AKI。

(3)氨甲蝶呤:氨甲蝶呤及其代谢产物 7- 氢氨甲蝶呤在肾内管道,尤其是肾小管阻塞是引起肾损伤的主要因素。另外,MTX 也可引起直接的肾小球和肾小管细胞毒性。

(4)丝裂霉素:丝裂霉素的肾脏毒性主要表现为两种形式:①不伴有微血管病性溶血性贫血(Microangiopathic hemolytic anemia,MHA);②伴有 MHA 的溶血性尿毒症性综合征,占半数以上。

(5)吉西他滨:吉西他滨可引起溶血性尿毒综合征。

2. 药物可以通过一种或多种机制导致肾损害

(1)直接肾毒性:药物本身或其代谢产物经肾脏排出时产生的直接毒性作用是药物导致肾损害的最主要机制。该损害最易发生于代谢活跃且药物易蓄积的肾小管处,通过损害细胞膜,改变膜的通透性和离子传输功能,或破坏胞质线粒体、抑制酶活性,损害溶酶体和蛋白的合成,导致肾小管上皮细胞坏死,损害程度与药物的剂量和疗程有关。

(2)血流动力学影响:药物可以通过引起全身血容量降低或作用于肾血管而导致肾脏血流量减少、肾小球滤过率降低,造成肾脏损害。例如,吉西他滨、顺铂、博来霉素等通过引发肾血管内皮细胞损伤和凋亡而损伤血管。

75

（3）梗阻性病变：药物或其代谢产物和病理作用产物可能导致肾内梗阻性病变，造成肾损害。例如，氨甲蝶呤（methotrexate，MTX）会在肾小管内析出结晶阻塞致肾病变，异环磷酰胺影响肾小球滤过率或因其结晶堵塞远端肾单位，造成肾内梗阻病变。

（4）免疫炎症反应：药物可作为半抗原，进入机体后可能引发超敏反应；也可形成抗原 - 抗体复合物沉积于肾小球基底膜及血管，引起肾小球肾炎、间质性肾炎、膜性肾病，导致肾损害。此类损害与药物剂量无关。

（5）代谢紊乱：抗肿瘤药物可引起的肿瘤细胞溶解综合征致尿酸和血钙水平增加等可能导致肾损害。如顺铂、卡铂等抗肿瘤药物可蓄积在近端肾小管引起肾损伤，常伴低钾和低镁血症。

（四）诊断

1. 临床诊断标准　药物性肾损害的临床表现与实验室检查都无特异性，特别是部分患者呈少尿性肾损害，给诊断带来困难。诊断主要依据有产生药物性肾损害的药物使用史及相应的肾脏受损表现，包括尿检查异常、肾功能减退、肾脏影像学异常和肾脏病理学异常；停药后肾损害好转；排除其他导致肾损害的原因。内生肌酐清除率、血清半胱氨酸蛋白酶抑制剂 C 以及某些代表肾脏受损的基因学或蛋白组学标志物如尿 N- 乙酰基 -β-D- 氨基葡糖苷酶、肾脏损伤分子 -1 等异常可以帮助更早地判断药物性肾损害。肾组织活检结果可明确诊断并与其他肾脏疾病相区别，是判断 DIKI 患者预后及决定治疗策略的有用手段。

2. 临床分型

（1）急性肾损伤：改善全球肾脏病预后组织（kidney disease：improving global outcomes，KDIGO）指南定义的 AKI 标准是：48h 内血肌酐（Scr）增高≥26.5μmol/L；或 Scr 增高至≥基础值的 1.5 倍，且明确或经推断其发生在之前 7d 之内；或持续 6h 尿量<0.5ml/（kg·h），分期标准见表 3-4-1。

表 3-4-1　急性肾损伤分期

分期	血清肌酐	尿量
Ⅰ期	基线值的 1.5~1.9 倍或增加≥26.5μmol /L	<0.5ml/（kg·h）持续 6~12h
Ⅱ期	基线值的 2.0~2.9 倍	<0.5ml/（kg·h）≥12 h
Ⅲ期	基线值的 3.0 倍；或血肌酐值增至≥353.6μmol /L；或开始肾脏替代治疗；或<18 岁的患者，估算肾小球滤过率（eGFR）下降至<35ml/（min·1.73 m²）	<0.3ml/（kg·h）≥24h；或无尿≥12h

1）急性肾小管坏死（acute tubular necrosis，ATN）：药物可通过直接肾毒性引起 ATN，病理上以近曲小管损害（坏死及凋亡）和间质水肿为主。临床表现为少尿型或无尿型，实验室检查显示血肌酐和尿素氮迅速升高、肌酐清除率下降、尿比重和尿渗透压下降，可伴有代谢性酸中毒及电解质紊乱。

2）急性间质性肾炎（acute interstitial nephritis，AIN）：药物可通过免疫反应引起 AIN，病理表现为肾间质广泛淋巴 - 单核细胞浸润，也可有嗜酸性粒细胞和嗜碱性粒细胞浸润，临床表现为：①全身过敏反应，主要为药物热、药疹、血嗜酸性粒细胞增多、淋巴结肿大等；②肾脏表现，出现不同程度的蛋白尿、血尿、白细胞尿、嗜酸细胞尿，若近曲小管受损还可出现尿糖、肾小管性蛋白尿、肾功能减退直至肾衰竭。

3）急性肾炎综合征 / 肾病综合征：主要累及肾小球,病理表现为微小病变肾病、局灶性节段性肾小球硬化、膜性肾病或急进型肾小球肾炎,临床表现呈蛋白尿、血尿、血压升高和水肿,长病程中可发展至慢性肾衰竭（chronic renal failure, CRF）。

4）急性梗阻性肾病：药物可通过引起肾小球滤过率降低而造成肾前性急性肾衰竭（acute renal failure, ARF）、阻塞肾小管,造成梗阻性 ARF,致使突然发生无尿及血尿素氮迅速升高,一旦梗阻解除,尿量增多,血尿素氮可降至正常。

（2）慢性肾损伤：慢性肾损伤诊断标准为：肾小球滤过率小于 60ml/(min·1.73m²),持续 3 个月以上,或出现肾损伤标志（一项或以上）>3 个月,包括：①蛋白尿；②尿沉渣异常；③肾小管病变引起的电解质紊乱和其他异常；④肾脏病理异常；⑤影像学示肾脏结构异常；⑥肾移植病史。

病理表现为间质纤维化、肾小管萎缩和局灶性淋巴 - 单核细胞浸润,严重者可伴有局灶性或完全性肾小球硬化。CRF 的临床表现常缺乏特异性,往往在实验室检查时才被发现,其中 30% 左右为肾乳头坏死。

（五）康复评定

肾功能损伤分级见表 3-4-2。

表 3-4-2　肾功能损伤分级

CTCAE.V4.02 分级	I	II	III	IV	V
急性肾损伤	肌酐水平增加大于 0.3mg/dl；或者超过基线的 1.5~2.0 倍	肌酐超出基线 2~3 倍	肌酐超出基线 3 倍或大于 4.0mg/dl；需要住院治疗	危及生命；需要透析治疗	死亡
慢性肾损伤	肾小球滤过率或肌酐清除率小于 60ml/(min·1.73m²),蛋白尿 2+；尿蛋白定量大于 0.5	肾小球滤过率或者肌酐清除率 59~30ml/(min·1.73m²)	肾小球滤过率或者肌酐清除率 29~15ml/(min·1.73m²)	肾小球滤过率或者肌酐清除率小于 15ml/(min·1.73m²)；需要透析或移植肾脏	死亡

（六）药物治疗

1. 基本原则　一旦发现药物性肾损害即应立即停药并积极治疗并发症,同时给予支持治疗,包括充分补充液体、纠正电解质和酸碱失衡、血流动力学支持、有效控制感染等,防止呼吸衰竭和急性心功能衰竭,这是有效降低 DIKI 患者病死率的关键。

2. 治疗药物及使用　糖皮质激素适用于治疗 AIN,可迅速缓解全身过敏症状并加快肾功能恢复、防止间质纤维化,在有明显肾功能减退或肾活组织检查显示间质浸润较严重、或有肉芽肿形成等情况时均应及早使用。还原型谷胱甘肽具有解毒、抗氧化、保护肾小管上皮细胞作用,适用于治疗急性肾小管坏死,成人用药剂量为首剂 1 500mg/m²,以后每天肌注 600mg。氨磷汀可结合烷化剂及铂类化合物的活化代谢产物,清除氧自由基,从而减轻肾毒性,推荐剂量为 500~600mg/(m²·d)。美司钠作为细胞保护剂,能够有效地预防 IFO 和 CTX 的泌尿系统毒性,降低出血性膀胱炎的发生率。一般推荐用法为：美斯钠剂量为 IFO 或

CTX 单次用量的 20%，化疗药物应用前及用药后 4h、8h 共 3 次应用。碱化尿液可增加尿蛋白及尿酸盐的溶解、有利于肾脏阻塞的缓解，适用于治疗有氨甲蝶呤结晶沉积及阻塞肾脏者。

3. 中药治疗

（1）脾肾气虚证——异功散加减；

（2）肺肾气虚证——益气补肾汤加减；

（3）气阴两虚证——参芪地黄汤加减；

（4）脾肾阳虚证——附子理中丸或济生肾气丸加减；

（5）肝肾阴虚证——杞菊地黄丸加减；

（6）水湿证——五皮饮加减；

（7）湿热证——龙胆泻肝汤加减；

（8）血瘀证——血府逐瘀汤加减；

（9）湿浊证——胃苓汤加减。

（七）康复治疗

1. 肾脏替代治疗　严重的 ARF 和 CRF 应进行肾脏替代治疗（renal replace treatment, RRT）。KDIGO 指南指出，当患者出现危及生命的水、电解质及酸碱平衡紊乱时，应紧急开始 RRT。连续性肾脏替代治疗（continuous renal replacement therapy, CRRT）和间断性血液透析（intermittent hemodialysis, IHD）均可以作为 DIKI 患者的补充治疗手段，一般而言，对于单纯 DIKI 患者可选择 IHD 或腹膜透析；而对于重症 DIKI 患者推荐选择 CRRT。KDIGO 指南指出，对于血流动力学不稳定、伴有颅内压升高或弥漫性脑水肿的 DIKI 患者，建议使用 CRRT。

2. 针灸治疗

（1）针刺：取水分、气海、三焦俞、三阴交四穴针刺，每日 1 次，10 日为一疗程。

（2）灸法：选穴，中脘、关元、气海；足三里、涌泉；肾俞、命门。每次 2~3 个穴位，15min，局部发热为止每天一次，一周一疗程。

（隋　红　李加桩　赵欣华）

二、化疗致心脏功能损伤康复

（一）定义与术语

化疗药物致心脏毒性（chemotherapy drugs-induced cardiotoxicity, CDIC）是指接受某些抗肿瘤药物治疗的患者，由于药物对心肌和 / 或心电传导系统毒性作用引起的心脏病变，包括心律失常、心脏收缩 / 舒张功能异常甚至心肌肥厚或心脏扩大等。

（二）流行病学

近年来，随着肿瘤患者生存期的延长，抗肿瘤治疗相关的并发症发病率和死亡率均有所增加，心血管疾病在肿瘤生存者中的发病率和死亡率位居第二位，仅次于肿瘤复发。一项有关乳腺癌患者的综合分析发现，乳腺癌患者 10 年后因心脏疾病所致死亡的风险，甚至超过其原发病或复发导致的死亡。化疗所致亚临床心脏毒性的发病率为临床心脏毒性的 3 倍，更应得到关注。有关儿童肿瘤患者的研究发现，在肿瘤诊断 15~25 年后，儿童肿瘤患者的心脏死亡发生风险为正常人的 8.2 倍，充血性心力衰竭的发生风险增加 15 倍，心血管疾病的发生风险增加 10 倍，脑卒中的发生风险增加 9 倍。

（三）病因与病理生理

蒽环类药物所致心脏毒性的机制，目前考虑与其铁螯合物的形成有关，可以催化自由基的形成,进而干扰心肌细胞内的线粒体功能,影响心肌细胞的收缩功能。此外,氧化应激还可导致脂质过氧化、心肌细胞空泡化及坏死。也有研究指出,蒽环类药物所致的心脏毒性与心肌细胞内的拓扑异构酶-Ⅱβ有关,其通过与 DNA 及拓扑异构酶-Ⅱβ结合导致细胞坏死。

5-氟尿嘧啶所致心脏毒性的机制也未明确,考虑与冠脉痉挛所致缺血、血管内皮损伤、对心肌细胞的直接损伤以及血栓等多种因素有关。

抗细胞微管药物如紫杉类和长春碱类,通过抑制微管蛋白的聚合或者解聚进而阻断肿瘤细胞分裂,同样可以影响正常细胞的有丝分裂。与蒽环类药物合用时,可以使心力衰竭的风险明显增加。

烷化剂类药物如环磷酰胺、异环磷酰胺和顺铂等,其所致心脏毒性的机制可能是由于其毒性代谢产物渗透导致的内皮细胞损伤,进而引起心肌细胞损伤、间质出血和水肿等。毛细血管内微血栓形成导致的缺血可以引起严重心脏毒性,内皮细胞损伤和间质水肿能够导致心脏电活动异常,进而引起左心功能下降。顺铂导致心脏毒性的机制考虑与内皮损伤、血管纤维化、血栓形成和血管痉挛等有关。

(四) 诊断

1. 临床诊断依据 化疗药物致心脏毒性的主要临床表现可为胸闷、心悸、呼吸困难、心电图异常、左心室射血分数(left ventricular ejection fractions, LVEF)下降以及心肌酶谱的变化,甚至导致致命性的心力衰竭,可以结合病史和临床表现,通过临床症状结合心电图、超声心动图以及放射性核素扫描等检查进行诊断(表 3-4-3)。

表 3-4-3 心脏毒性监测方法

方法	优点	缺点
心肌生物标志物	肌钙蛋白:特异性较高,能监测早期心脏毒性。脑钠肽(brain natriuretic peptide, BNP):判定心力衰竭及其严重程度的客观指标	关于临床价值的数据比较有限
心电图	经济、方便、无创性	特异性较低
超声心动图	评估 LVEF 的常用检查手段,具有经济、方便和无创特点,可用于计算心肌结构以及舒张功能	发现早期心脏毒性不敏感,并且受到诸多因素的影响
负荷超声心动图	可检测出静息状态下掩藏的心脏异常	非常规应用
放射性核素心室显像术	测量心脏射血分数方面更加准确,并能够克服操作者之间的误差,可评估局部室壁的运动和舒张功能	价格昂贵,需注射放射性示踪剂,且对心脏结构和心脏舒张功能评估方面作用有限,对于早期心脏毒性敏感性较差
磁共振成像(magnetic resonance imaging, MRI)	评估心腔体积以及小范围的瘢痕形成或炎症反应时准确度较高	价格昂贵限制应用
计算机 X 射线断层扫描(computed tomography, CT)	图像质量与 MRI 相似	高辐射剂量,应用受限
心内膜心肌活检	提供心肌毒性的组织学证据	有创伤;需专家操作并解释结果;只能检测小样本的心肌组织

心脏毒性的诊断标准为：① LVEF 降低的心肌病，表现为整体功能降低或室间隔运动明显降低；②充血性心功能不全的相关症状；③充血性心功能不全的相关体征，如第三心音奔马律、心动过速，或两者均有；④ LVEF 较基线降低至少 5% 至绝对值<55%，伴随充血性心功能不全的症状或体征；或 LVEF 降低至少 10% 至绝对值<55%，未伴有症状或体征。

此外，心脏毒性严重程度参见不良事件评定标准（CTC AE 4.02）和心内膜心肌活检评分等。

2. 致心脏损伤的抗肿瘤药物　常见引起心脏毒性的抗肿瘤化疗药物包括蒽环类、烷化剂（环磷酰胺、异环磷酰胺、顺铂等）、抗细胞微管（长春碱类、紫杉醇）药物以及抗代谢类（氟尿嘧啶、卡培他滨）药物等。联合化疗，联合靶向治疗可以增强抗肿瘤疗效，但是往往也会加重心脏毒性。

（五）康复评定

1. 临床分型

（1）急性：给药后几小时或几天内发生，常表现为心内传导紊乱和心律失常，极少数病例表现心包炎和急性左心衰竭；

（2）慢性：在化疗的 1 年内发生，表现为左心室功能障碍，最终可导致心力衰竭；

（3）迟发性：在化疗后数年发生，可表现心力衰竭、心肌病及心律失常等。

2. 分级　包括心功能分级和心脏不良事件评定。

（1）美国纽约心脏病协会将心功能分为四级：

Ⅰ级：体力活动不受限，日常活动不引起过度的乏力、呼吸困难或心悸，即心功能代偿期。

Ⅱ级：体力活动轻度受限。休息时无症状，日常活动即可引起乏力、心悸、呼吸困难或心绞痛，亦称Ⅰ度或轻度心力衰竭。

Ⅲ级：体力活动明显受限，休息时无症状，轻于日常的活动即可引起上述症状，亦称Ⅱ度或中度心力衰竭。

Ⅳ级：不能从事任何体力活动，休息时亦有充血性心力衰竭或心绞痛症状，任何体力活动后加重，亦称Ⅲ度或重度心力衰竭。

（2）心脏不良事件评定标准（NCI CTC AE 4.0）（表3-4-4）

表3-4-4　心脏不良事件评定标准（CTCAE4.0 版本）

不良反应	心脏 / 心血管病症				
	1级	2级	3级	4级	5级
急性冠脉综合征	–	有症状，进展性绞痛；心脏酶类正常；血流动力学稳定	有症状，不稳定性心绞痛伴 / 或急性心肌梗死，心脏酶学指标异常，血流动力学稳定	有症状，不稳定性心绞痛伴 / 或急性心肌梗死，心脏酶学异常，血流动力学不稳定	死亡

不良反应	心脏 / 心血管病症				
	1级	2级	3级	4级	5级
主动脉瓣疾病	无症状的瓣膜增厚，伴或不伴有轻度瓣膜反流或狭窄（影像学观察）	无症状；中度的瓣膜反流或狭窄（影像学观察）	有症状；重度瓣膜反流或狭窄（影像学观察）；需要治疗	危及生命；需要紧急治疗（例如：瓣膜置换，瓣膜成形术）	死亡
心脏停搏	周期性心脏停搏；非紧急医疗处理	–	–	危及生命；需要紧急治疗	死亡
心房颤动	无症状，不需治疗	非紧急的医疗处理	有症状，药物不能完全控制，或需要仪器（例如起搏器），或者消融控制	危及生命；需要紧急治疗	死亡
心房扑动	无症状，不需治疗	非紧急的医疗处理	有症状，药物不能控制，或需要仪器（例如起搏器），或者消融控制	危及生命；需要紧急治疗	死亡
完全性房室传导阻滞	–	非紧急的医疗处理	有症状，药物不能控制，或需要仪器（例如起搏器）控制	危及生命；需要紧急治疗	死亡
Ⅰ度房室传导阻滞	无症状，不需治疗	非紧急的医疗处理	–	–	–
心搏骤停	–	–	–	危及生命；需要紧急治疗	死亡
胸痛 - 心源 - 心脏性	轻度疼痛	中度疼痛；影响工具性日常生活活动	静息时疼痛；影响个人日常生活活动	–	–
传导障碍	轻度症状；无需治疗	中度症状	严重症状；需要治疗	危及生命；需要紧急治疗	死亡
缩窄性心包炎	–	–	有症状的心力衰竭或者其他的心脏症状，对治疗有反应	难治性心力衰竭或者其他难控制的心脏症状	死亡

不良反应	心脏 / 心血管病症				
	1级	2级	3级	4级	5级
心力衰竭	无症状，实验室检查（例如B型钠尿肽）或心脏影像学检查发现异常	轻度到中度活动或劳累时出现症状	静息状态下或最低程度活动或劳累时便出现严重症状；需要治疗	危及生命；需要紧急治疗（例如：连续静脉输液治疗或机械辅助血液循环）	死亡
左心室收缩功能不全	–	–	心脏射血分数降低引起相关的症状，对治疗有反应	射血分数降低引起的难治性或不易控制的心力衰竭；需要心室辅助装置，静脉注射升压药物治疗或心脏移植	死亡
二尖瓣疾病	无症状的瓣膜增厚，伴或不伴有轻度瓣膜反流或狭窄（影像学检查）	无症状；影像学显示中等程度的瓣膜反流或瓣膜狭窄	有症状；影像学显示重度的瓣膜反流或狭窄；症状通过治疗可以控制	危及生命；需要紧急治疗（例如：瓣膜置换，瓣膜成形术）	死亡
MobitzI/ Ⅱ型房室传导阻滞	无症状，无需治疗	有症状；需要治疗	有症状，药物不能完全控制，或者通过仪器可以控制（例如起搏器）	危及生命；需要紧急治疗	死亡
心肌梗死	–	无症状，心肌酶学最低程度异常，无局部缺血性ECG改变证据	严重症状；心肌酶学改变；血流动力学稳定；与出现心肌梗死诊断相一致的ECG改变	危及生命；血流动力学失衡	死亡
心肌炎	无症状，有实验室检查（例如：BNP或心脏影像学异常	轻度到中度活动或劳累时出现症状	静息状态下或最低程度活动或用力便出现严重症状；需要治疗	危及生命；需要紧急治疗（例如：持续静脉注射治疗或机械辅助血液循环）	死亡
心悸	轻度症状；无需治疗	需要治疗	–	–	–

续表

不良反应	心脏/心血管病症				
	1级	2级	3级	4级	5级
阵发性房性心动过速	无症状,无需治疗	有症状,需要治疗	需要静脉注射治疗	危及生命;治疗不能完全控制;需心脏电复律	死亡
心包积液	–	无症状,少量到中等量的心包积液	伴随生理功能异常的心包积液	危及生命;需要紧急治疗	死亡
心脏压塞	–	–	–	危及生命;需要紧急治疗	死亡
心包炎	无症状,ECG或体格检查(例如:摩擦音)所见心包炎症状	有症状的心包炎(例如:胸痛)	心包炎,伴生理学异常(如:伴心包缩窄)	危及生命;需要紧急治疗	死亡
肺动脉瓣疾病	无症状的瓣膜增厚,伴或不伴有轻度瓣膜反流或狭窄(影像学检查)	无症状;影像学检查显示中度瓣膜反流或狭窄	有症状;影像学显示重度瓣膜反流或狭窄;通过治疗可以控制症状	危及生命;需要紧急治疗(例如:瓣膜置换,瓣膜成形术)	死亡
限制性心肌病	–	–	存在心力衰竭的症状或其他心脏症状,医疗干预有效	难治性心力衰竭,或其他难控制的心脏症状	死亡
右心室功能不全	无症状,有实验室检查(例如:BNP)或心脏影像学异常	轻度到中度活动或劳累时出现症状	出现严重症状,伴随低氧血症,右心衰竭;需要吸氧	危及生命;需要紧急治疗(例如:心室辅助装置辅助);心脏移植	死亡
病窦综合征	无症状,无需治疗	非紧急医学干预	重症,医学上有显著意义;需要治疗	危及生命;需要紧急治疗	死亡
窦性心动过缓	无症状,无需治疗	有症状;需要治疗	重症,医学上有显著意义;需要治疗	危及生命;需要紧急治疗	死亡
窦性心动过速	无症状,无需治疗	有症状;非紧急医学干预	需要紧急治疗	–	–
室上性心动过速	无症状,无需治疗	非紧急医学干预	需要治疗	危及生命;需要紧急治疗	死亡

续表

不良反应	心脏/心血管病症				
	1级	2级	3级	4级	5级
三尖瓣疾病	无症状的瓣膜增厚,伴或不伴有轻度瓣膜反流或狭窄	无症状;中度的瓣膜反流或狭窄(影像学检查)	有症状;重度的瓣膜反流或狭窄;通过治疗可以控制症状	危及生命;需要紧急治疗(例如:瓣膜置换,瓣膜成形术)	死亡
室性心律失常	无症状;无需治疗	非紧急医学干预	需要治疗	危及生命;血流动力学障碍;需要紧急治疗	死亡
心室颤动	–	–	–	危及生命;血流动力学障碍;需要紧急治疗	死亡
室性心动过速	–	非紧急医学干预	需要治疗	危及生命;血流动力学障碍;需要紧急治疗	死亡
预激综合征	无症状;无需治疗	非紧急医学干预	有症状,药物不能完全控制或需仪器控制	危及生命;需要紧急治疗	死亡
心脏疾病-其他,特别说明	无症状或轻度;仅临床检查或诊断所见;无需治疗	中度症状;需要最低程度,局部或非侵入性治疗;影响年龄相适应的工具性日常生活活动	重症或医学上明显但不会立即危及生命;需要住院治疗或延长住院时间;致残;影响个人日常生活活动	危及生命;需要紧急治疗	死亡
心肌肌钙蛋白I增高	高于正常值上限,低于制造商定义的诊断心肌梗死的水平	–	达到制造商定义的心肌梗死界定的水平	–	–
心脏肌钙蛋白T增高	高于正常值上限,低于制造商定义的诊断心肌梗死	–	达到制造商定义的心肌梗死界定的水平	–	–
射血分数降低	–	静息射血分数(EF)50%~40%;低于基线值10%~19%	静息射血分数(EF)39%~20%;低于基线值>20%	静息射血分数(EF)<20%	–

续表

不良反应	心脏 / 心血管病症				
	1级	2级	3级	4级	5级
心电图 QT 间期延长	QTc450~480ms	QTc481~500ms	至少在两个 ECGs 上出现 QTc ≥ 501ms	QTc ≥ 501ms 或者从基线改变 > 60ms 和 尖端扭转型室性心动过速或重度心律失常体征 / 症状	–
高血压	高血压前期(收缩压在120~139mmHg,舒张压在80~89mmHg)	第一阶段高血压(收缩压140~159mmHg,舒张压90~99mmHg);需要医学干预;反复或持久的(大于等于24h),有症状的收缩压增加大于20mmHg或既往正常范围增加大于140/90mmHg;需要单药治疗。小儿科:反复或持久(大于等于24h)血压高于正常上限;需要单药治疗	第二阶段高血压(收缩压大于等于160mmHg,舒张压大于等于100mmHg);需要医学干预;需要多种药物治疗;小儿科:同成人	危及生命(如恶性高血压,一过性或持久性神经损伤,高血压危象);需要紧急治疗;小儿科:同成人	死亡
低血压	无症状;不需要干预	非急迫的医学干预	医学干预或需要住院治疗	危及生命,需要紧急治疗	死亡

(六)药物治疗

1. 心脏保护剂

(1)右雷佐生:是唯一被美国 FDA 批准用于蒽环类药物所致心脏毒性的预防治疗。有关右雷佐生用药时机的选择,争议的焦点主要集中于蒽环类药物达到一定累积剂量(如多柔比星累积剂量达到 $300mg/m^2$)后才开始使用右雷佐生,还是在起始使用蒽环类药物时就开始使用右雷佐生。目前,大多数临床试验均采取在使用蒽环类药物起始时就开始使用右雷佐生的方案,取得了显著的心脏保护效果。临床研究显示右雷佐生能够将肿瘤化疗引起的心力衰竭发生率降低 80% 以上。

(2)其他的心脏保护剂:常用的拮抗化疗药心脏毒性的药物,包括辅酶 Q10、左卡尼汀、N- 乙酰半胱氨酸、谷胱甘肽、抗氧化剂(维生素 C 和维生素 E 等)以及其他的铁螯合剂(如去铁敏和乙二胺四乙酸)等。1,6- 二磷酸果糖及磷酸肌酸钠可保护心肌。氨磷汀是一种有机硫代磷酸盐,是广谱的细胞保护剂,对抗肿瘤药引起的心脏毒性亦有保护作用。

2. 对症支持治疗 对于已经发生的抗肿瘤药物所致心力衰竭,推荐联合应用血管紧张素转化酶抑制剂 / 血管紧张素受体阻滞剂类药物和 β- 受体阻滞剂,严重者尚需应用利尿剂、洋地黄类药物、醛固酮拮抗剂等药物。在治疗蒽环类药物引起的心力衰竭中,临床上通常使用 β- 受体阻滞剂对症治疗快速性心律失常。抗肿瘤治疗时出现高血压表现,应该开始抗高血压治疗,控制目标血压范围<140/90mmHg,糖尿病患者目标应定为<130/80mmHg。推荐血管紧张素转化酶抑制剂或 β- 受体阻滞剂或二氢吡啶类钙离子拮抗剂为降压首选。

3. 中药治疗

(1)气血两虚证——归脾汤或养心汤加减;

(2)心虚胆怯证——安神定志丸加减;

(3)肝肾阴虚证——一贯煎合酸枣仁汤加减;

(4)痰热扰心证——黄连温胆汤加减;

(5)气滞血瘀证——血府逐瘀汤加减。

(七)康复治疗

针刺治疗:主穴:郄门、神门、心俞、巨阙等。配穴:心气虚可配合内关、足三里;气阴两虚可配厥阴俞、脾俞、三阴交;心肾不交配肾俞,太溪;瘀血阻络配血海,内关、膻中、夹脊穴;痰热扰心可配列缺、丰隆。

(八)预后

1. 轻、中度心肌损伤 大多数早期心肌损伤或无症状的心功能不全患者给予标准治疗后症状即可得到改善,预后较好。

2. 重度心肌损伤 应用血管紧张素转化酶抑制剂治疗重度心功能不全,可以降低死亡风险 24%,联合 β- 受体阻滞剂治疗可以降低死亡风险 34%,及时根据病情调整药物,提高生活质量。

(隋 红 李加桩 李 雨)

三、化疗致肺损伤康复

(一)定义与术语

化疗药物致肺损伤(chemotherapydrug-induced lung injury,CDILI)是指化疗过程中发生的呼吸系统,包括肺脏、支气管、肺血管和胸膜的不良反应。是化疗药物过敏反应或化疗药物直接毒性严重损伤肺脏内皮细胞膜,引起的弥漫性肺泡损害和进行性肺纤维化,因此也被称为"化学损伤性肺炎"。分为急性肺损伤和慢性肺损伤。前者常表现为急性呼吸窘迫综合征,临床特点包括发热、干咳、呼吸急促,肺部 CT 表现为双肺弥漫性磨玻璃样影。后者表现为进行性呼吸困难和肺脏纤维化形成,肺部 CT 表现为双肺纤维条索影。

(二)流行病学

化疗药物致肺损伤一般发生在用药过程中,也可发生在停药后 1~4 周。临床表现多种多样,可以表现为间质性肺炎、过敏性肺炎、嗜酸粒细胞性肺炎。大约 10% 接受化疗的患者可能出现药物性肺损伤,最常见的药物包括博来霉素、氨甲蝶呤、环磷酰胺、氮芥类。与传统化疗药物相比,新型化疗药物肺损伤的病例报道也有所增加,应用紫杉醇联合贝伐珠单抗三线治疗乳腺癌的患者在第三周期化疗过程中出现急性呼吸衰竭,临床症状和影像学支持,激素冲击治疗后迅速缓解。有报道替吉奥可引起肺脏机化性肺炎,甚至合并肺棘球蚴病肺炎,其他鲜见的报道有伊立替康、吉西他滨引起间质性肺炎和慢性肺纤维化,培美曲塞、多西紫杉醇和他莫昔芬也有诱发急性肺损伤的病例。

(三)病因与病理生理

1. 发病机制 化疗药物诱导产生的肺损伤可由药物毒性对肺直接或间接损伤引起,直接毒性可通过毒性或特异机制发生,间接影响可能是由于对中枢神经系统、免疫系统损伤或造血的抑制作用。基本发病机制包括直接损伤肺组织细胞和过敏性或免疫反应引起的肺细胞过敏性损伤两大类。肺细胞损伤是直接损伤肺泡上皮细胞、气管上皮细胞和毛细血管而发生炎症,肺泡因间质炎症、慢性化逐渐进展为肺纤维化,损伤与药物浓度相关并常呈不可逆性。过敏性损伤则是由免疫细胞激活引起,药物作为半抗原或抗原引发Ⅰ、Ⅲ和Ⅳ型过敏反应。实际上,经常是多种机制共同发挥作用。

药物性肺损伤(drug induced lung injury, DLI)发病的危险因素包括:年龄、药物剂量、合并间质性肺炎、肾功能损害、高浓度氧疗、联合放疗、有化疗病史、基础呼吸功能、全身状态等。很多药物如博来霉素引起的肺损伤与氧自由基有关,年龄越大,抗氧化能力越差,但卡莫司汀却是年龄越轻越易发病;有些药物与累积剂量有关,博来霉素总剂量超过450~500mg、白消安片超过500mg,肺损伤发生率迅速增加。

2. 病理生理化疗药物引起的药物性肺损伤最常见弥漫性肺泡损害,临床表现为急性呼吸窘迫综合征,进行性呼吸急促、发热、干咳,低氧血症,肺部 CT 表现为双侧弥漫性或斑片状浸润、磨玻璃影。血气分析表现为低氧血症,肺功能检查多表现为限制性通气功能障碍,肺弥散功能降低。支气管肺泡灌洗(broncho alveolar lavage, BAL)细胞分析通常为淋巴细胞或嗜酸细胞增高,无特异性。氨甲蝶呤肺炎 BAL 中 CD4/CD8 比例增高,是氨甲蝶呤肺炎的特征表现。经支气管肺组织检查的组织学表现为:①间质性肺炎;②过敏性肺炎;③肺纤维化;④肺泡出血;⑤嗜酸细胞性肺炎。最常见的病理组织学表现是肺间质性损伤,早期表现为肺泡炎,晚期表现为弥漫性肺间质纤维化。

(四)诊断

临床诊断药物性肺损伤一般通过用药与肺损伤发病与好转时间的关系来排除诊断,如果未再次用药以证明能诱发症状就很难确诊,因此很多诊断仅为疑诊。药物性肺损伤需要综合病史、临床表现、影像学、实验室检查并排除其他疾病来综合诊断。具体如下:

(1)用药史:一般情况下用药数周内发生肺损伤较多,但有必要注意长期应用的药物以及已经停用的药物。

(2)症状和体征:通常有咳嗽、发热、劳力性呼吸困难等症状,但无特异性,同时出现皮疹有提示意义。查体有时肺部可闻及细小水泡音。

(3)影像学:药物性肺损伤的肺部 CT 表现多样,是发现和诊断间质性肺炎的重要手段,但不能仅凭影像学诊断。大多为间质性改变,高分辨 CT 更有意义,表现为双侧弥漫性或斑片状浸润、磨玻璃影。

(4)实验室检查:在症状和影像学基础上,如果再合并肝肾功能损害、免疫球蛋白 E 增高、外周血嗜酸性粒细胞、乳酸脱氢酶等增高要怀疑药物性肺损伤。可结合其他检查除外感染性疾病和心源性肺水肿。肺功能检查绝大部分表现为不同程度的肺弥散功能减退,在早期血气分析可正常或显示轻微的低氧血症,病情发展后常出现Ⅰ型呼吸衰竭。肺功能和血气分析检查结果是反映病情严重程度的主要指标,在临床实践中尽量早做,从而早发现、早处理。

具有明显肺脏毒性的抗肿瘤化疗药物（表3-4-5）。

表3-4-5 化疗药物致间质性肺炎和肺损伤的发生率

药物名称（商品名）	频率/%
紫杉醇（特素）	0.54
多西他赛（泰索帝）	0.1
盐酸氨柔比星（凯德）	2.2
盐酸吉西他滨（健择）	1.50
培美曲塞（力比泰）	3.6
长春瑞滨（诺维本）	2.45
伊立替康（开普拓）	1.30
硫酸培洛霉素	6.90
博来霉素	10.20
顺铂	0.38
卡铂（伯尔定）	0.1
S-1（爱斯万）	0.3

（五）康复评定

1. 临床分型　目前临床实践中没有针对DLI特定的临床疾病分型分类。

2. 分级　药物性肺损伤在临床中按严重程度分为轻、中、重三度，轻度 $PaO_2 \geqslant 80mmHg$；中度 $PaO_2 > 60mmHg$，$< 80mmHg$；重度 $PaO_2 < 60mmHg$，动脉氧分压与吸入氧浓度比（PaO_2/FiO_2）< 300。

（六）药物治疗

1. 激素治疗　无论什么情况，凡是被怀疑引起DLI的药物都应立即停止使用。如果必须继续治疗原发病，替代药物也应该尽可能挑选不会造成肺损伤的药物，那些明确引起肺损伤的化疗药物在肺损伤恢复之前不应再次使用。

对于中度DLI患者，除停用疑似药物外，还应根据疑似药物和患者的情况，给予相当于泼尼松龙 $0.5\sim1.0mg/(kg \cdot d)$ 剂量的糖皮质激素治疗。前2~4周治疗维持初始剂量，然后逐渐减量。严重DLI患者给予甲基泼尼松龙（mPSL）冲击治疗3日，500~1 000mg/d，然后使用剂量相当于 $PSL0.5\sim1.0mg/(kg \cdot d)$ 的糖皮质激素治疗2~4周，再逐渐减量。如果肺损伤和低氧血症症状消失，可以在一到两个月内停止使用糖皮质激素。

2. 中药治疗

（1）痰湿蕴肺证——二陈平胃散合三子养亲汤加减；

（2）痰热郁肺证——清金化痰汤加减；

（3）肝火犯肺证——黛蛤散合加减泻白散加减；

（4）肺阴亏耗证——沙参麦冬汤加减。

（七）康复治疗

针灸治疗　参考《针灸学》之"内伤咳嗽"。

主穴：天突，肺俞，太渊，三阴交。配穴：痰湿侵肺加阴陵泉和丰隆；肝火灼肺加行间和鱼际；肺阴亏虚加膏肓和太溪；咯血加孔最。

（八）预后

不同的 DLI 类型预后不一，嗜酸性肺炎、过敏性肺炎和机化性肺炎等疾病类型通常预后良好，可通过停用肺损伤药物、使用糖皮质激素治疗缓解。相反，弥漫性肺泡损伤很少对治疗有反应，预后差，即使治愈，肺纤维化仍然是较为严重的后遗症。慢性普通型间质性肺炎的治疗也很棘手。

（隋 红 王凯冰 丰 雪）

四、化疗致皮肤及附件不良反应康复

（一）定义与术语

化疗药物在正常剂量抗肿瘤应用过程中造成的皮肤及其附属器官的异常反应，统称为化疗相关的皮肤及附件不良反应，属于药物致皮肤不良反应（cutaneous adverse drug reactions，ADRs）范畴，临床表现为皮肤瘙痒、皮疹、颜面水肿、静脉炎、脱发、手足综合征等。

（二）流行病学

ADRs 是临床常见的不良反应，几乎任何药物制剂都能引起皮肤反应，2%~3% 的住院患者可受此影响，其中 5% 的患者有潜在的生命危险。许多细胞毒性药物可引起皮肤不良反应以及血液学、肝、肺等损伤。有报道在因严重皮肤不良反应住院的患者中，7.2% 因化疗药物引起。

（三）病因与病理生理

发病机制皮肤药物不良反应可能由几种不同的病理机制引起。一些药物性皮肤表现为免疫介导的如过敏反应，而另一些则是累积毒性、光敏性、与其他药物相互作用或不同代谢途径等非免疫学原因的结果。

（四）诊断及康复评定

1. 临床诊断　首先，需要详细和彻底了解用药史；其次进行药物致病原检测。对于严重的皮肤不良反应和鉴于抗肿瘤药物的细胞毒性，不应尝试再次暴露于可疑药物。由于各种疾病的体内外试验检测结果不尽相同，Patch 测试（皮肤斑贴试验）在特定药疹中阳性率只有 40%，在 Stevens-Johnson 综合征（一种累及皮肤和黏膜的急性水疱病变）和中毒性表皮坏死松解症（toxic epidermal necrolysis，TEN）中也只有 24% 的阳性率。所以，皮肤不良反应的诊断更多依赖于病史采集和临床判断。

2. 临床表现及分级（参考常见不良反应事件评价标准 4.0 版本）

（1）手足症候综合征

1）临床表现：手掌和脚底出现变红，明显不舒服，肿胀，麻刺感。

2）分级

1 级：轻微皮肤改变或皮肤炎（如红斑，水肿，角化过度，不痛）；

2 级：皮肤改变（如剥落，水泡，出血，肿胀，角化过度），疼痛；影响工具性日常生活活动；

3 级：重度皮肤改变（剥落，水泡，出血，水肿，角化过度），疼痛；个人自理能力受限。

（2）皮肤干燥

1）临床表现：皮肤变薄，反应迟钝，但是毛孔正常，皮下组织变薄。

2）分级

1级：覆盖小于10%，但是没红疹和瘙痒；

2级：覆盖10%~30%，伴有红疹和瘙痒；影响工具性日常生活活动；

3级：覆盖超过30%，伴有瘙痒；个人自理能力受限。

（3）多形性红斑

1）临床表现：以苍白区域周围有粉红色包围为特点的皮肤损害。

2）分级

1级：皮损损害小于10%体表面积，不伴有皮肤压痛；

2级：皮损损害10%~30%的体表面积，伴有皮肤压痛；

3级：皮损损害超过30%的体表面积，伴有口腔和生殖器侵蚀；

4级：虹膜样皮损超过30%的体表面积，伴有液体和电解质异常，重症加强护理病房（intensive care unit, ICU）或烧伤科护理；

5级：死亡。

（4）脱发

1）临床表现：在一定年龄的个人，机体特定部位毛发密度较正常状态出现降低。

2）分级

1级：头发丢失少于50%，远看没有区别，但近看能看出。需要改变发型来掩饰头发丢失，但不需要假发或假发块来掩饰。

2级：头发丢失大于50%，症状明显，需要假发或假发块，心理有影响。

（5）指甲变色

1）临床表现：甲板颜色改变。

2）分级

1级：无症状，仅为临床或诊断所见。

（6）指甲丢失

1）临床表现：指甲的一部分丢失。

2）分级

1级：无症状，指甲从指甲床分离或指甲丢失；

2级：有症状，指甲从指甲床分离或指甲丢失；影响工具性日常生活活动。

（7）皮肤疼痛

1）临床表现：皮肤部位出现显著不适感。

2）分级

1级：轻微疼痛；

2级：中度疼痛；影响工具性日常生活活动；

3级：重度疼痛；个人自理能力受限。

（8）光敏感性

1）临床表现：皮肤对光的敏感性增加。

2）分级：

1级：无痛性红疹，红疹覆盖小于10%体表面积；

2级：触痛性红疹，覆盖10%~30%体表面积；

3级：红疹大于30%体表面积，伴有水泡；光敏感；需要口服激素治疗，需要止痛治疗

（如麻醉剂和甾体类）；

4级：危及生命；急性干预；

5级：死亡。

（9）瘙痒症

1）临床表现：瘙痒的感觉。

2）分级

1级：轻度或局限的；需要局部的治疗；

2级：集中的或范围广的，间歇的，皮肤改变（肿胀，丘疹，脱皮，苔藓样，渗出），口服药；影响工具性日常生活活动；

3级：集中或范围广的，连续的，个人自理能力受限，口服可的松或免疫抑制剂。

（10）紫癜

1）临床表现：皮肤和黏膜出现出血，新的损伤是鲜红色，陈旧的损伤部位为暗红色，最后变褐色。

2）分级

1级：损伤小于10%的体表面积；

2级：损伤在10%~30%的体表面积；创伤时出血；

3级：损伤大于30%的体表面积；自发性出血。

（11）痤疮样皮疹

1）临床表现：突然爆发丘疹和脓包，主要出现在面部，头皮，上胸部和背部。

2）分级

1级：丘疹和脓疱小于10%的体表面积，伴有／不伴有瘙痒和敏感；

2级：丘疹和脓疱10%~30%的体表面积，伴有／不伴有瘙痒和敏感，有心理障碍；影响工具性日常生活活动；

3级：丘疹和脓疱大于30%的体表面积，伴有／不伴有瘙痒和压痛，个人自理能力受限，与口服抗生素和抗体药物有关；

4级：丘疹和脓疱覆盖在任何体表面积，伴有／不伴有瘙痒和敏感；有抗生素和抗体药物服用史，危及生命。

5级：死亡。

（12）斑丘疹

1）临床表现：出现斑疹和丘疹。常见的损害皮肤的表现，常常影响上半身，向心性发展，伴有瘙痒。

2）分级：

1级：斑丘疹覆盖小于10%体的表面积，伴有／不伴有症状（瘙痒，发热，紧凑感）；

2级：斑丘疹覆盖体表面积10%~30%，伴有／不伴有症状（瘙痒，发热，紧凑感）；影响工具性日常生活活动；

3级：斑丘疹覆盖体表面积>30%，伴有／不伴有症状；个人自理能力受限。

（13）皮肤色素沉着

1）临床表现：由于过多黑色素的沉积，导致皮肤变黑。

2）分级：

1级：色素沉着小于10%的体表面积，没有心理影响；

2 级：色素沉着大于 10% 的体表面积；伴有心理影响。

（14）皮肤硬化

1）临床表现：皮肤部分区域变硬。

2）分级

1 级：轻度硬化，能够将皮肤平行移动或垂直移动；

2 级：中度硬化，能够滑动皮肤，不能拎起皮肤；影响工具性日常生活活动；

3 级：重度硬化，不能滑动或拎起皮肤，关节移动限制或嘴巴和肛门移动困难，个人自理能力受限；

4 级：广泛性的，明显损害呼吸和饮食功能；

5 级：死亡。

（15）皮肤溃疡

1）临床表现：皮肤出现局限的，炎症性的，糜烂性坏死性病变。

2）分级：

1 级：溃疡区域小于 1cm；红斑不发白，皮肤完整，伴有发热和水肿；

2 级：溃疡区域在 1~2cm，部分皮肤层丧失，涉及皮下组织损害；

3 级：溃疡区域大于 2cm，皮肤全层丧失，涉及皮下组织坏死，可能会扩展到深筋膜；

4 级：广泛性损害，组织破坏，损害到肌肉，骨头，或支撑组织，伴有 / 不伴有全层皮肤丧失；

5 级：死亡。

（16）荨麻疹

1）临床表现：爆发的皮肤疹块，有发痒，中间是白色的，周边是红色区域为特征的。

2）分级

1 级：荨麻疹损害小于 10% 的体表面积，经典治疗干预；

2 级：荨麻疹损害覆盖 10%~30% 的体表面积，口服药物干预；

3 级：损害覆盖大于 30% 的体表面积，静脉注射干预。

（17）中毒性表皮坏死松解症

1）临床表现：超过 30% 面积的皮肤从真皮脱落，该综合征考虑是与皮肤和黏膜过敏引起。

2）分级

4 级：脱皮涉及大于 30% 的体表面积，伴有红斑，紫癜，表皮脱落，黏膜脱落；

5 级：死亡。

（18）多形性红斑重症型（Stevens-Johnson Syndrome，S-J 综合征）

1）临床表现：小于 30% 整个皮肤从真皮分离。该综合征考虑是与皮肤和黏膜过敏引起。

2）分级

3 级：脱皮小于 10% 的体表面积，伴有红斑，紫癜，表皮脱落，黏膜脱落；

4 级：脱皮涉及 10%~30% 的体表面积，伴有红斑，紫癜，表皮脱落，黏膜脱落；

5 级：死亡。

3. 临床分型　药物所致的皮肤不良反应可分为常见的非严重和罕见的危及生命的皮肤不良反应。非严重的反应通常是药疹或荨麻疹，而危及生命的反应通常表现为皮肤脱落或大面积坏死,黏膜受累。在大多数情况下,药疹是可逆的,在停用致病药物后逐渐消退,相反,其他药疹则有可能是持续性的并可能致命。

根据发生皮肤不良反应的潜在风险,将化疗药物分为高、中、低三个风险组。高风险组药物包括铂类化合物、紫杉烷类、拓扑异构酶Ⅱ抑制剂、L-天门冬酰胺酶和卡马咪嗪。中风险组药物包括蒽环类化疗药(柔红霉素、阿霉素、表柔红霉素)、6-巯基嘌呤、氨甲蝶呤等。低风险组药物包括阿糖胞苷、环磷酰胺、异环磷酰胺。

各种化疗药物发生皮肤相关不良反应机制和表型不尽相同。卡培他滨、吉西他滨、5-氟尿嘧啶等抗代谢药常引起肢端红斑综合征,并且同环磷酰胺、阿霉素一样,可发生色素沉着。有丝分裂抑制剂紫杉烷类和长春花生物碱类常引起脱发和指甲异常。

（五）药物治疗

1. 西医治疗　对于每一种疾病,快速识别和停用致病药物至关重要。多数情况下,化疗药物所致的非严重的皮肤不良反应是可逆的,在停用致病药物后逐渐消退。治疗基本上是支持性的,停用致病药物的同时给予短周期的糖皮质激素(初始剂量为 0.5mg/kg 泼尼松口服,剂量逐渐减少)和全身 H_1 抗组胺药(口服左西替利嗪 5mg/d,可增加至 15mg/d)。如致病药物对患者有重要的治疗作用,建议在今后的治疗中使用结构不同的非交叉反应药物。

严重的药物反应如 Stevens-Johnson 综合征、TEN 等目前尚无特效治疗,支持性治疗非常重要。明确是由药物引起的反应,应立即停药。外用消毒剂溶液或凝胶进行局部处理,对水泡影响区域可使用无药物黏附的网状纱布。如有必要,应提高环境温度,静脉输液,并充分镇痛。黏膜糜烂部位推荐局部防腐治疗。如果眼睛严重受累,建议每天进行眼科检查,除使用抗生素和/或抗炎滴眼液(如氧氟沙星 5 次,泼尼松龙 5 次,每小时交替)外,还经常需要预防睑球粘连,以避免后期并发症,尤其是睑内翻和倒睫的睑球粘连。

皮肤通常无瘢痕愈合,但皮肤色素沉着或色素减少可能持续数月至数年。糖皮质激素和静脉注射免疫球蛋白(intravenous immunoglobulin,IVIG)治疗尚有争议,中到高剂量(100~500mg)短暂给予糖皮质类激素,但不给予 IVIG,可对皮肤反应产生积极影响,但不宜长期使用糖皮质激素,以免增加感染的风险或掩盖败血症。目前推荐使用 3mg/(kg·d),治疗周期为 10 日。

皮肤小血管炎的治疗:最重要的是确定致因药物,停药后通常会迅速改善血管炎症状。对轻症患者,外用糖皮质激素联合口服抗组胺药物可减轻灼烧或瘙痒等症状。对于疼痛性溃疡性坏死皮损,需要全身糖皮质激素治疗[口服泼尼松,初始剂量 0.5~1mg/(kg·d),症状控制后逐渐减少剂量]。

2. 中药治疗

（1）皮疹

1）肝经郁热证——龙胆泻肝汤加减;

2）脾虚湿蕴证——除湿胃苓汤加减;

3）血虚风燥证——当归饮子合消风散加减;

4）热毒入营证——清营汤加减;

5）气阴两虚证——增液汤合益胃汤加减。

（2）手足综合征

1）热毒蕴肤证——黄连解毒汤加减;

2）气血不和证——黄芪桂枝五物汤加减;

3）湿热蕴脾证——除湿胃苓汤加减。

（3）脱发

1）肝肾不足证——七宝美髯丹加减；

2）血热风燥证——四物汤合六味地黄丸加减；

3）气血两虚证——人参养荣汤加减；

4）气滞血瘀证——通窍活血汤加减。

（六）康复治疗

1. 针灸治疗皮疹 取穴——曲池、足三里、气海。配穴——内关、天枢、飞扬。方法：强刺激为主，留针 20min，每日 2 次，至化疗结束后 3d。

2. 针灸治疗脱发 局部脱发处用梅花针叩刺。

（隋 红 陈佳鑫 李 雨）

五、芳香化酶抑制剂相关骨关节症状康复

绝经后乳腺癌患者与同龄健康女性相比，骨丢失进一步加速，骨折风险升高，使得病残率和死亡率增加。应用芳香化酶抑制剂（aromatase inhibitor, AI）治疗能够明显改善乳腺癌患者的生存率，但同时也降低雌激素水平，加速患者的骨丢失，增加骨折风险。芳香化酶抑制剂相关骨关节症状（aromatase inhibitor -associated musculoskeletal symptoms, AIMSS）是 AIs 最常见的不良反应之一，严重影响患者的生存质量和治疗依从性，而中止内分泌治疗将为乳腺癌复发埋下隐患。

（一）流行病学

在几项国际大型临床试验中，AIMSS 的发生率为 9.9%~35.6%，且不同种类的 AIs 在生存情况和骨关节症状方面无明显差异。Crew 等针对 AIMSS 开展了一项横断面研究，结果显示其发生率高达 47%，约 13% 患者因此中止了内分泌治疗。

（二）发病机制

目前 AIMSS 的发病机制尚不明确，考虑主要与雌激素剥夺有关。1925 年 Cecil 和 Archer 首次提出"绝经期关节炎"，并探讨了雌激素水平和关节症状之间的联系。使用 AIs 治疗的绝经后乳腺癌患者，机体雌激素的生成进一步受到抑制，骨关节症状的发生率均较使用三苯氧胺（他莫昔芬）及正常绝经后的女性高。另一方面，无论是正常绝经后女性行激素替代治疗，还是乳腺癌患者中止 AIs 治疗，雌激素水平的恢复对骨关节症状具有明显的改善作用。所以，不难推测雌激素水平的显著下降导致 AIMSS 的发生。目前考虑的机制有雌激素的剥夺增加疼痛的敏感性；雌激素对关节结构及其周围组织如腱鞘、关节软骨的影响；雌激素与自身免疫反应等。

（三）临床表现

AIMSS 主要表现为关节痛、肌痛、骨痛、腕管综合征、扳机指等肌肉骨骼关节症状。关节痛多好发于手关节、腕关节、膝关节等，常对称出现，伴或未伴有疼痛关节的僵硬、肿胀，随日间活动略有减轻，握力下降。肌痛与骨痛多好发于手臂、肩背、髋部及下肢。症状出现的高峰时间为服用 AIs 后 6 个月左右，不适程度多为轻、中度。AIs 治疗期间持续不能缓解，停止服用 AIs 后约 2 周内症状有所缓解或消失，严重者因此而终止 AIs 治疗。

（四）康复评定

根据《绝经后早期乳腺癌芳香化酶抑制剂治疗相关的骨安全管理中国专家共识》，应该

完成以下评估：

1. 绝经后乳腺癌患者骨丢失的影响因素　骨质疏松的危险因素包括固有因素和非固有因素。固有因素包括人种（白种人和黄种人患骨质疏松的危险高于黑人）、老龄、女性绝经和母性家族史。非固有因素包括低体重、性腺功能低下、吸烟、过度饮酒、饮用过多咖啡、缺乏体力活动、饮食中营养失衡、蛋白质摄入过多或不足、高钠饮食、钙和／或维生素 D 缺乏（光照少或摄入少）、影响骨代谢的疾病和应用影响骨代谢的药物。

欧洲肿瘤内科学会指南指出，女性乳腺癌患者骨折的危险因素包括芳香化酶抑制剂治疗、骨密度（bone mineral density, BMD）的 T 值<–1.5、年龄>65 岁、体重指数（body mass index, BMI）<20kg/m^2、髋骨骨折家族史、>50 岁有脆性骨折史、口服糖皮质激素>6 个月和吸烟（目前吸烟和有吸烟史）。与他莫昔芬相比，AIs 增加骨丢失和骨折风险。随着 AIs 在雌激素受体阳性的绝经后乳腺癌患者中的应用，AIs 相关骨丢失逐渐引起了人们的关注。所有应用 AIs 的绝经后乳腺癌患者均应定期接受包括 BMD 检测在内的临床评价，以明确是否有骨质疏松和骨折的风险。

2. BMD 检测　BMD 是评价绝经后乳腺癌患者骨丢失和骨质疏松的主要指标，世界卫生组织（WHO）将骨质疏松症定义为 BMD 低于健康年轻女性平均 BMD 水平的 2.5 个标准差以上（即 T 值 =–2.5）；骨丢失（骨质减少）定义为 BMD 低于健康年轻女性平均 BMD 水平的 1.0~2.5 个标准差（即 –2.5<T 值<–1.0）。

世界卫生组织（world health organization, WHO）推荐使用双能 X 线吸收法（dual energy X-ray absorptiometry, DXA）检测 BMD。DXA 是一种重要的具有代表性的骨质测量方法，作为一种无创诊断技术，已经被广泛用于骨质疏松的诊断。绝经后乳腺癌患者 BMD 检查须检测腰椎和股骨（髋骨）近端，从而提供准确一致的、可重复的 BMD 测定结果进行骨骼质量的评估。

药物干预骨质疏松的效果在 DXA 检测中体现比较缓慢。根据中国临床实际情况，共识专家组建议所有应用 AIs 治疗的绝经后乳腺癌患者每年进行 1 次 DXA 检测检查，以评估潜在骨折风险。

3. 骨折风险评价　目前美国和欧洲的有关临床推荐意见认为，BMD 不再是唯一评价骨折风险的因素，患者的个体情况对骨折风险也有很大的影响。骨折风险评价工具（the fracture risk assessment tool, FRAX）是由 WHO 开发、结合骨密度值和临床因素来评价骨折风险的量化工具（网页端免费评估，网址为 www.shef.ac.uk/FRAX/，移动端可在 APPStore 下载）。该工具能够根据年龄、性别、临床风险因素、股骨颈 BMD（T 值）和其他因素预测健康绝经后女性 10 年内发生骨质疏松引起的主要骨折事件风险，数据也适用于中国绝经后女性。美国国立综合癌症网络指南推荐，当 FRAX 显示 10 年内髋骨骨折风险>3%，或其他主要骨折风险>20% 时，患者处于高危骨折风险，建议及时进行干预治疗，并保持每年随访。需要注意的是，FRAX 并非专门用来评估乳腺癌妇女骨折风险的工具，因此可能会低估绝经后乳腺癌患者的骨丢失情况，使用时需要结合乳腺癌患者的疾病和治疗来综合考虑骨折风险。中国共识专家组推荐医师在临床实践中可参考和借鉴 FRAX 结果进行评估。

4. 骨转换生化标志物监测　骨转换生化标志物（biochemical markers of bone turnover），就是骨组织本身的代谢（分解与合成）产物，简称骨标志物，包括骨形成标志物和骨吸收标志物。在正常人不同年龄段以及发生各种代谢性骨病时，血液或尿液中的骨转换标志物水平会发生不同程度的变化，可以动态地反映全身骨骼状况。骨转换生化标志物的测定有助于判断骨转换类型和骨丢失速率、评估骨折风险、了解病情进展、选择干预措施和判断抗骨质疏松治疗的疗效等。

目前,常用的骨形成标志物有骨性碱性磷酸酶、I型前胶原氨基端前肽和骨钙素,可反映骨形成能力及I型胶原的合成;骨吸收标志物有I型胶原氨基末端肽(NTx)、I型胶原羧基末端肽和吡啶啉交联肽等,可反映破骨细胞的活性及I型胶原的降解。其中NTx水平的升高(=100nmol/mmol Cr)可显著增加骨相关事件的出现、疾病进展和死亡风险。此外,双膦酸盐的药理机制为降低骨质再吸收,使用此类药物治疗相关骨质丢失时,可应用骨转换指标来监测治疗反应。考虑到我国的具体情况,骨转换生化标志物未作为常规检测推荐,但鼓励有条件的医院进行检测。

(五)康复治疗

芳香化酶抑制剂相关的骨关节症状可以通过药物治疗,包括镇痛药、维生素 D、其他药物包括度洛西汀、氨基葡糖 + 软骨素、胸腺肽 α1、泼尼松龙和利尿剂,各研究者从不同方面探索可能有效的治疗方法。本节重点介绍非药物治疗。

1. 运动疗法 一项随机对照研究显示,12 个月的有氧运动联合力量训练可以改善关节疼痛。治疗组较对照组在关节疼痛方面降低 1.8 分($p < 0.001$),且运动能够增加心肺功能、增加上下肢力量以及控制体重。运动疗法包括肌肉力量训练、提高耐力训练、本体感觉和平衡训练等。

(1)休息:在症状急性发作期休息可以减轻关节疼痛及炎症反应。

(2)肌力训练:目的是防止失用性肌萎缩,增强肌力,增强关节稳定性。例如膝关节肌力训练可选择以下方法:

1)股四头肌等长收缩训练:仰卧,伸直膝关节进行股四头肌静力收缩。每次收缩尽量用力并坚持尽量长的时间,重复数次以肌肉感觉有酸胀为宜。

2)抬腿训练股四头肌(直抬腿):仰卧床上,伸直下肢抬离床面约 30°,坚持 5~10s,每 10~20 次为一组,训练至肌肉有酸胀感为止。

3)臀部肌肉:侧卧或俯卧,分别外展及后伸大腿进行臀肌收缩训练。训练次数同上。

4)静蹲训练:屈曲膝、髋关节,但不小于 90°,作半蹲状,坚持 30~40s,每 10~20 次为一组。

5)抗阻肌力训练:利用皮筋、沙袋及抗阻肌力训练设备进行抗阻肌力训练。如股四头肌抗阻肌力训练可用股四头肌训练仪进行抗阻肌力训练,随肌力增强逐渐增加阻力。

6)等速运动训练:有条件可以进行等速肌力训练。

(3)关节活动训练:适当的关节活动可以改善血液循环,改善关节软骨的营养和代谢,维持正常关节活动范围。

1)关节被动活动:可以采用手法及器械被动活动关节。

2)牵引:主要目的是牵伸挛缩的关节囊及韧带组织。

3)关节助力运动和主动运动:在不引起明显疼痛的范围内进行主动或辅助关节活动,如采用坐位或卧位行下肢活动等。

(4)水疗:水中步行训练及游泳可以减轻体重对于关节的负荷,有利于肌肉的锻炼,同时也是一项极好的有氧运动,可以增强体质。

(5)慢走:缓慢步行有利于软骨的代谢及防止肌肉失用性萎缩。

(6)其他运动方式:有太极和瑜伽。太极可缓解患者抑郁焦虑情绪、改善睡眠和疲乏,瑜伽可改善疼痛关节的僵硬情况和功能状况。

以上各种运动强度,以患者身体能够耐受,不引起局部关节疼痛、肿胀为限。

2. 物理因子治疗　包括高频电疗(短波、超短波)、冷疗、蜡疗、局部温水浴、激光、经皮神经电刺激疗法(trans-cutaneous electrical nerve stimulation, TENS)、中频电疗、超声波等治疗。视病情需要和治疗条件,可选用2~3种安全、有效、简便、价廉的物理因子综合治疗。即使在家中自行应用物理治疗者,也必须在康复专业技术人员指导下规范进行,保证安全。

3. 矫形器及辅具　必要时,需要在专业人员指导下,选择和使用矫形器、助行器、拐杖或手杖,以调整关节力线及负载,增加关节的稳定性,减轻受累关节负重。

(1)对于膝关节骨关节炎患者,可以佩戴护膝保护膝关节。

(2)骨关节炎患者行走时应酌情使用拐杖或手杖,以减轻关节的负担。

(3)矫形器适用于髋或膝骨关节炎患者步行时下肢负重引起的疼痛或肌肉无力、负重困难者。矫形器可以减轻患肢负重并调整力线,缓解症状,同时可以增加关节稳定性,保护局部关节。急性期使用可以相对限制关节活动,缓解疼痛。

(4)轮椅适用于髋、膝关节负重时疼痛剧烈、不能行走的患者。

4. 推拿、按摩　推拿按摩能够促进局部毛细血管扩张,使血管通透性增加,血液和淋巴循环速度加快,从而改善病损关节的血液循环,降低炎症反应,改善症状。应用推、拿、揉、捏等手法和被动活动,可以防止骨、关节、肌肉、肌腱、韧带等组织发生萎缩,松解粘连,防止关节挛缩、僵硬,改善关节活动度。

5. 针灸　Crew等的随机对照研究观察了针刺对于关节疼痛和僵硬的缓解作用,真针组治疗前后疼痛程度评分(0~10)下降3.34分,假针组升高0.1分($p<0.01$)。然而,有一项随机对照试验中,真针组治疗前后疼痛视觉模拟评分法(visual analogue scale, VAS)评分(0~100)降低7分,假针组降低17分,两组差异无统计学意义($p=0.31$)。另有一项关于电针的随机对照研究,设置了真电针组、假电针组和对照观察组,结果显示无论是在疼痛还是功能方面,真电针组和假电针组均观察到明显的改善作用。

(张善纲　卓文磊)

参 考 文 献

[1] 上海市抗癌协会癌症康复与姑息专业委员会.化疗所致恶心呕吐全程管理上海专家共识(2018年版).中国癌症杂志,2018,28(12):946-960.

[2] 中国抗癌协会癌症康复与姑息治疗专业委员会,中国临床肿瘤学会抗肿瘤药物安全管理专家委员会.肿瘤治疗相关呕吐防治指南(2014版).临床肿瘤学杂志,2014,11(3):263-273.

[3] NCCN.NCCN Clinical Practice Guidelines in Oncology: Antiemesis, Version 1, 2019.

[4] Roila F, Molassiotis A, Herrstedt J, et al.2016 MASCC and ESMO guideline update for the prevention of chemotherapy-and radiotherapy-induced nausea and vomiting and of nausea and vomiting in advanced cancer patients.Annals of Oncology Official Journal of the European Society for Medical Oncology, 2016, 27(suppl 5): v119.

[5] 张伯礼,薛博俞.中医内科学.2版.北京:人民卫生出版社,2015:159.

[6] Bossi P, Antonuzzo A, Cherny NI, et al.Diarrhoea in adult cancer patients: ESMO Clinical Practice Guidelines. Ann Oncol, 2018, 29(Supplement_4): iv126-iv142.

［7］国家中医药管理局.国家中医药管理局第3批24个专业104个病种中医诊疗方案.国家中医药管理局医政司，2012：27.

［8］Larkin PJ, Cherny NI, Carpia DL.Diagnosis, assessment and management of constipation in advanced cancer: ESMO Clinical Practice Guidelines.Annals of Oncology, 2018, 29(Supplement 4): iv94-iv108.

［9］Barbaud A.Skin Testing and Patch Testing in Non-IgE-Mediated Drug Allergy.Curr Allergy Astham Rep, 2014, 14(6): 442.

［10］中华医学会消化病学分会胃肠动力学组，中华医学会外科学分会结直肠肛门外科学组.中国慢性便秘诊治指南.中华消化杂志，2013, 33(5): 291-297.

［11］石学敏.针灸学.2版.北京：中国中医药出版社，2017：251.

［12］中国临床肿瘤学会肿瘤相关性贫血专家委员会.肿瘤相关性贫血临床实践(2015-2016 版).中国实用内科杂志，2015, 35(11): 921-930.

［13］NCCN.NCCN Guidelines: Cancer- and Chemotherapy-Induced Anemia.Version 2, 2018.

［14］Chinese Society of Clinical Oncology Guidance Working Committee.Guidelines for standardized management of neutropenia induced by chemotherapy and radiotherapy.Zhonghua zhong liu za zhi［Chinese journal of oncology］, 2017, 39(11): 868-878.

［15］Carmona-Bayonas A, Jimenez-Fonseca P, Castro E M D, et al.ESMO clinical practice guideline: management and prevention of febrile neutropenia in adults with solid tumors(2018).Clinical and Translational Oncology, 2018: 1-12.

［16］中国临床肿瘤学会肿瘤化疗所致血小板减少症共识专家委员会.肿瘤化疗所致血小板减少症诊疗中国专家共识(2018 版).中华肿瘤杂志，2018, 40(9): 714.

［17］中国抗癌协会癌症康复与姑息治疗专业委员会.肿瘤药物相关性肝损伤防治专家共识(2014)简介.中华医学信息导报，2014, 29(23): 14.

［18］茅益民，刘晓琳，陈成伟.2013 年美国 FDA 药物性肝损伤指南介绍——医药研发企业上市前的临床评估.肝脏，2013, 18(05): 325-330.

［19］Yu YC, Mao YM, Chen CW, et al.CSH guidelines for the diagnosis and treatment of drug-induced liver injury. Hepatol Int, 2017, 11(3): 221-241.

［20］Usui J, Yamagata K, Imai E, et al.Clinical practice guideline for drug-induced kidney injury in Japan 2016: digest version.Clin Exp Nephrol, 2016, 20(6): 827-831.

［21］Palevsky PM, Liu KD, Brophy PD, et al.KDOQI US commentary on the 2012 KDIGO clinical practice guideline for acute kidney injury.Am J Kidney Dis, 2013, 61(5): 649-672.

［22］马军，秦叔逵，沈志祥.蒽环类药物心脏毒性防治指南(2013 年版).临床肿瘤学杂志，2013, 18(10): 925-934.

［23］Zamorano JL, Lancellotti P, Rodriguez MD, et al.2016 ESC position paper on cancer treatments and cardiovascular toxicity developed under the auspices of the ESC committee for practice guidelines: The task force for cancer treatments and cardiovascular toxicity of the European society of cardiology(ESC).Eur J Heart Fail, 2017, 19(1): 9-42.

［24］Kubo K, Azuma A, Kanazawa M.Consensus statement for the diagnosis and treatment of drug-induced lung injuries.Respir Investig, 2013, 51(4): 260-277.

［25］Hana Starobova, Irina Vetter.Pathophysiology of Chemotherapy-Induced Peripheral Neuropathy.Front Mol Neurosci, 2017, 10: 174.

［26］Park SB, Alberti P, Kolb NA, et al.Overview and critical revision of clinical assessment tools in chemotherapy-induced peripheral neurotoxicity.J Peripher Nerv Syst.2019, 24 Suppl 2: S13-S25.

［27］BL R, S K, EJ A, et al.Evidence that type I osteoporosis results from enhanced responsiveness of bone to estrogen deficiency.Osteoporosis international: a journal established as result of cooperation between the European Foundation for Osteoporosis and the National Osteoporosis Foundation of the USA, 2003, 14(9): 728-733.

［28］JJ M, C S, D B, et al.Patterns and risk factors associated with aromatase inhibitor-related arthralgia among breast cancer survivors.Cancer, 2009, 115(16): 3631-3639.

［29］De Groef A, Van Kampen M, E D, et al.Effectiveness of postoperative physical therapy for upper-limb impairments after breast cancer treatment: a systematic review.Archives of physical medicine and rehabilitation, 2015, 96(6): 1140-1153.

［30］Crew, KD, Capodice, et al.Randomized, Blinded, Sham-Controlled Trial of Acupuncture for the Management of Aromatase Inhibitor-Associated Joint Symptoms in Women With Early-Stage Breast Cancer.Breast Diseases, 2012.

［31］CECIL, Russell L.ARTHRITIS OF THE MENOPAUSE.Journal of the American Medical Association, 1925, 84(2): 75-79.

［32］张扬, 罗艳华, 曾迎春, 等.癌症相关性认知功能损害研究进展.护理研究, 2017(11): 3904-3909.

［33］Janelsins M C, Heckler C E, Peppone L J, et al.Cognitive Complaints in Survivors of Breast Cancer After Chemotherapy Compared With Age-Matched Controls: An Analysis From a Nationwide, Multicenter, Prospective Longitudinal Study.Journal of Clinical Oncology, 2016, 35(5): 506-514.

［34］Fardell JE, Vardy J, Shah JD, et al.Cognitive impairments caused by oxaliplatin and 5-fluorouracil chemotherapy are ameliorated by physical activity.Psychopharmacology(Berl), 2012, 220(1): 183-193.

［35］MARCO CASCELLA, et al.Chemotherapy-related cognitive impairment: mechanisms, clinical features and research perspectives.Recenti Prog Med, 2018, 109(11): 523-530.

［36］Vitali M, Ripamonti C I, Roila F, et al.Cognitive impairment and chemotherapy: A brief overview.Critical Reviews in Oncology/Hematology, 2017, 118: 7-14.

［37］Chung NCl.Mechanisms and Treatment for Cancer- and Chemotherapy-Related Cognitive Impairment in Survivors of Non-CNS Malignancies.Oncology(Williston Park).2018, 32(12): 591-598.

［38］Kesler S, Hosseini S M H, Heckler C, et al.Cognitive Training for Improving Executive Function in Chemotherapy-Treated Breast Cancer Survivors.Clinical Breast Cancer, 2013, 13(4): 299-306.

［39］Wang J.Transcranial Magnetic Stimulation for Treatment-Resistant Depression: An Interactive Self-Learning Module.MedEdPORTAL, 2018, 14: 10713.

［40］Stewart R.Physical activity improves cognitive function in people with memory impairment.Evidence-based mental health, 2009, 12(2): 57.

［41］Attia A, Rapp SR, Case LD, et al.Phase II study of Ginkgo biloba in irradiated brain tumor patients: effect on cognitive function, quality of life, and mood.J Neurooncol, 2012, 109(2): 357-363.

第四章

肿瘤放射治疗损伤康复

第一节　放射性心脏损伤康复

放射治疗是肿瘤的重要治疗手段之一。在胸部恶性肿瘤放射治疗中，心脏不可避免地会受到一定剂量照射而出现损伤。放射性心脏损伤现在已成为恶性淋巴瘤、乳腺癌及胸部恶性肿瘤（如肺癌）患者放疗后重要的非癌性死亡原因之一。

一、定义

放射性心脏损伤（radiation-induced heart disease，RIHD）主要是指胸部肿瘤进行放射治疗时因照射到心脏组织，从而引起心包炎、心肌纤维化、冠状动脉疾病、心脏瓣膜病变等一系列心脏并发症。

二、流行病学

最近系统回顾已经清楚地证实心血管功能障碍是胸部放疗的一个主要潜在并发症，在比较癌症幸存者中致命心脏事件的发生率时，发现 120 多万乳腺癌患者中有 1.6%~10% 随后发生并死于心血管疾病，左侧乳腺癌妇女的风险比右侧乳腺癌妇女高。接受胸部放疗的癌症患者发生致命心脏事件的风险比未接受放疗的患者高 1.5~3 倍。年轻患者的风险最高，特别是接受治疗的霍奇金淋巴瘤患者和 Wilms 肿瘤。放疗同时合并蒽环类药物化疗，患者发生充血性心力衰竭的风险增加 2~6 倍，放疗结束后半年有 60% 的患者发生心肌灌注异常。另外具有如高血压、甲状腺功能低下、高脂血症、放射性肺炎等基础疾病与心脏损伤也有一定的关系。

三、病因与病理生理

（一）脱氧核糖核酸（doxyribonucleic acid，DNA）损伤

近来越来越多证据表明 DNA 损伤反应在放射性心脏损伤中发挥重要作用。电离辐射可直接通过带电粒子或间接通过自由基的产生诱导细胞 DNA 的单链和双链断裂。这种 DNA 损伤通常导致包含野生型基因的信号通路 p53 的活化。根据 DNA 损伤程度，该基因可促进细胞存活（通过细胞周期停滞和 DNA 损伤修复），或激活细胞死亡机制，如凋亡。

（二）氧化应激反应

活性氧自由基不仅是导致心血管疾病的重要因素，而且在放射性心脏损伤中同样扮演重要角色。高浓度的氧自由基可以引起细胞线粒体呼吸链发生代谢障碍，导致细胞损伤。氧自由基还可以直接引起 DNA 损伤，包括碱基的氧化、单链 DNA 的形成、DNA 双链的断裂。心肌细胞暴露于过多的氧自由基会出现肥大，大大增加了冠心病、高血压甚至心力衰竭的发生概率。

（三）端粒侵蚀

端粒成为近年来研究的热点，端粒的长短与心血管疾病密切相关，而其中最关键的就是与端粒合成相关的端粒酶。端粒侵蚀普遍发生在肿瘤患者接受放射治疗后。

（四）内皮细胞功能紊乱

内皮细胞是放射性心脏损伤的重要靶点，内皮细胞受照射后，可以直接引起内皮细胞损伤、炎性反应因子释放及凝血途径激活。

1. 内皮细胞损伤　在放射损伤动物模型中可以观察到血管密度降低及残余血管的功能改变。

2. 炎性反应因子　辐照后的内皮细胞激活并刺激细胞内黏附分子 -1 和血小板内皮细胞黏附分子 -1 等分子，导致白细胞聚集。招募的炎性反应细胞可以分泌促纤维化生长因子，包括肿瘤坏死因子（tumor necrosis factor，TNF）、白介素 -1、白介素 -6、白介素 -8 等。若持续照射数小时，炎性反应细胞则将继续分泌血小板生长因子、转化生长因子 β、成纤维细胞生长因子、胰岛素样生长因子等，这些变化导致胶原合成和最终纤维化。研究发现参与炎性反应过程的还有 NF-κB 介导的细胞信号通路。

3. 凝血激活　近年来，多个研究通过定量即时聚合酶链锁反应（quantitative real time polymerase chain reaction，qRT-PCR）对接受电离辐射细胞进行组织因子的检测，结果证实电离辐射后组织因子的表达上调。上调的组织因子以及纤维化产生的胶原，可以激活外源性及内源性凝血途径，从而形成不溶于水的交联纤维蛋白多聚体凝块，导致微血管阻塞，使血管功能减弱，引起心肌缺血。另外，血管内皮损伤暴露内皮下组织，可以直接激活血小板，导致 5- 羟色胺和血栓素 A2 的释放，引起血小板聚体和血小板血栓形成。

四、诊断

临床诊断标准

1. 心电图检查　心电图检查是 RIHD 的重要诊断依据，心电图异常主要包括 ST-T 段改变、房性或室性期前收缩、QRS 波低电压，亦有 I 度房室传导阻滞和 Q 波异常。早期 RIHD 可出现短暂、无症状的非特异性心电图异常。放疗所致的心电图异常发生率随放射剂量增加而增加。美国肿瘤放射治疗协作组织制订了 RIHD 的分级标准：0 级：无变化；1 级：心电图可表现为窦性心动过速，T 波低平或其他改变，但无临床症状；2 级：ST-T 段提示心肌缺血，亦可无明显临床症状；3 级：可有心绞痛、心包积液、缩窄性心包炎、心脏增大、中度心力衰竭；4 级：心脏压塞、严重心力衰竭、重度缩窄性心包炎；5 级：死亡。

2. 心肌酶谱检验　心肌细胞受到损伤时，心肌肌钙蛋白（cardiac troponin，cTn）、肌酸激酶（creatine kinase，CK）、肌酸激酶同工酶（creatine kinase isoenzymes，CK-MB）等心肌内多种酶大量释放入血，引起酶学改变。其中肌钙蛋白 T、肌钙蛋白 C、肌钙蛋白 I 是反映心肌损伤的重要标志物，心肌细胞损伤 3~6h 时，可升高 10~100 倍，持续时间长达 2~3 周，能够反映微小的心肌损伤，敏感性高、特异性强。当胸部照射剂量达 50~60Gy/5~6 周时，心肌酶谱异常发生率达 28.5%，肌钙蛋白 I 和肌钙蛋白 T 的升高达 13.7% 和 10.9%。CK、CK-MB 也可作为心肌损伤早期诊断指标，但特异性及敏感性无血清肌钙蛋白明显，现已将肌钙蛋白 I 和肌钙蛋白 T 逐渐取代 CK-MB 作为心肌损伤诊断的"金标准"。

3. X 线、CT 及 MRI 检查　X 线检查可用于观察心包积液征象，如有无心影增大、上腔静脉影增宽及心膈角是否锐利等；CT 检查可显示心包积液位置、量；MRI 检查可更准确显示心脏解剖结构异常、血流动力学改变以及心包积液的范围和部位。

4. 超声心动图检查　超声心动图是利用超声波回声检查心脏和大血管解剖结构、功能状态的一种无创性技术，可用于评价放疗所致的心脏结构、功能和血流动力学状态异常。放疗后常见改变为心包积液、心包增厚、左室舒张末期直径减小、左室后壁厚度减少和二尖瓣关闭速度减慢，少数有室间隔活动幅度下降、主动脉瓣或二尖瓣增厚、关闭不全等。此外超声心动图在临床上还常用于观察放疗后左心室的收缩及舒张功能状况。

2. 分类　放射治疗引起的心脏病包括一系列疾病，反映了心脏内各种细胞类型和结构的不同辐射敏感性。RIHD 按发生时间可分为急性放射性心脏损伤和慢性放射性心脏损伤，前者指放疗中或放疗后 3 个月内发病，后者可发生于放疗后 1 年内，也可延长至数年。按其发生部位可分为以下几类。

（1）放射性冠状动脉损伤：最突出的表现是冠状动脉硬化，泡沫细胞（含脂质巨噬细胞）、成纤维细胞和胶原聚集在内膜中，形成斑块。随后，内膜中出现纤维化，最终斑块破裂，可能导致心肌梗死。

（2）放射性心脏瓣膜损伤：接受超过 35Gy 心脏照射的患者中，81% 发生辐射相关瓣膜病。这些患者经常出现局灶性小叶纤维化、瓣膜钙化和狭窄，这可能导致射血分数降低和瓣膜反流。

（3）放射性心包损伤：临床表现为心包炎，导致心包积液引流减少，随后形成纤维化，导致心包增厚，可能导致心脏压塞（心脏受压）。

（4）放射性心肌损伤：由微血管损伤和心肌细胞供血不足引起，伴有心肌纤维化，导致心肌弹性和膨胀性降低，使射血分数和灌注降低，也可能引起心律失常。

（5）放射性心脏传导系统损伤：在心脏放疗早期即可出现，约 50% 胸部放疗患者可有心电图异常，多无临床表现。心电图检查可有窦性心动过速、窦性心动过缓、房性或室性期前收缩、房颤等，其中以窦性心动过速最为常见。

五、康复评定

参见"化疗致心脏功能损伤康复"评定部分。

六、药物治疗

1. 曲美他嗪　研究发现，曲美他嗪能有效减轻大鼠放射后心脏炎症反应与心肌损伤，主要是通过减少心肌组织 TNF-α 信使核糖核酸（ribonucleic acid，RNA）及蛋白的表达发挥作用；曲美他嗪还可以改善内皮功能，降低冠状动脉血管阻力，增加正常动物与实验性冠状动脉硬化动物的冠脉血流量。

2. 氨磷汀　氨磷汀可通过增加氢原子来修复化学损伤，也可通过其对细胞的直接作用起到辐射防护作用，目前研究证明氨磷汀能够预防辐射诱发的心脏病，即减少照射后 6 个月时的血管炎和血管损伤。

3. 褪黑激素及其他　褪黑激素可以明显减少心肌细胞坏死，延缓心肌纤维化进展，同时防止血管炎的发生。目前已有己酮可可碱与 α- 生育酚和沙利度胺用于治疗放射性心脏损伤的研究。

4. 中医治疗　中医内科治疗参考《中医内科学》之"心悸""胸痹"治疗。

（1）心血瘀阻——血府逐瘀汤加减；

（2）痰浊闭阻——瓜蒌薤白半夏汤合涤痰汤加减；

（3）气滞心胸——柴胡舒肝散加减；

（4）痰火扰心——黄连温胆汤加减；

（5）阴虚火旺——天王补心丹加减；

（6）气虚不足——归脾汤加减。

七、康复治疗

1. 改进放射技术　就辐射而言，重点要强调分次辐射和限制辐射剂量与体积。现在放疗技术已由二维放疗发展到三维、四维放疗技术，放疗剂量分配也由点剂量发展到体积剂量分配，及体积剂量分配中的剂量调强。如深度吸气屏气、三维适形放疗、调强放疗、容积调节弧治疗等减少心脏辐射剂量的技术早已应用于临床，这些方法使心脏在放疗期间受到的辐射剂量和体积大大减少。

2. 控制危险因素　严格控制血压、血脂，戒烟可降低发生心血管疾病的概率，大大减少放疗后心脏损伤发生的风险。

3. 手术治疗　对于放疗诱导的有症状的窦性心动过缓或高度房室传导阻滞患者可以接受起搏器植入术，室性心律失常或心脏性猝死的患者可以接受植入式除颤器。对于因放疗引起的冠心病患者，经皮冠状动脉介入治疗可能比冠状动脉旁路移植术更好，这可能与放疗引起心脏周围纤维化有关。

4. 骨髓间充质干细胞（bone mesenchymal stem cells，BMSCs）　有研究发现，输注 BMSCs 可以通过改变巨噬细胞表型并以 TNF-R2 依赖性方式抑制局部炎症，进而减缓辐射诱导的纤维化的进展，这对延缓心脏损伤进展有一定意义。

八、预防与预后

RIHD 因目前尚无确切的治疗手段，重在预防，从以下几方面注意：①放疗科医师和物理师在制订计划时，可通过挡铅减少心脏受照射体积；②计划减少心脏受量；③精确定位，每周检查，减少治疗期间摆位误差；④剂量分布均匀，避免心脏出现高剂量热点；⑤放化疗联合治疗时，尽量减少对心脏毒性较大药物使用，适当增加保护心肌药物，并定期检查心电图、心肌酶谱。

（王凤玮　封颖璐　王丽娜）

第二节　放射性肺炎康复

放射治疗是胸部肿瘤常用的治疗方法。对Ⅰ、Ⅱ期非小细胞肺癌小于 3cm 的肺内原发灶，根治性放疗的剂量一般需要 65Gy；食管癌术前放疗常用剂量通常为 50~60Gy，根治性放疗常用剂量通常为 70Gy。在肺部肿瘤以及其他邻近肺组织肿瘤的放射治疗中，肺组织往往会受到一定剂量的照射，造成不同程度的放射性损伤。放射性肺炎限制了胸部肿瘤放疗的剂量，从而影响肿瘤局部控制率及放疗后患者的生存质量。一旦发生肺炎，临床上以激素治疗为主，只能暂时缓解症状，且激素有诸多并发症。如何尽量减少放射性肺炎的发生，是临床上亟待解决的问题。

一、定义与术语

放射性肺炎（radiation pneumonitis, RP）是由于肺癌、乳腺癌、食管癌、恶性淋巴瘤或胸部其他恶性肿瘤经放射治疗后，在放射野内的正常肺组织受到损伤而引起的炎症反应。轻者无症状，炎症可自行消散；重者肺脏发生广泛纤维化，导致呼吸功能损害，甚至呼吸衰竭。

二、流行病学

放射性肺炎是胸部肿瘤放疗及骨髓移植预处理中最常见的并发症，发生率为 5%~50%。肺癌接受放疗后 70% 的患者会发生轻度的放射性肺损伤，表现为影像学改变，多数无症状或症状轻微，建议称作放疗后改变；仅有 5%~15% 的患者出现临床症状，建议称作 RP。RP 通常发生于放射治疗后 3 个月内。

三、病因与病理生理

（一）发病原因

1. 受照射肺的容积　剂量相同时受照肺组织容积越大，发生率越高。

2. 受照射剂量　放射剂量<15Gy 时，很少发生 RP，若>60Gy 会发生不同程度的 RP。

3. 分割方式　总剂量相同时，分割次数越少，总疗程越短，RP 发病率越高。

4. 受照射部位　上肺及近纵隔的肺组织较下肺及周边肺组织更容易发生 RP。

5. 放射线类型　钴 60 高能 X- 线对肺组织的损伤相对较小，发生 RP 的概率低。

6. 合并化疗　放疗前或放疗期间行化疗，促进 RP 的发生，某些化疗药（如博来霉素、环磷酰胺、长春新碱、氨甲蝶呤等）与放疗同时使用时，除对肿瘤有增敏作用外，也提高了正常组织的放射敏感性，化疗时即使小剂量放疗也可能发生严重 RP。

7. 肺部的健康状态　肺部的健康状态不良，老年及儿童，吸烟者易发生 RP，女性的肺体积相对较小，同样照射野发生率明显高于男性。

（二）发病机制

目前关于 RP 的发病机制有几种学说：最普遍的是细胞因子学说，认为转化生长因子 -β（transforming growth factor-β, TGF-β）是与放射性肺纤维化的发生和发展关系最密切的介导因子。还有传统的肺泡Ⅱ型上皮细胞损伤学说，认为肺组织受到放射性照射后，小血管及肺泡Ⅱ型细胞损伤和表面活性物质变性，导致其分泌功能丧失及成纤维细胞异常增生，表现为毛细血管损伤，产生充血、水肿、细胞浸润，肺泡型细胞再生能力降低，减弱了对成纤维细胞生长的抑制作用，成纤维细胞增生，使肺组织产生损伤，最终导致肺纤维化。其他包括血管内皮细胞受损学说，自由基与放射性肺损伤及基因学说等。近期研究认为其是由炎性反应因子介导的急性自发性免疫样反应，是一种淋巴细胞性肺泡炎，可以发生于放射野以外区域。

（三）病理生理

RP 的发生与靶区剂量、剂量分割、受照部位是否辅以化疗以及有无慢性肺疾病史均有一定关系。肺组织受到一定剂量的照射后即可以产生组织学上的肺损伤改变，肺损伤形态学改变表现为肺间质充血水肿，肺泡内渗出增加，结果造成气体交换障碍，随后是炎性细胞浸润，肺泡上皮细胞脱落，数周后间质水肿转变为胶原纤维，肺泡间隔增厚，这一过程持续数周至数月。临床上是否表现为急性 RP，取决于照射的体积和照射剂量。

四、诊断

（一）症状

RP 的临床症状没有特异性，主要临床表现为气短、咳嗽、低热。气短程度不一，轻者只在活动后出现，严重者在静息状态下也会出现明显呼吸困难；咳嗽多为刺激性干咳，可以伴有发热，多为 37~38.5℃低热，也有出现 39℃以上高热者。严重者或产生合并症，可危及生命。

（二）体征

RP 多无明显体征，部分患者会出现体温升高、肺部湿啰音等表现。

（三）血液学检查

放射性肺损伤实验室检查没有特异性指标。如果没有伴发肺部细菌感染白细胞及中性粒细胞分类并不升高，严重 RP 患者可以出现血氧分压下降等表现。

（四）影像学检查

1. 胸部 X 线检查　可以发现与照射野或高剂量区形状相一致的弥漫性片状密度增高影，病变不按肺叶或肺段分布；少部分患者照射野外出现相应变化。

2. 胸部 CT 检查　与照射野或接受照射范围相一致的斑片状淡薄密度增高影或条索样改变，病变不按肺叶或肺段分布；少部分患者在照射野外，甚至双肺出现相应变化。

其中 CT 显示放射性肺损害较 X 线片更为敏感。CT 影像学表现常见下述四种类型：①磨砂玻璃型：肺放射野内出现散在、淡薄渗出的密度增高影，高分辨率 CT 上见梅花瓣状的阴影，与周围肺组织界线清楚。常见于放疗后 4 周 ~4.5 个月。②补丁实变型：在放射野内出现补丁状实变影，密度较高，边缘平直，常见于放疗后 25d 至 1.3 年。③含气不全型：病灶超越肺叶、肺段分布的不全肺不张，常见于放疗后 11 周 ~8 年内。④限于放射野内的浓密的纤维化，其内见空支气管征，致密影边缘呈"刀切状"，周围胸膜粘连、牵拉。见于放疗后 5.8 个月 ~8 年。RP 肺功能会发生不同程度的改变，其中一氧化碳弥散量是一个较敏感的指标，能够用来预测放疗后肺损伤的程度。

（五）肺功能检查

肺活量和肺容量降低，小气道阻力增加，肺顺应性降低；弥散功能障碍，换气功能降低。

（六）诊断

RP 的诊断主要为排除性诊断，根据患者相关临床症状、影像学表现等进行综合判断，主要有以下几点：

1. 胸部放射治疗病史　胸部肿瘤接受放疗者 RP 的发生时间一般在放疗开始后 1 个月到放疗结束后 3 个月。放疗结束 90d 后，为放射性肺纤维化。

2. RP 的临床症状　三大主要症状包括咳嗽、低热和气短均无特异性，重症患者表现为呼吸困难、胸痛、持续干咳，可伴少量白痰或痰中带血丝，危重患者表现为呼吸窘迫、高热，甚至死亡。

3. 胸片或 CT 检查，肺功能检查。

4. 需排除或确定是否合并有肿瘤进展、肺部感染、肺梗死、患者自身的心肺疾病、化疗药物性肺损伤等诊断。

五、康复评定

（一）放射性肺损伤的分级标准比较（表 4-2-1）

表 4-2-1 放射性损伤的分级标准比较

	1级	2级	3级	4级	5级
SHOG	影像学改变，有症状但不需要激素	需要激素或渗出性改变	需要吸氧	需要通气支持	死亡
RIOG	轻度的干咳或剧烈活动后气喘	需要麻醉性镇咳药物的持续性咳嗽，轻微活动后气喘	麻醉性镇喷药物无效的剧烈咳嗽 / 有急性放射性肺炎临床或影像学证据 / 间歇性吸氧或激素使用	严重的呼吸功能损伤 / 续吸氧或辅助通气	死亡
NC1-CC3.0	无症状，仅影像学改变	有症状，不影响基本日常生活活动	有症状，影响基本日常生活活动	日常生命威胁，辅助通气	死亡

（二）RP 分级

Ⅰ级：无症状，仅仅需要临床观察，不需要治疗干预；

Ⅱ级：有症状，需要医疗处理，影响日常工作；

Ⅲ级：有严重症状，日常生活不能自理，需要吸氧；

Ⅳ级：有危及生命的呼吸功能不全，需要紧急干预如气管切开或置管等；

Ⅴ级：指引起死亡的 RP。

六、药物治疗

1. 一般处理 吸氧、化痰、支气管扩张剂等对症支持治疗，保持呼吸道通畅，缓解呼吸困难。

2. 糖皮质激素 能有效缓解急性渗出，减轻病变部位的炎性反应及间质水肿，有效缓解弥散功能障碍。一般每日应用甲泼尼龙 40~80mg，连续应用 10~14d，如病情控制满意逐步缓慢减量，2~3 个月后停用，病情严重者减量更需缓慢，部分患者甚至应用 4~6 个月方能完全停用激素，一般仅作为短程治疗，不宜用作预防用药。动物实验证明经过甲泼尼龙处理的小鼠，相对放疗耐受剂量更高，且如果中途停止使用激素其死亡率升高。临床试验亦表明，激素治疗 RP 的有效率为 80%。

3. 抗生素 单纯 RP 一般不主张应用抗生素，但由于肺组织渗出增加，气道排痰不畅，且肿瘤患者放化疗后抵抗力较弱，易于合并感染，此时应该预防性应用抗生素，但不宜长期应用，以免诱发真菌感染，使病情复杂化。如果没有明确感染征象，一般应用二代头孢类抗生素即可，当应用糖皮质激素已经控制了局部炎症渗出后即可停用，通常应用 5~7d 即可。

4. 抗氧化剂 乙酰半胱氨酸或氨溴索等含巯基的祛痰药物，有利于氧自由基的清除，减轻放射性肺损伤程度，促进恢复。

5. 中药治疗

（1）痰湿蕴肺——二陈平胃散合三子养亲汤加减；

（2）痰热郁肺——清金化痰汤加减；

（3）肝火犯肺——黛蛤散合加减泻白散加减；

（4）肺阴亏耗——沙参麦冬汤加减。

七、康复治疗

1. 预防

（1）放射治疗前充分评估患者，如患者的一般情况、基础肺功能、既往用药情况（化疗药物如氨甲蝶呤、环磷酰胺、丝裂霉素等）、是否同步化放疗。

（2）放疗计划设计：确保肺的照射剂量在耐受范围内。

（3）放射保护剂的使用：动物和临床实验研究表明，氨磷汀（amifostime）对肺的放射性损伤有保护作用。它可使实验组小鼠照射后血浆 TGF-β1 水平显著降低。非小细胞肺癌患者在接受放化疗时给予 amifostine 可以显著降低 RIP 的发生率。另 Molteni 等研究证实，血管紧张素转换酶抑制剂和血管紧张素Ⅱ受体阻滞剂可以通过对抗放射线对肺内皮细胞、成纤维细胞、巨噬细胞的毒性作用以调控肺组织内的各种细胞因子，从而起到避免 RP 和肺纤维化发生的作用。

（4）思想上重视 RP，治疗期间严密观察。

2. 针灸治疗　参考《针灸学》之"内伤咳嗽"。

主穴：天突，肺俞，太渊，三阴交。配穴：痰湿侵肺加阴陵泉和丰隆；肝火灼肺加行间和鱼际；肺阴亏虚加膏肓和太溪；咯血加孔最。

八、预防

一级预防：严格控制放射量、放射野和放射速度。

二级预防：密切观察病情变化，及时予以吸氧、抗感染治疗。

三级预防：对症治疗，防止缺氧、酸碱失衡等。

（王凤玮　蔡玉梅）

第三节　放疗相关恶心呕吐康复

一、定义

放疗相关恶心呕吐（radiation-induced nausea and vomiting, RINV）是指由放射治疗引起或与放射治疗相关的恶心（以反胃和／或急需呕吐为特征的状态）和呕吐（胃内容物经口吐出的一种反射动作）。

二、流行病学

恶心和呕吐是肿瘤放疗患者的常见症状，在没有预防性应用止吐药物的情况下，高达 50%~80% 的患者会出现 RINV。意大利一项研究显示，在一千多名接受单纯放疗的患者中，恶心伴或不伴呕吐发生率为 28%，发生中位时间为 3d。另一项研究共纳入 368 名患者，接受单纯放疗，恶心及呕吐发生率分别为 39% 和 7%，行下腹及盆腔放疗患者恶心发生率较头颈部放疗患者高。

三、病因与病理生理

放疗相关恶心呕吐机制尚不明确，但目前认为近似于化疗相关恶心呕吐。详见化疗相关恶心呕吐。

四、诊断

1. 临床诊断标准

（1）接受放疗后立即或者延迟出现恶心或呕吐；

（2）症状经止吐药物治疗后可缓解，放疗停止后恶心呕吐症状亦可逐渐缓解；

（3）除外自身其他疾病引起的恶心、呕吐；

（4）除外化疗、饮食等放射治疗之外的方式引起的恶心呕吐；

（5）重新开始放疗后再次出现恶心呕吐。

2. 分级

（1）根据放射野范围分级（表4-3-1）：

表4-3-1　放疗相关恶心呕吐放射野范围相关危险等级

危险等级	放射区域	止吐指南	MASCC 等级	ESMO 等级
高 （>90%）	全身、全淋巴结	5- 羟色胺 3 受体拮抗剂 + 地塞米松	高 / 高（ + 地塞米 松：中 / 高）	Ⅱ /B（ + 地塞米松： Ⅲ /C ）
中 （60%~90%）	上腹、半身、上 半身	5- 羟色胺 3 受体拮抗剂 + 地塞米松	高 / 高（ + 地塞米 松：中 / 高 ）	Ⅱ /A（ + 地塞米松： Ⅱ /B ）
低 （30%~60%）	头颅、脊髓、头 颈、下胸部、盆腔	5- 羟色胺 3 受体拮抗剂	中 / 高	Ⅲ /B
极低 （<30%）	四肢、乳房	5- 羟色胺 3 受体拮抗剂或 多巴胺受体拮抗剂	低 / 高	Ⅳ /D

（2）个体差异相关分级（表4-3-2）：

表4-3-2　放疗相关恶心呕吐个体差异相关分级

风险因素	风险评分
年龄	
>55 岁	1
<55 岁	0
性别	
男	1
女	2
乙醇摄入	
有（ >100g/d ）	0
无	1
既往恶心呕吐史	
有	1
无	0

风险因素	风险评分
焦虑	
有	1
无	0

风险分级:4普通风险;5~6高风险

五、康复评定

参见化疗相关恶心呕吐章节。

六、药物治疗

1. 一般治疗　可嘱患者注意休息,进食易消化食物,少食刺激性食物,少食多餐。同时对于预期性呕吐患者,可给予心理疏导,必要时给予抗焦虑或抗抑郁类药物。同时应注意鉴别导致恶心呕吐的其他疾病:肠梗阻、脑转移、电解质紊乱、服用阿片类药物等。对于频繁、剧烈呕吐所导致的电解质紊乱及营养不良等情况,需密切观察精神状态及尿量等,监测电解质、白蛋白等指标,给予适当补液,纠正电解质紊乱,静脉补充葡萄糖、白蛋白、氨基酸、脂肪乳等营养物质。

2. 止吐药物

(1)5-HT$_3$受体拮抗剂

1)昂丹司琼:美国国立综合癌症网络(national comprehensive cancer network,NCCN)指南建议在上腹部放疗期间每日口服昂丹司琼8mg,每日2次,预防放疗相关恶心呕吐。

2)格拉司琼:NCCN指南建议在上腹部放疗期间每日口服格拉司琼2mg,每日1次,或格拉司琼贴剂预防放疗相关恶心呕吐。

3)帕洛诺司琼:多项研究表明,该药物在全身或半身放疗中,较传统止吐治疗更有效地预防放疗引发的恶心呕吐,NCCN指南推荐剂量为:0.25mg,静脉注射。主要不良反应为便秘,但同样可以缓解放疗引发的腹泻症状。

(2)皮质类固醇激素:主要应用地塞米松,必要时推荐剂量为2mg,每日3次,放疗第一周。

(3)NK-1受体拮抗剂:在化疗相关性恶心呕吐(chemotherapy-induced nausea and vomiting,CINV)中的应用已经得到大量临床实验的验证,但是阿瑞匹坦、福沙匹坦以及最新的NK-1受体拮抗剂,均没有大样本临床研究证实其在RINV中的应用。目前仅有小样本临床研究证实阿瑞匹坦联合5-羟色胺3(5-hydroxytryptamine 3,5-HT$_3$)拮抗剂或地塞米松,用于放化同步肿瘤治疗相关的恶心呕吐,较传统方案有效。

(4)多巴胺受体阻滞药:甲氧氯普胺为多巴胺受体阻滞药,常用于轻度风险放疗所致呕吐的预防和解救性止吐治疗。有临床研究证实甲氧氯普胺在防治RINV中不及5-HT$_3$拮抗剂有效。

(5)吩噻嗪类:吩噻嗪类只适用于轻度恶心呕吐,且具有镇静、烦躁不安等不良反应,不推荐使用。

3. 中药治疗

(1)痰饮内阻——小半夏合苓桂术甘汤加减;

（2）肝气犯胃——四七汤加减；

（3）脾胃气虚——香砂六君子加减；

（4）脾胃阳虚——理中汤加减；

（5）胃阴不足——麦门冬汤加减。

七、康复治疗

针灸治疗参考《针灸学》之"呕吐"。

主穴：中脘，胃俞，内关，足三里。配穴：寒吐者加上脘、公孙；热吐者加商阳、内庭，并用金津、玉液点刺出血；食滞者加梁门、天枢；痰饮者加膻中、丰隆；肝气犯胃者加肝俞、太冲；脾胃虚寒者加脾俞、神阙；肠鸣者加脾俞、大肠腧；泛酸干呕者加建里、公孙。

八、预防与预后

1. 预防

（1）一级预防：NCCN 小组建议接受全身照射或上腹部放疗的患者可以口服昂丹司琼或格拉司琼进行止吐预防，同时根据病情需要选择是否口服地塞米松。化疗和放疗同时进行的可参见化疗引起的恶心/呕吐的预防，遵照所用化疗药物的 CINV 指南进行预防性使用。放疗的呕吐风险高于同期化疗，应酌情选择止吐处理。

（2）二级预防：密切观察病情，及时止吐。

（3）三级预防：对症治疗，防止酸碱失衡、水电解质紊乱的产生。

2. 预后　经过积极干预，大多数患者都可较快康复。

（王凤玮　崔　宇　霍瑞雪）

第四节　放射性肠炎（直肠炎）康复

结肠直肠癌位列全球新发癌症发病率的第三位（10.2%），而相对于全球，我国结直肠癌占很大比例。放疗是治疗结直肠癌等盆腔恶性肿瘤的最有效手段之一，有 35%~61% 的盆腔恶性肿瘤患者接受过盆腔放疗。尽管放疗显著延长了患者的生存时间，但其对正常组织所产生的物理性损伤，会导致盆腹腔脏器的损伤，其中以直肠损伤最为常见且顽固。

一、定义与术语

放射性肠炎（radiation enteritis，RE）是指肠管受到照射后出现急性早期损伤并随治疗剂量加大而加重的现象。可分别累及小肠、结肠和直肠，是腹腔、腹膜后及盆腔肿瘤放疗常见的放射性损伤。

放射性直肠炎（radiation proctitis，RP）是指因盆腔恶性肿瘤如宫颈癌、子宫内膜癌、卵巢癌、前列腺癌、直肠癌、膀胱癌等患者接受放疗后引起的直肠放射性损伤。

二、流行病学

RE 可发生于肠道任何节段，发生率为 5%~13%，接受过盆腔放疗者可达 20%。肠道不同部位对照射的耐受性不同，直肠＞小肠，结肠＞胃；末端回肠和远端结肠比较固定，较易受照射的损害；炎症或术后粘连使肠袢固定，限制了肠段的活动，使该肠段单位面积的照射量增加，发病率增高。

三、病因与病理生理

因 RE 病因与病理生理基本相似，以 RP 为例。急性 RP 常发生于放疗后 1~2 周，由于放射线的细胞毒性，引起快速分化的肠上皮细胞死亡，结肠镜下表现为黏膜充血水肿，脆性增加。随着照射剂量的增加，肠黏膜血管通透性增加，使液体渗入肠腔。常规照射 4~5 周，肠上皮细胞（隐窝上皮细胞和绒毛上皮细胞）受损坏死而进行性大量丢失，吸收功能随之降低，水分、电解质和蛋白质也进一步丢失。急性者可发生肠蠕动增强和肠痉挛，表现为腹痛和水样腹泻，有时可出现黏液便。慢性者大多发生于放疗后数月至数年，是由于放射线累积引起肠壁血管硬化及肠壁纤维进行性硬化，导致闭塞性动脉内膜炎、黏膜下纤维化和新生血管形成。肠镜下表现为肠黏膜增厚、变硬，肠壁溃疡、坏死等，临床表现为直肠狭窄、排便困难，甚至肠梗阻。

四、诊断

急性 RP 大多数出现在放疗后 1~2 周，临床主要表现为腹泻、里急后重、排便疼痛及黏液便、便血等。慢性者大多发生于放疗后数月至数年，表现为直肠狭窄，排便困难，甚至肠梗阻。

RP 缺乏诊断的"金标准"，主要根据患者的盆腔肿瘤病史和放疗史，结合临床、内镜、影像学和组织病理学结果，在排除感染性和其他非感染性直肠炎及肿瘤活动或复发的基础上作出诊断。鉴别诊断时应考虑其他疾病，如非特异性溃疡性结肠炎、Crohn 病、肠结核、肠道脂代谢障碍综合征（Whipple 综合征）等。

根据直肠遭受辐射剂量的大小、时间的长短、发病的缓急，将 RP 分为急性 RP（acute radiation proctitis，ARP）和慢性 RP（chronic radiation proctitis，CRP），通常以 3 个月为急慢性分界线。

五、康复评定

（一）RTOG 评分

欧洲癌症放射治疗研究与治疗组织（European Organisation for Research and Treatment of Cancer-Radiation Therapy Oncology Group，RTOG/EORTC）评分标准至今仍是临床症状评估方面公认的放射反应评分标准，见表 4-4-1。

表 4-4-1 放射治疗后反应评分标准（RTOG/EORTC）

分级	症状描述
0级	无变化
1级	轻微腹泻 / 轻微痉挛 / 每天排粪 5 次 / 轻微直肠渗液或出血
2级	中度腹泻 / 中度痉挛 / 每天排粪 >5 次 / 过多直肠渗液或间歇出血
3级	需外科处理的阻塞或出血
4级	坏死 / 穿孔 / 窦道

（二）维也纳直肠镜评分

维也纳直肠镜评分（Vienna Rectoscopy Score）是根据内镜下病变的严重程度及范围作为重要参考指标，以指导选择恰当的治疗方案。见表4-4-2和表4-4-3。

表4-4-2　维也纳直肠镜评分

评分	黏膜充血	毛细血管扩张	溃疡	狭窄	坏死
0	1级	无	无	无	无
1	2级	1级	无	无	无
2	3级	2级	无	无	无
3	任何	3级	1级	无	无
4	任何	任何	2级	1级	无
5	任何	任何	≥3级	≥2级	有

表4-4-3　维也纳直肠镜评分

症状	内镜所见
毛细血管扩张	0级：无；1级：单个毛细血管扩张；2级：多个不融合毛细血管扩张；3级：多个融合的毛细血管扩张
黏膜充血	0级：无；1级：局限性的黏膜变红且水肿；2级：弥漫非融合的黏膜变红且水肿；3级：弥漫且融合的黏膜变红且水肿
溃疡	0级：无；1级：有或无表面<1cm^{2}的微小溃疡；2级：面积>1cm^2；3级：深溃疡；4级：深溃疡形成瘘或穿孔
狭窄	0级：无；1级：>2/3原肠腔直径；2级：1/3~2/3原肠腔直径；3级：<1/3原肠腔直径；4级：完全闭塞
坏死	0级：无；1级：有

（三）影像学评估

影像学评估是 RP 患者病情综合把握及制订合理治疗策略的另一个重要因素。常用的影像学评估手段包括盆腔 MRI、腹盆腔 CT、排粪造影及直肠腔内超声等。

（四）营养状态评估

盆腹腔放疗后出现严重 RE 无论是否合并肠梗阻，患者的营养不良发生率高于50%。应及时进行营养评估。常用 NRS2002、PG-SGA 和 CONUT 等量表作为筛查工具。

六、药物治疗

（一）西药治疗

1. 便血

（1）非甾体抗炎药：特别是那些用于治疗炎性肠病的药物，如放疗期间口服柳氮磺胺吡啶（2g，qd），可使放疗后腹泻、便血发生率下调31%，且严重程度减轻；放疗后2周服用巴柳氮（2.25g，qd），ARP症状发生率下调38.8%。

（2）类固醇类药物：可配合其他药物使用，氢化可的松灌肠在改善临床症状方面优于倍他米松灌肠剂，但内镜下改变并无明显差异。

（3）如怀疑细菌过度增殖，可尝试给予 7~10d 的抗生素治疗。出血性 CRP 患者行每日灌肠联合口服抗生素（环丙沙星 500mg，bid+ 甲硝唑 500mg，tid）治疗，即可改善便血及便频，亦可缓解腹泻、便急、里急后重等症状。

（4）放疗可诱导产生大量氧自由基，引起细胞损伤。因此，清除氧自由基的抗氧化剂如维生素 A（10 000IU，持续 90d）、维生素 C（500mg，tid）、维生素 E（400 IU，tid）等也被用于 CRP 的治疗。

（5）硫糖铝：是一种肠黏膜保护剂，在胃酸作用下能解离为氢氧化铝和硫酸蔗糖离子，后者可聚合形成一种黏着剂，在溃疡面上形成保护膜。同时可刺激局部前列腺素的合成与释放，促进溃疡愈合。硫糖铝（2g）灌肠可提高 RP 便血的缓解率。口服硫糖铝联合泼尼松龙灌肠，治疗 4 周便血明显缓解，内镜下病变愈合。

（6）短链脂肪酸：可调节黏膜增殖，为黏膜提供超过一半的能量需要。研究显示短链脂肪酸（醋酸钠，60mmol/ 次，bid）连续灌肠 5 周可显著缓解直肠出血，同时内镜下的表现亦有改善。

2. 腹泻

（1）止泻药：洛哌丁胺（易蒙停）可以抑制肠道平滑肌收缩，减少肠蠕动，患者通常在服药 6.5 d 左右，腹泻症状得到了控制。但对合并肠狭窄和肠梗阻的患者应避免使用该药物。

（2）生长抑素：洛哌丁胺治疗无效的难治性 RP，皮下注射生长抑素类药物如奥曲肽（>100μg，bid）可能会得到更好疗效。生长抑素对 RP 引起的出血、肠瘘、腹泻、肠梗阻亦有较好的效果。奥曲肽还可以降低放射线引起的小肠炎症。

（二）中药治疗

中药给药方式包括单纯口服，单纯灌肠，或口服灌肠合用，以口服与灌肠合用效果最佳。

1. 中药口服

（1）肠道湿热证——葛根芩连汤合地榆散加减；

（2）气滞血瘀证——失笑散合膈下逐瘀汤加减；

（3）脾胃虚弱证——真人养脏汤合归脾汤加减；

（4）脾肾阳虚证——四物汤合四神丸加减。

2. 中药保留灌肠　一般将敛疮生肌、活血化瘀与清热解毒类药物配合保留灌肠。急性期每日 2 次，2~4 周；慢性期每日 1 次，4~6 周；症状缓解后隔日 1 次。出血量较大的患者慎用，禁用于有直肠穿孔倾向或梗阻者。

常用药物：珍珠粉、牛黄、儿茶、白及、诃子肉、蒲黄、丹参、三七、地榆碳、炒槐花、仙鹤草、云南白药、青黛、黄连、黄柏、白头翁、秦皮、锡类散等。

七、康复治疗

（一）一般治疗

急性期应卧床休息。饮食以无刺激、易消化、营养丰富、多次少餐为原则。限制纤维素摄入。营养治疗应首选肠内途径，建议使用低渣配方，可改善 RE 患者营养状态并预防贫血，建议全程使用。腹泻严重者可采用静脉高营养疗法，适当补充谷氨酰胺。RP 患者存在维生素 B_{12} 吸收不良可能性，引发贫血或出现神经系统症状，故也需要适当补充。此外，补充益生菌，有助于减轻腹泻症状，降低患者腹泻的发生率，并能减少盆腔放疗后易蒙停（洛哌丁胺）的使用及水样便次数。CRP 患者的心理治疗，在临床实践中尤为重要。

（二）对症治疗

1. 便血

（1）甲醛烧灼：甲醛利用蛋白质凝固作用，在病变直肠黏膜层血管内形成血栓，以达到局部止血作用。甲醛最佳使用浓度还未确定，目前有 3.6%、4% 及 10% 的相关文献报道。给药方式包括保留灌肠、纱块浸润、局部灌注等。甲醛也是一种固定剂，刺激性强，方法不当有可能引起急性结肠炎、大便失禁、直肠狭窄及肛门区疼痛等。

（2）内镜下治疗：内镜下治疗包括三种方法：激光治疗、氩离子凝固治疗（argon plasma coagulator, APC）及甲醛凝固治疗。掺钕钇铝石榴石激光（Ng: YAG Laser）为早期应用方法，但因其治疗深度不易控制已被钾钛磷酸盐激光治疗（KTP Laser）代替。APC 是治疗出血性 RP 的一种安全、有效的手段，其治疗 RP 引起的出血有效率为 70%~100%。甲醛凝固如前所述。对比 KTP Laser、APC、甲醛三种方法，有研究认为在有效率与安全性方面三者效果接近，但也有研究认为 APC 是内镜下治疗 CRE 的最佳手段。

（3）高压氧：高压氧治疗（hyperbaric oxygen therapy, HBOT）可以改善 RP 血管内皮损伤导致的组织缺血、缺氧，加速溃疡愈合，促进组织修复。多项研究提示，CRP 患者在接受高压氧治疗后（氧气浓度 100%，2.0~2.4 个大气压，平均治疗次数 36 次），有效率达到 76%~89%，便血、溃疡、便急症状得以改善。HBOT 治疗具有良好的耐受性，极低的不良反应，对各种 CRP 均是一种有效的治疗手段。

2. 晚期并发症　晚期并发症主要有肠梗阻、肠穿孔、肠瘘、肠道大出血，这些并发症一般都需要手术治疗。约 1/3 的 CRP 患者需要手术治疗，手术原则主要是解决临床症状，最大限度降低手术病死率及并发症，改善预后及长期生活质量。

RP 的术式包括急诊手术和择期手术。急性肠穿孔、消化道大出血、绞窄性肠梗阻需急诊手术。择期手术包括：①粪便转流：结肠造口或小肠造口；②病变肠管切除吻合：Dixon 术式、Park 术式、Bacon 术式等；③瘘口修补：单纯修补、带蒂皮瓣修补、生物材料修补等。

围手术期营养支持在慢性放射性肠损伤手术治疗中具有重要的地位，一旦恢复进食功能，应以肠内营养为主。

（三）针灸治疗

主穴：天枢，大横，中脘，关元，足三里，三阴交，脾俞。配穴：湿热明显可加合谷，曲池，内庭；伴气滞可加太冲，阳陵泉；腹痛明显可加上巨虚；泄下次数多可加大肠俞，阴陵泉，气海。

八、康复护理

1. 饮食护理　禁食辛辣刺激性食物及粗纤维食物，鼓励患者进食高蛋白、高维生素食物。

2. 心理护理　耐心做好解释工作，克服紧张、恐惧和焦虑心理，帮助患者树立信心，使其保持乐观情绪配合完成放疗。

3. 保留灌肠的护理　灌肠前，嘱患者排空大小便，减轻腹压。插管时宜用软管，动作应轻柔，尽量沿直肠后壁插管。药液注入速度宜缓慢而匀速，以免刺激直肠而产生便意。操作过程中，注意观察患者的一般状况，记录治疗前后临床症状，比较每次治疗改善情况。

4. 肛周皮肤护理　每次便后用温水清洗，勤换内衣裤，保持肛周清洁干燥，局部皮肤可涂氧化锌软膏，必要时温水坐浴、高锰酸钾坐浴或中药熏洗。伴有肛裂及痔疮的患者，给予肛泰膏或肛泰栓局部应用。

5. 提肛运动　如便血症状停止,可鼓励患者多做提肛运动以恢复肛门部肌肉功能,有利于保持正常的排便功能。

九、预防与预后

一级预防:采用调强放射治疗,减少肠道受照剂量及受照体积。应避免进食纤维素多或对肠壁有刺激的食物。注意保持肛门及会阴部清洁,穿宽松内裤。2014 年,推荐使用氨磷汀 $\geq 340mg/m^2$ 静脉应用于预防急性期的 RP 反应。

二级预防:症状严重者,可暂停放疗,并大剂量应用维生素、输液补充各种静脉营养及应用肾上腺皮质激素、抗生素,以减轻局部炎症反应,促进恢复。

三级预防:随诊观察,对 ARP 应密切监测半年以上,及早发现 CRP,预防肠道穿孔,狭窄,梗阻等情况的发生。

在 RE 各种类型中,放射性小肠炎的预后较放射性结肠、直肠炎差。2/3 轻症患者可在 4~18 个月内好转或痊愈。有人认为广泛的盆腔手术如再放疗则病变组织血供不良,其预后常较差。严重的肠道放射性损伤的死亡率为 22%。

(王凤玮　崔　宇　霍瑞雪)

第五节　放疗相关头颈部特异性损伤康复

头颈部恶性肿瘤是包括口腔、鼻咽部、口咽部、下咽部和喉部的恶性肿瘤,其患病率占所有癌症的 5%。目前头颈部恶性肿瘤可采用多种方式强化治疗,如加速放疗、伴随化疗、手术加放疗加化疗或不加化疗等,均可显著改善肿瘤局部控制率和提高患者总生存期。但在放疗过程中,许多患者要忍受放疗引起的口腔黏膜炎、疼痛、唾液改变、口干、皮肤毒性、嘶哑、吞咽困难、牙关紧闭症、口腔颌面部纤维化、颈肩僵硬、疼痛等放疗毒副反应。这些毒副作用会加重患者症状,干扰如咀嚼、吞咽和说话等正常的生理功能和日常活动,引起相关的社会退缩和心理困扰,对患者的生活质量产生负面影响。

一、牙关紧闭症康复

(一)定义与术语

牙关紧闭症指由于下颌肌肉的痉挛而导致的开口困难,表现为开口 35mm 或以下的张口受限,它是头颈部肿瘤及其治疗中常见的并发症,尤其多见于鼻咽癌放疗后。

(二)流行病学

牙关紧闭症常见于头颈部恶性肿瘤患者。根据肿瘤的部位和范围不同,文献报道的牙关紧闭症发生率为 0~100% 不等。随着放疗剂量的增加,牙关紧闭症的发生率相应上升,使用调强放疗似乎可以降低放疗诱导的牙关紧闭症的发生率。一项关于头颈部癌症的前瞻性研究发现,在放疗前和放疗后,牙关紧闭症的发病率分别为 9% 和 28%。治疗后 6 个月,牙关紧闭症的发病率达到峰值 38%,临床表现包括张口受限、下颌相关问题、饮食受限和肌肉紧张等。不同的头颈部肿瘤相比较,扁桃体肿瘤患者最容易发生牙关紧闭症。此外,2018年所发表的一项纳入了 244 例头颈部肿瘤患者的前瞻性研究表明,接受放射治疗后,25%的患者发生牙关紧闭症,表现在治疗后最大开口(maximal interincisor opening, MIO)比治疗前的 MIO 减少 13mm 以上。

（三）病因与病理生理

牙关紧闭症是射线诱导的纤维化结果，可发生在肿瘤放疗的早期或晚期，在两颞侧进行常规放疗，包括颞下颌关节、咀嚼肌等部位，由于受射线的影响，发生退行性变和纤维化、肌肉萎缩、关节硬化，导致颞颌关节功能障碍。据报道由放射性颞颌关节损伤引起的张口受限是鼻咽癌根治性放疗的一种晚期放射性损伤，也是鼻咽癌根治性放疗后遗症之一。

（四）临床表现

牙关紧闭症最初表现为张口时颞颌关节发紧、疼痛、如果继续发展则颞颌关节活动受限，张口门齿距日渐缩小，讲话口齿不清，严重者甚至牙关紧闭，影响张口进食。采用齿距测量器测量用力张口到最大时上下门齿之间的距离，将其作为观察颞颌关节损伤所致张口受限症状的重要依据。

（五）康复评定

牙关紧闭症的程度主要用最大切牙间距离（maximal interincisal distance，MID）来表示。其代表从上颌和下颌切牙的切缘的距离。在无牙患者，则测量上颌和下颌牙槽嵴之间距离。测量应使用标准尺子或 1mm 刻度的滑动卡尺进行评估。测量仪器应由易于清洁和消毒的材料制成。测量应定期进行，最好在手术前、手术后、放疗前、放疗后和随访期间进行。

牙关紧闭症张口受限程度一般根据口运动评估量表（Schedule for Oral Motor Assessment，SOMA）量表来进行评定：Ⅰ级——张口受限，门齿距 2.1~3.0cm；Ⅱ级——进干食困难，门齿距 1.1~2.0cm；Ⅲ级——进软食困难门齿距 0.5~1.0cm；Ⅳ级——门齿距<0.5cm，需鼻饲。其中，Ⅲ级和Ⅳ级被定义为重度牙关紧闭症。开口程度大于 30mm 则为正常。

评定牙关紧闭症 MID 时，利用卡尺测量两次，并记录其最大值。在接受单独放疗的患者中，在开始放疗前 6 个月，即可测量 MID 作为基线，在接下来的 5 年中，测量频率为 6 个月后、1 年后，以及每年一次。在接受联合治疗（例如手术后再放疗的患者），则应在每次治疗前检查 MID，并在此后定期进行检查。

（六）康复治疗

1. 早期康复干预　据报道门齿距缩小多发生在放疗后 1~2 年内，坚持张口训练是减少张口困难简单而有效的方法，应从放疗的第 1 天开始，直至放疗后 1~2 年。

放疗前对患者进行康复督导，指导患者进行大幅度张口训练，迅速张口，然后闭合，以张口幅度可以忍受为限，2~3min/ 次，3~4 次 /d，指导患者鼓腮及舌前伸、后缩、舌转动、叩齿和按摩颞颌关节，每日 5 次，每次 5min，目的是使患者在放疗前掌握各种功能训练方法。放疗过程中或放疗后，仍需继续上述功能训练，预防张口受限。按摩颞颌关节、进行叩齿、张口训练等局部运动，可促进局部血液循环，改善咀嚼肌、舌肌张力，并锻炼颞颌关节，预防肌肉萎缩、关节硬化。通过改善整体和局部功能，有助于维持门齿距和防止咀嚼肌萎缩，有效降低患者放疗后张口困难的发生率并减轻其程度。

2. 牵伸训练　对已出现张口困难患者，进行牵伸训练，根据开口情况选择直径 2.5~4.5cm 圆锥形软木塞或应用开口器，置于上、下切牙之间或双侧磨牙交替支撑锻炼，张口度以能忍受为限，尽量保持大于 3cm 的开口度，10~20min/ 次，2~3 次 /d。

3. 关节松动训练　患者平卧于床上，治疗师一只手拇指伸入口腔内，越过下颌骨置于后齿区域，另一手稳定颧骨及感受其活动，进行长轴牵引，向前滑动及侧向滑动，应用三级手法改善颞下颌关节活动范围，每次治疗 3~5min。

4. 器械牵伸治疗　选用 TheraBite® 下颌运动康复系统，这是一种带有两个支撑臂的机械装置，可自行手控，将装置置于上颌和下颌之间，挤压手柄，支撑臂打开可以帮助张口，通过手柄的挤压和放松增加门齿距，每次治疗重复 6~8 回合，每回合拉伸 10~15s，每天四次，通过与主动肌力和耐力训练相结合，能更好地改善患者张口困难。

二、吞咽和语音功能障碍康复

（一）定义与术语

吞咽和语音功能障碍，包括吞咽障碍和构音障碍，前者指多种原因导致食物难以经口腔进入到胃中，表现为液体或固体食物进入口腔、吞下过程发生障碍或吞下时发生呛咳、哽噎。后者指由于中枢或周围神经或两者同时损伤而引起的言语肌肉本身或 / 和中枢对言语肌肉的控制紊乱而引起的一组发声障碍。

（二）流行病学

吞咽和语音功能障碍是头颈部肿瘤局部放疗的常见并发症，发病率可达 70%~80%，有研究表明，放疗后 1 年内，2 年后分别存在吞咽和语音功能障碍高峰，其可能原因：①放疗后一年内，尤其是最初半年，放疗导致的涎腺分泌减少、咽喉部急性黏膜水肿和疼痛造成进食吞咽不畅和发音困难；②晚期放射性损伤多发生于放疗 2 年后，由于吞咽相关肌群纤维化，会厌变形，脑神经损害等，使相关肌肉功能减退，从而导致吞咽和语音功能障碍。

（三）病因与病理生理

头颈部肿瘤在手术治疗、放疗、化疗后容易导致吞咽障碍及语言障碍，其中放疗比手术治疗更容易导致吞咽障碍，因此吞咽困难经常发生在放疗期间和放疗后。在脑肿瘤或其他肿瘤累及中枢神经系统的患者中，与放疗相关的水肿可引起语音和吞咽困难加剧。头颈部癌放疗的一个主要慢性副作用是口干（口腔干燥），在吞咽过程中唾液量的变化会扰乱食团的形成和转移，也会影响咽部润滑，进而导致吞咽固体食物困难。随着调强放射治疗的开展，限制或减少了口干副作用，吞咽困难也得到一定控制。放化疗后发生在口腔、咽、食管黏膜的溃疡可影响上消化道的感觉和运动，由于口腔和咽部肌肉运动正常，患者依然能吞咽，但往往在吞咽过程中表现出剧烈疼痛。

放射治疗的晚期副作用包括照射组织的纤维化，导致相关肌肉运动性降低；头颈部癌症患者经常需要或选择照射颈部淋巴结，意味着舌根、咽、舌、喉、会厌食管上括约肌可能在辐射场中，可能会发生语音变化；全喉切除术后，双侧声带去除将会使患者失声。发声障碍通常发生在口腔舌切除术、舌根切除术、口腔底切除术、颊黏膜切除术、下颌骨切除术后。如果口腔舌切除术采用全切除或次全切除，患者的言语会非常难以理解。

（四）临床表现

头颈部肿瘤患者接受局部放疗过程中，局部高剂量的射线常损伤咽部黏膜、腺体、肌肉、神经及邻近的颞颌关节，从而引发不同程度的吞咽和语音功能障碍。包括：①放疗后黏膜炎、口腔溃疡及口腔干燥症，进而出现咽痛、食欲减退、口干等症状。②颈、咽、面部的肌群发生纤维化，颞颌关节僵化，进而出现张口受限、牙关紧闭症状。③迷走神经、舌咽神经、副神经及舌下神经受损，出现吞咽肌群瘫痪、唾液分泌减少、口腔及咽部感觉减退、饮水呛咳、吞咽费力、鼻腔反流、声带麻痹等症状，由于食物滞留于口腔产生鼻腔反流或误吸、误咽，甚至吸入性肺炎等。

（五）康复评定

吞咽构音障碍评定最常用 Frenchay 构音障碍评定法，其分为八个部分，包括反射、呼吸、舌、唇、颌、软腭、喉、言语（表4-5-1）。每一细项按损伤严重程度分为a至e级，a级为正常，e级为严重异常。从而可根据结果所占比例（a项/总项数）来评定构音障碍的程度。其次，中国康复研究中心（CRRC版）构音障碍评定法也较常用于构音障碍的康复评定，其包括两大项目：构音器官检查和构音检查，其构音器官检查范围包括肺、喉、面部、口部肌肉、硬腭、腭咽、下颌和反射。构音检查则是经标准音结合构音类似运动对患者的各个言语水平及其异常的运动障碍进行评定，包括会话检查、单词检查、音节复述检查、文章检查、构音类似运动检查及总结。

　　吞咽障碍评定常采用吞咽障碍临床检查法（clinical examination for dysphagia，CED）。其包括患者对自己吞咽异常的描述，相关的既往史，有关的临床观察和物理检查等。例如，观察口腔功能、测试吞咽功能（反复唾液吞咽和饮水实验）、摄食过程评价、录像吞咽造影、内镜、B超、吞咽压检查等。

表 4-5-1　Frenchay 构音障碍评定表

项目	功能	损伤严重程度				
		a正常←			→严重损伤e	
		a	b	c	d	e
反射	咳嗽					
	吞咽					
	流涎					
呼吸	静止状态					
	言语时					
唇	静止状态					
	唇角外展					
	闭唇鼓腮					
	交替发音					
	言语时					
颌	静止状态					
	言语时					
软腭	进流质食物					
	软腭抬高					
	言语时					
喉	发音时间					
	音调					
	音量					
	言语时					
舌	静止状态					
	伸舌					
	上下运动					
	两侧运动					
	交替发音					
	言语时					

续表

项目	功能	损伤严重程度				
		a正常← →严重损伤e				
		a	b	c	d	e
言语	读字					
	读句子					
	会话					
	速度					
评定指标		评定级别				
a项数/总项数	正常	轻度障碍	中度障碍	重度障碍	极重度障碍	
	27~28/28	26~18/28	17~14/28	13~7/28	6~0/28	
评定级别						

（六）康复治疗

1. 预防运动　早期预防和/或处理因辐射或手术导致的急性副作用,可能会减少语言、吞咽等问题。可采用多模式引导自助运动计划,包括一次面对面的治疗前咨询,告知患者及家属治疗期间及治疗后可能出现的言语及吞咽问题。治疗前可由言语及吞咽治疗师提供辅导,告知患者在整个化疗、放疗过程中训练语言及吞咽的重要性,因为吞咽肌肉不活动可能导致失用性萎缩,进而导致未来暂时无法经口进食和长期依赖饲管。每天进行15min预防运动:①练习和保持头、颈、肩的灵活性;②练习和保持吞咽功能;③练习语音功能和交流功能。由经验丰富的言语治疗师通过电话或电子邮件方式提供每周10min的辅导。尽可能预防头颈部肌肉萎缩,维持化疗、放疗后语言及吞咽功能,改善生活质量。

2. 口腔器官运动训练

（1）下颌、面部及腮部训练:加强上下颌的运动控制、力量和协调性,提高进食咀嚼功能。应用不同厚度的咀嚼器进行咬合运动训练,增加下颌骨的稳定性及张口能力,加强咬肌力量。

（2）唇部练习:加强唇的运动控制、力量及协调性,提高吞咽功能。在进行吞咽前,患者用唇部夹紧勺子,把食物保留在口中。

（3）舌的训练:加强舌的运动控制、力量及协调性,提高进食及吞咽功能。包括训练舌肌的侧方运动,练习舌尖和舌体向口腔背部升起,舌体卷起、抗阻等动作,使用不同长度、不同管径的吸管吸不同黏稠度的液体,使舌做不同部位的运动及软腭不同程度上抬。

（4）腭咽闭合训练:两手在胸前交叉用力推压,同时发"啊"音,感觉腭弓有上提运动。

3. 口腔器官感觉训练　深层咽肌神经和肌肉刺激,利用冰冻柠檬棒刺激咽喉的反射功能,着重刺激四个反射区即舌根部、软腭、上咽缩肌和下咽缩肌,达到口腔肌肉功能与咽喉反射,改善吞咽功能目的。深浅感觉刺激:利用改良振动棒、手指、棉签刺激唇、颊、舌、咽喉壁、软腭等部位。K点刺激,K点位于磨牙后三角的高度,舌腭弓和翼突下颌缝的凹陷处,K点处直接刺激,可使患者反射性张口。

4. 咽喉部功能训练

（1）Maseko吞咽训练法:又称舌制动吞咽法,是在吞咽时,通过对舌的制动,使咽后壁向前突运动与舌根部相贴近,增加咽部压力,使食团推进加快。

（2）Shaker训练法:即头抬升训练,强化口舌及舌根的运动范围,增加食管上括约肌的开放,减少吞咽后的残留和误吸。

(3)发声笛:一种口腔肌肉言语训练工具,通过使用发声笛增大声门处压力,改善患者声带的感觉与运动功能。

(4)舌喉复合体训练:让患者完成一些可以促进喉上抬的动作,改善会厌翻转能力及环咽肌开放能力。

5. 电刺激治疗 神经肌肉低频电刺激治疗经过皮肤对颈部吞咽肌群进行低频电刺激,帮助维持或增强吞咽相关肌肉的肌力,并通过增强肌力和提高速度而使喉提升,改善吞咽功能。

6. 嗓音康复训练 目的是解决嗓音中的音调、音强、音色、呼吸与发声的调节以及呼吸控制问题。包括体位与呼吸功能改善训练、放松训练、持续发声训练、发音放松练习、音量异常训练、音调异常训练、音质异常训练。

7. 食管发声训练

(1)打嗝练习:指导患者吞咽空气后腹部收缩使食管内气流反向流出时,做屏气咽部收缩动作完成打嗝过程,利用咽部收缩的力量发出声音。

(2)空咽练习:利用舌的前伸、后缩将口腔内气体经咽部咽下,同时收缩咽部发出咕噜的声音,并保持口形和舌的位置。当患者能利用食管发出随意声音后,使患者固定口形,进行发声训练,逐渐缩短下咽空气的速度,利用胸腹部收缩使食管内气流逸出,练习保持咽部收缩动作一定时间,使食管发声时间尽可能延长,当食管发声能发出两到三个音节时,逐步加入短句,在句子中标出音调变化和重音变化,进一步延长发声时间。训练时间每次不超过 1h,训练完成后做颈部放松活动和调整呼吸运动。

三、头颅下垂综合征康复

(一)定义与术语

头颅下垂综合征(dropped head syndrome,DHS),又名低头综合征,是以患者站立或坐位时颈项部伸肌群无力抵抗头颅重量,导致患者下巴倚靠在胸部,头颅下垂,不能抬伸,平卧时可缓解,可伴有或无颈屈肌肌群的受累,如果为继发者则有肩、甚至全身肌肉无力,严重影响视力,影响日常生活活动。头颅下垂综合征的另一个名称是 camptocephalia,源于希腊语单词 campto(弯曲)和 cephale(头)的组合。DHS 通常与神经肌肉疾病有关,然而,DHS 并不总是伴随着肌电图或肌肉活检的明显变化,在这种情况下,孤立性颈部伸肌病(isolated neck extensory myopathy,INEM)也可被用于描绘头颅下垂综合征。

(二)流行病学

随着预期寿命的增加,头颅下垂综合征的患病率可能会增加。其流行病学资料相对欠缺。总的来说,其发生与放疗剂量有关,症状出现时间可在放疗后数月至数年后不等。2002 年,Umapathi 等综合分析了当时已发表的头颅下垂综合征病例,指出其发病平均年龄为 74.5 岁,男女比例为 3:2,平均年龄 74.5 岁。其发病常呈亚急性。在大多数情况下,在短时间的进展后会症状会趋于稳定。2015 年 Seidel 等文献综述了 45 例头颅下垂综合征病例,发现其中 9 例由放射治疗所致,大多数病例发生在霍奇金病放射治疗后 15 年内。此外,2016 年 Inaba K 报道了 3 例放射治疗后头颅下垂综合征病例,发现其颈部伸肌接受的放射剂量分别为 58.5Gy、42.3Gy 和 60.9Gy,而发病时间分别为放疗后 5 个月、6 个月和 15 个月。

(三)病因与病理生理

头颈部肿瘤进行放射治疗的过程中,使用广泛的辐射场,放射区包括脊柱节段和椎旁肌，如果累及颈椎可逐渐发展为颈旁肌萎缩和肩胛带肌无力，涉及神经源性和／或肌源性肌萎缩，导致辐射诱导的运动障碍进而导致头颅下垂综合征。此外颈椎椎旁肌纤维化也是放疗后诱发肌病的主要原因。放射性纤维化是一种复杂的组织反应，主要特征是大量细胞外基质的沉积和成纤维细胞的过度增殖，纤维化的发展以细胞和细胞外结构的变化为特征。据报道这种综合征为放疗后迟发性并发症，晚期损害可能发生在辐射数月甚至数十年后。

（四）临床表现

DHS 的特点是颈部椎旁肌肉严重无力，导致头部逐渐下垂，最终出现典型的下颌胸部畸形。与其他颈椎后凸畸形（如强直性脊柱炎）相比，DHS 通常可通过被动颈部伸展矫正。DHS 在淋巴瘤病例中发生率最高，这不仅和淋巴瘤本身或神经毒性化疗的连续使用有关，亦和胸椎旁肌肉受放射线作用有关。放射治疗不仅能引起神经／神经丛病，而且能引起肌肉纤维硬化，尽管局部放疗也有少量的 DHS 病例报告，但大剂量放疗因为覆盖了脊柱和椎旁肌肉的更多区域，更容易导致功能丧失。因为仅对少数脊柱节段进行局部放疗，其他肌肉／肌肉节段有可能弥补损伤，并且局部肌肉萎缩可能对脊柱功能没有重大影响。放射治疗所导致的 DHS，往往随着局部组织纤维化的发展，而进行性加重。为了预防 DHS，应减少椎旁肌肉的放射剂量。

（五）康复评定

DHS 包括局部神经损害、肌肉硬化和萎缩等上述征象，其康复评定包括上述方面的综合评定，即肌力、肌张力、和关节活动度测量等。

DHS 最常见的主诉是"下巴贴在胸前"和"难以保持凝视"，并可能导致吞咽困难。在评定 DHS 时，首先应排除颈椎结构性疾病，并区分是神经肌肉因素或非神经肌肉因素为主。前者常观察到颈部伸肌明显无力，后者则常因为颈部肌肉张力失衡所致。放疗所致 DHS，则两种因素可混合存在。其次，应仔细采集病史，了解其肌无力的特征和影响因素，包括询问患者是否孤立性颈部伸肌无力或弥漫性无力，肌无力是否有疲劳性无力或昼夜变化，是否有颅骨和／或延髓肌受累，是否有呼吸肌无力，是否有自主神经症状，以及家族史和发育史等。

详细了解病史后，应全面进行体格检查，重视上下运动体征、肌张力、肌力、肌肉萎缩情况和关节活动度等。体检后，应决定是否需要进一步的影像检查，包括 X 线、磁共振成像、CT 等。其中，X 线可以排除脊柱后凸、骨折和关节炎，磁共振成像对软组织包括肌腱、韧带、筋膜、纤维组织、脂肪、滑膜、肌肉和神经的成像优于 CT 成像。必要时，可行电生理检测或肌肉活检，以获得进一步有价值的信息并排除炎症性肌肉疾病。

（六）康复治疗

DHS 患者的最佳管理需要综合多学科的工作，通过物理治疗、按摩和针灸等最大限度地减缓症状的进展。DSH 的康复治疗重在预防，需要在放疗前、放疗期间和放疗后坚持颈部训练，不应延误治疗。

头颈部功能训练，可促进血液循环、炎症产物吸收，预防纤维组织粘连，有效防止关节强直和肌肉萎缩，从而降低颈部纤维化的发生率。

颈部运动治疗如传统运动疗法五禽戏、八段锦、瑜伽及武术，现代颈椎操训练、弹力带抗阻训练、三维静力抗阻训练及等长收缩等方法，可促进颈伸肌恢复力学性能，缓解疲劳，维持颈椎稳定。

1. 颈部康复操　患者采用站姿或坐姿，两脚分开与肩同宽，两肩自然下垂，全身放松，均匀呼吸，颈部康复操共十节：①双掌擦颈；②左顾右盼；③前后点头；④旋肩舒颈；⑤颈项争力；⑥摇头晃脑；⑦头手相抗；⑧翘首望月；⑨双手托天；⑩放眼观景。每天 3 次，矫正患者头下垂,增强颈肩部肌肉力量,提高机体适应和代偿能力。

2. 颈后部肌群肌力训练　颈后肌群肌力 1~3 级,患者侧卧位,头下垫枕使头部保持水平,肩部放松,治疗师一手托住患者头部,一手固定患者肩部,指导患者做全范围内颈后伸动作,1 级肌力时,指导患者予以助力帮助颈后伸动作;颈后肌群肌力 2~3 级,只固定患者肩部、托起头部,不予颈后伸动作助力;颈后肌群肌力 4~5 级,患者俯卧位,肩部放松,一手放在患者肩部,一手放在患者头枕部向下施加阻力,患者抗阻力做颈后伸动作。

3. 器械训练　当患者肌力 1~3 级时,患者取卧位,利用悬吊减重系统进行助力训练;肌力 4~5 级,患者取坐位或俯卧位,利用弹力带、滑轮等进行抗阻训练。

4. Thera-Band 抗阻训练　是一种渐进式阻力训练,运用不同的颜色难度(米、黄、红、绿、蓝、黑、银、金)弹性塑胶带进行抗阻训练,患者可逐渐递进牵拉时间与牵拉负荷,当运动范围增大时,负荷可逐渐增大,牵拉在无痛范围内进行。Thera-Band 训练方案要求牵拉到目标长度并在规定的角度停顿 1min,徐缓回到起点再进行下一次的牵拉。主要体现动静结合,动是让肌肉感觉到速度、力量、位置,使脊柱周围肌张力达到疲劳阈值,失去反射性收缩力;静是通过间歇性等长收缩产生低负荷阻力使相关肌肉紧张。

(张　俊　李雪红　杜月秋)

第六节　放射性中耳炎康复

放射性中耳炎是头颈部肿瘤,特别是鼻咽癌患者放射治疗后的常见并发症,放射线在治疗肿瘤的同时造成了中耳内部组织损伤,从而引起一系列病理改变及临床症状,严重影响患者的生活质量。

一、定义

放射性中耳炎(radiation-induced otitis media,ROM)是由于头颈部恶性肿瘤经放射治疗,在放射野内的正常中耳组织受到损伤而引起的无菌性炎症反应。其发生与电离辐射对中耳的直接损伤和放疗前肿瘤侵犯所致的中耳负压增高有密切关系。其临床症状主要包括听力下降、耳鸣和耳痛。

二、流行病学

由于各临床研究之间的异质性,统计出的 ROM 发病率差异较大(8%~29%)。在接受放疗的鼻咽癌患者中,ROM 发生率为 16%~26%,通常发生在放疗后 6 个月,部分患者听力可在 12 个月内全部或部分恢复,而相当一部分患者的损伤是终身性的。鼻咽或鼻腔、鼻窦肿瘤放疗后慢性中耳炎的发生率相对较高,咽鼓管照射剂量可能影响放射性中耳炎的发病率。年龄、性别等因素或肿瘤相关因素与放射性中耳炎的发病未发现显著相关性,但高龄是 ROM 的有利预后因素。

三、发病机制

因肿瘤侵蚀咽鼓管(eustachian tube,ET)软骨引起 ET 排泌功能失调,超过 40% 的鼻咽癌患者在放疗前就并发分泌性中耳炎,而放疗可加重这一损伤。

　　鼻咽部肿瘤的放疗对鼓室和 ET 的黏膜损害非常严重,电离辐射对组织细胞的直接损伤机制是脂质过氧化作用产生一系列活性自由基,从而引起膜结构和 DNA 的损伤。①放射野内黏膜和纤毛组织损伤。鼻咽癌患者的治疗剂量都在 60Gy 或更高,因此在放疗过程中,由黏膜覆盖的鼓室结构和咽鼓管将受到严重影响。②放疗后咽鼓管表面活性物质的减少,咽鼓管表面活性物质的减少导致其开放所需张力不足,且可引起中耳包括 ET 相关的肌肉组织纤维化,进而发生通气功能障碍,从而诱发中耳炎。③电离辐射损伤 ET 软骨,ET 的弹性变差,功能障碍而导致中耳压力不平衡。④放射导致神经源性腭帆张肌、腭帆提肌受损麻痹引起 ET 功能障碍。⑤中耳负压增高,增加了组织液的渗出、漏出。⑥电离辐射损伤中耳血管及淋巴管内皮,导致组织液渗出增加及淋巴回流障碍。⑦放疗诱发炎症介质升高:既往研究提示,鼻咽癌患者的中耳渗出液中炎症介质前列腺素 E_2 的浓度较高,而前列腺素 E_2 可影响咽鼓管功能。

四、诊断

　　1. 病史　有明确头颈部肿瘤放射治疗史,外耳道、中耳区位于射野内。

　　2. 临床症状　主要为听力下降,可随体位变化而变化,轻度耳痛、耳鸣、耳闷胀和闭塞感,摇头可听见水声。少数患者亦可出现永久性耳聋。

　　3. 专科检查　耳科专科检查可见鼓膜内陷,呈琥珀色或色泽发暗,亦可见气液平面或气泡,鼓膜活动度降低。

　　4. 辅助检查　MRI 上的中耳乳突积液、B 型导抗图和病理性鼓膜被视为中耳炎的特征性表现。耳镜检查有鼓室积液或经鼓室穿刺抽出积液者亦可诊断。CT 诊断放射性中耳炎的标准是:脑组织窗位观察,乳突密实;进一步用骨窗观察,表现为乳突蜂房发育良好,蜂房骨壁完好无损,其内为液体充填,密度增高,不含气体或含气减少。

五、康复评定

　　放射性中耳炎的康复评定方法包括临床症状评估,纯音听力测试以及应用咽鼓管功能评分量表评分。

　　(一) ETDQ-7 评分

　　七项咽鼓管功能障碍症状评分量表(the seven-item eustachian tube dysfunction questionnaire,ETDQ-7)由康奈尔医学院的 McCoul 等开发,该量表由 7 个与咽鼓管功能障碍症状相关的问题组成,根据症状严重程度将问卷选项分为 7 个不同等级,由轻到重依次评分为 1~7 分,受试者逐项填写问卷后计算总分,量化评估受试者的症状严重程度。见表 4-6-1。

表 4-6-1　七项咽鼓管功能障碍症状评分量表(the seven-item Eustachian tube dysfunction questionair, ETDQ-7)

在过去一个月,以下症状对你的影响程度	几乎没有影响			中等程度影响			严重影响
耳内压力感	1	2	3	4	5	6	7
耳内疼痛感	1	2	3	4	5	6	7
耳内堵塞感或如同置身水下感觉	1	2	3	4	5	6	7
感冒或鼻炎时耳有不适症状	1	2	3	4	5	6	7
耳内喀啦声或水泡破裂声	1	2	3	4	5	6	7
耳内嗡鸣	1	2	3	4	5	6	7
听声闷胀或含混不清	1	2	3	4	5	6	7

（二）咽鼓管评分法

咽鼓管评分法（eustachian tube score，ETS）是将患者咽鼓管测压（TMM）的检测结果与主观症状（做 Valsalva 动作及吞咽动作时耳内是否有"click"声）相结合进行评分，是目前评价成人阻塞性咽鼓管功能障碍的较为可靠的方法。ETS 最低为 0 分，最高为 10 分，分值越低咽鼓管功能越差。见表 4-6-2。

表 4-6-2　咽鼓管评分法

症状/测试室	2分	1分	0分
吞咽时有 click 声	经常有	偶尔有	没有
Valsalva 时有 click 声	经常有	偶尔有	没有
TMM 30mbar	R≤1	R>1	R 值无法计算
TMM 40mbar	R≤1	R>1	R 值无法计算
TMM 50mbar	R≤1	R>1	R 值无法计算

注：TMM：咽鼓管测压技术（tubomanometry，TMM）是衡量咽鼓管开放功能的客观方法，通过鼻腔装置经鼻咽部给予设定的压力（30、40、50 mbar），嘱患者做吞咽动作，通过外耳端的压力探测器监测中耳气压改变。系统可以计算出开放指数 R，R 值≤1 提示咽鼓管功能正常，R 值>1 表明开放延迟，R 值为负值或无法计算则表明咽鼓管不能主动开放。

Valsalva：令患者行强力闭呼动作，即深吸气后紧闭声门，再用力做呼气动作。

六、药物治疗

（一）防治思路

ROM 治疗较困难，各种组合疗法均疗效欠佳，包括滴耳液、鼓膜造瘘管置入、鼓膜切开术、皮质类固醇鼻腔喷雾剂和口服抗生素等。为了最大限度减少鼻咽癌患者 ROM 的发生，可采取以下防治措施：①限制辐射剂量：可根据内耳的解剖部位合理设计照射野和照射剂量。当中耳腔的剂量限制在 34Gy 以下，咽鼓管峡部的剂量限制在 53Gy 以下时，能有效地减少放疗后分泌性中耳炎。②使用预防药物：放疗期间可使用降低咽鼓管表面张力、改善局部血管和淋巴管循环障碍的药物，以保护血管内皮，预防放射性损伤。③保守治疗无法改变听力障碍，带有通气管插入的鼓膜切开术可以改善听力，并发症少。

（二）经咽鼓管注射桉柠蒎法

治疗 ROM 的关键是恢复患者咽鼓管的功能。桉柠蒎属于黏液溶解性祛痰药，具有良好的碱化黏液、抗真菌、抗炎、镇痛等效果。研究表明，对 ROM 患者使用鼻咽喉镜下经咽鼓管注射桉柠蒎法进行治疗，可有效地开放其咽鼓管，排除中耳腔内的积液，缓解负压，促进中耳腔内渗出液的吸收。此外，对放射性中耳炎患者使用鼻咽喉镜下经咽鼓管注射桉柠蒎法进行治疗，能够使药物直达病灶，提高局部药物浓度，而且在逆行咽鼓管置管的同时，可扩张咽鼓管的腔道，促使其咽鼓管的功能恢复正常。

（三）中药治疗

龙胆泻肝丸具有抗炎、消肿、抗过敏、抗内毒素、抗氧化、镇痛、提高机体免疫力的作用，对降低鼻咽癌患者放射治疗并发 ROM 的发病率具有临床意义。

龙胆泻肝丸其成分有龙胆草、黄芩、山栀子、泽泻、木通、车前子、当归、生地、柴胡、生甘草等。本方治证是由肝胆实火、肝经湿热循经上扰下注，引起的头巅耳目作痛，或听力失聪。

（四）疗效标准

治愈：耳鸣耳痛等症状消失，纯音听力恢复至正常范围，光锥正常，鼓室压图 A 型或 As 型；有效：耳鸣耳痛等症状减轻，纯音听力提高 10~15dB 以上，鼓膜活动度较弱，鼓室压图由 C 变 A型，或 B 变 C 型；无效：症状无改善或无明显改善，听力没有明显变化，鼓室压图仍为 B 型。

（王凤玮　封颖璐　王丽娜）

第七节　放疗继发恶性肿瘤康复

放射治疗是利用电离辐射的生物学效应治疗肿瘤等疾病的技术，是目前许多恶性肿瘤重要的有效治疗手段。放射线包括放射性核素产生的 α、β、γ 射线和各类 X 射线治疗机或加速器产生的 X 射线、电子线、质子束及其他粒子束等，电离辐射本身也是常见的物理致癌因素之一，辐射致癌是电离辐射的远期效应。随着长期生存的肿瘤患者日益增多，放疗继发恶性肿瘤的病例也在逐年增加，需要引起人们的重视。

一、定义与术语

放疗继发恶性肿瘤（second malignant neoplasms following radiotherapy, SMNFR）是指继发于放疗的，由电离辐射诱发或与电离辐射密切相关的恶性肿瘤。

二、流行病学

SMNFR 的具体发病率较难统计，因为除辐射暴露外，遗传因素及原发性肿瘤相关的危险因素（如吸烟）均可能使患者罹患继发肿瘤，具体诱因较难鉴别；另外，现代放疗技术使放疗定位更加精准，辐射剂量更加精确，从而使 SMNFR 的发病率明显降低。目前关于SMNFR 的发病数据统计均是基于较早的研究，可能并不准确。

基于广岛和长崎原子弹爆炸后的研究数据，继发于电离辐射后的血液系统肿瘤多在辐射暴露后 5~10 年发生，而实体肿瘤多发生于辐射暴露后 10~60 年，SMNFR 的发病状况与此类似。SMNFR 的易感性与年龄密切相关，研究发现，10 岁以下儿童接受全身均匀辐射后SMNFR 的发病率为 15%/ 希沃特（Sievert, Sv），而 60 岁以上老人的发病率仅为 1%/Sv。性别亦是影响 SMNFR 发病率的重要因素之一，在相同的辐射剂量下，女性 SMNFR 的发病率明显高于男性。当然，辐射暴露的剂量，放疗方式的选择，放疗定位的精确程度及放疗技术的成熟程度等均为影响 SMNFR 发病率的重要因素。

胃、结肠和肺是辐射暴露后形成致命性继发肿瘤的最常见部位，而甲状腺是对于SMNFR 的阈值最低的器官。据报道，儿童和年轻人在平均器官辐射剂量达到 0.05Gy 后，即可能继发甲状腺癌。SMNFR 很少在小肠中出现（表 4-7-1）。

表 4-7-1　各器官部位发生致命 SMNFR 的终生概率

器官	致命 SMNFR 的大致发病率 /（%/Sv）
胃	1.10
结肠	0.85

续表

器官	致命 SMNFR 的大致发病率 /(%/Sv)
肺	0.85
骨髓	0.50
膀胱	0.30
食管	0.30
乳腺	0.20
肝脏	0.15
卵巢	0.10
甲状腺	0.08
皮肤	0.02
骨	0.05
身体其他部位	0.50
总计	5.00

三、病因与病理生理

电离辐射是公认的致癌因素之一，低剂量辐射会导致碱基损伤、单链脱氧核糖核酸（deoxyribonucleic acid, DNA）断裂和双链断裂（double strand breakage, DSB）。单链断裂和碱基损伤可以在细胞复制过程中转化为 DSB，引起基因突变，进而导致细胞恶变。此外，DNA修复蛋白的损伤，可能使电离辐射更易诱发 SMNFR。另一种机制是辐射诱导的旁观者效应（通过缝隙连接和系统性细胞因子信号传递的细胞间通讯）和组织炎症，被认为是远离原发肿瘤放疗部位的继发 SMNFR 的主要发病原因之一。在高达 45Gy 高剂量辐射下的 SMNFR，可能是由于辐射期间和辐射后突变细胞的加速再生所致。

四、诊断

1. 临床诊断标准

（1）有明确的放疗病史。

（2）有明确的新发恶性肿瘤证据，其发病与原发肿瘤放疗有明确的相关性（多数在原放射野内）。

（3）继发恶性肿瘤的发病时间符合 SMNFR 的发病特征（血液系统肿瘤多在辐射暴露后5~10 年发生，而实体肿瘤多发生于辐射暴露后 10~60 年）。

（4）除外原发恶性肿瘤复发转移及自身其他因素诱发的恶性肿瘤。

2. 分型 电离辐射可诱导几乎所有类型的肿瘤，如鼻咽癌放疗后诱发的恶性肿瘤，以鳞癌和肉瘤居多；头颈部放疗后诱发的恶性肿瘤以恶性纤维组织细胞瘤最常见；乳腺癌放疗后放射区域发生肉瘤的危险增高；子宫颈癌放疗后增加白血病和实体肿瘤的危险。中枢神经系统放疗后易诱发脑膜瘤和胶质瘤。

五、康复评定

按各系统恶性肿瘤康复评定进行。

六、康复治疗

按各系统恶性肿瘤康复治疗进行。

七、预防与预后

SMNFR 的预防措施主要是尽一切努力减少其风险因素。在不影响原发肿瘤治疗的情况下,尽可能选择低总剂量放疗或非放射治疗,且尽量减少正常组织的射线暴露,在儿科和年轻患者中更是如此。另外,新的治疗技术,如高能质子束治疗,可减少正常组织暴露于泄漏中子的风险,从而减少 SMNFR 的发生。

一般认为,SMNFR 的侵袭性和恶性程度要高于同型自然发生的病变,预后相对较差。有报道显示,头颈部放疗诱发的恶性纤维组织细胞瘤的 5 年无病生存率几乎为零,而原发恶性纤维组织瘤的 5 年无病生存率为 72.9%,其原因有待进一步研究。

(王凤玮　封颖璐　王丽娜)

参 考 文 献

［1］Gernaat SAM, Ho PJ, Rijnberg N, et al.Risk of death from cardiovascular disease following breast cancer: a systematic review.Breast cancer research and treatment, 2017, 164(3): 537-555.

［2］Deepa Raghunathan, Misha Iftikhar Khilji, Saamir A Hassan, et al.Radiation-induced cardiovascular disease. Current Atherosclerosis Reports, 2017, 19(5): 22.

［3］Boerma M, Sridharan V, Mao XW, et al.Effects of ionizing radiation on the heart.Mutat Res, 2016, 770(Pt B): 319-327.

［4］Taunk Neil K, Haffty Bruce G, Kostis John B, et al.Radiation-induced heart disease: pathologic abnormalities and putative mechanisms.Frontiers in oncology, 2015, 5: 39.

［5］Jose Emanuel Finet.Management of heart failure in cancer patients and cancer survivors.Heart Failure Clinics, 2017, 13(2): 253-288.

［6］Gurses I, Ozeren M, Serin M, et al.Histopathological efficiency of amifostine in radiation-induced heart disease in rats.Bratislavske lekarske listy, 2018, 119(1): 54-59.

［7］吴勉华,王新月.中医内科学.6 版.北京:中国中药出版社,2015.

［8］石学敏.针灸学.5 版.北京:中国中药出版社,2013.

［9］NCCN.NCCN Clinical Practice Guidelines in Oncology: Antiemesis.Version 1, 2019.

［10］张代钊.中西医结合治疗放化疗毒副反应.北京:人民卫生出版社,2000.

［11］Caitlin Yee, Leah Drost, Liying Zhang, et al.Impact of radiation-induced nausea and vomiting on quality of life.Supportive Care in Cancer, 2018, 26(11): 3959–3966.

［12］Li WS, Velden van der JM, Raman S, et al.Prophylaxis of radiation-induced nausea and vomiting: a systematic review and meta-analysis of randomized controlled trials.International Journal of Radiation Oncology, Biology, Physics, 2016, 120(2S): S63.

［13］中国医师协会外科医师分会,中华医学会外科学分会.中国放射性直肠炎诊治专家共识(2018 版).结直肠外科学组中华胃肠外科杂志,2018, 21(12): 1321-1336.

［14］Weimann Arved, Braga Marco, Carli Franco, et al.ESPEN guideline: Clinical nutrition in surgery.Clinical nutrition(Edinburgh, Scotland), 2017, 36(3): 623-650.

［15］Peng Yanan, Wang Haizhou, Feng Juerong, et al.Efficacy and safety of argon plasma coagulation for hemorrhagic chronic radiation proctopathy: a systematic review.Gastroenterology research and practice, 2018, 2018(10): 1-14.

［16］Grabenbauer Gerhard G, Holger Göbel.Management of radiation and chemotherapy related acute toxicity in gastrointestinal cancer.Best practice & research.Clinical gastroenterology, 2016, 30(4): 655-664.

［17］Christensen JG, Wessel I, Gothelf AB, et al.Otitis media with effusion after radiotherapy of the head and neck: a systematic review.Acta oncologica(Stockholm, Sweden), 2018, 57(8): 1011-1016.

［18］Miller Anya, Hall Francis, Ahsan Syed.Chronic otitis media with effusion following radiation therapy.Ear, nose, & throat journal, 2016, 95(10-11): E26-E31.

［19］Paninee Charusripan, Likhit Khattiyawittayakun.The effectiveness of myringotomy and ventilation tube insertion versus observation in post-radiation otitis media with effusion.European Archives of Oto-Rhino-Laryngology, 2017, 274(9): 3283-3290.

［20］Sanath Kumar.Second malignant neoplasms following radiotherapy.Int J Environ Res Public Health, 2012, 9(12): 4744-4759.

［21］Raoul C.Reulen, Clare Frobisher, David L.Winter, et al.Long-term risks of subsequent primary neoplasms among survivors of childhood cancer.JAMA: The Journal of the American Medical Association, 2011, 305(22): 2311-2319.

［22］Friedman Debra L, Whitton John, Leisenring Wendy, et al.Subsequent neoplasms in 5-year survivors of childhood cancer: The childhood cancer survivor study.J Nat Cancer Inst, 2010, 102(14): 1083-1095.

［23］Douglas Hanahan, Robert A.Weinberg.Hallmarks of cancer: The next generation.Cell, 2011, 144(5): 646-674.

［24］Russi EG, Corvò R, Merlotti A, et al.Swallowing dysfunction in head and neck cancer patients treated by radiotherapy: review and recommendations of the supportive task group of the Italian Association of Radiation Oncology.Cancer Treat Rev, 2012, 38(8): 1033-1049.

［25］Dijkstra PU, Huisman PM, Roodenburg JL.Criteria for trismus in head and neck oncology.Int J Oral Maxillofac Surg, 2006, 35: 337-342.

［26］陈媛媛, 赖淑贞, 刘源, 等.鼻咽癌患者调强放疗颞颌关节损伤的长期随访结果.中华放射肿瘤学杂志, 2010, 19(1): 1-3.

［27］Dijkstra PU, Sterken MW, Pater R, et al.Exercise therapy for trismus in head and neck cancer.Oral Oncol, 2007, 43(4): 389-394.

［28］Gaziano JE, Kumar R.Primary brain tumors // Sullivan PA, Guilford AM.Swallowing Intervention in Oncology. San Diego: Singular Publishing Group, Inc., 1999: 65-76.

［29］Logemann JA.Evaluation and Treatment of Swallowing Disorders, 2nd ed.Austin: PRO-ED, Inc., 1998.

［30］Seidel C, Kuhnt T, Kortmann RD, et al.Radiation-induced camptocormia and dropped head syndrome: Review and case report of radiation-induced movement disorders.Strahlenther Onkol, 2015, 191(10): 765-770.

［31］Psimaras D, Maisonobe T, Delanian S, et al.Late onset radiation-induced camptocormia.Journal of Neurology, 2011, 258(9): 1723-1725.

［32］Smillie I, Ellul D, Townsley R, et al.Head drop syndrome secondary to multimodality treatments for head and neck cancer.Laryngoscope, 2013, 123(4): 938-941.

第五章

肿瘤分子靶向药物治疗损伤康复

目前,分子靶向药物是肿瘤治疗的重要组成部分,可提高患者的生活质量,延长了患者的生存期。有别于非选择性地作用在所有快速分裂细胞的传统化疗药物,靶向治疗是针对参与肿瘤发生发展过程的细胞信号转导和其他生物学途经的治疗手段,其作用靶点包括细胞表面抗原、生长因子受体或细胞内信号转导通路中重要的酶或蛋白质。靶向治疗并不影响脱氧核糖核酸(deoxyribonucleic acid,DNA)或核糖核酸(ribonucleic acid,RNA),所以无急性细胞死亡,仅细胞的失控增殖被抑制,使细胞进入休眠状态,因此分子靶向药物不良反应较化疗药物相对轻,临床往往可控。

第一节 靶向药物不良反应及分类

一、概述

根据分子量的大小,抗肿瘤分子靶向药物可以分为小分子和大分子两类。小分子药物通过抑制细胞内部特异性生化通路,主要的代表药物是酪氨酸激酶抑制剂(tyrosine kinase inhibitor,TKI);其他类属于小分子的靶向药物包括 BRAF 抑制剂、MEK 抑制剂和 mTOR 抑制剂等。人体内至少有 100 种信号通路,作用的靶点不同,导致各类药物的不良反应谱各不相同,且口服给药后不同患者的药代动力学及生物利用度存在很大差异。通常大部分激酶抑制剂可导致血细胞减少、消化道症状及皮肤毒性,引起或加重抑郁症、致畸性和生殖毒性。因此,治疗期间育龄期妇女需避免受孕和 / 或终止哺乳。激酶抑制剂还可与多种药物相互作用,如 H_2 受体拮抗剂、质子泵抑制剂、CYP3A 抑制剂(如阿扎那韦、克拉霉素、伊曲康唑、酮康唑等)、CYP3A 诱导剂(如卡马西平、地塞米松、苯巴比妥、苯妥英钠、利福平等)。大分子药物,尤其以单克隆抗体为代表,作用于循环中的蛋白(配体)或细胞表面蛋白(跨膜受体)。单克隆抗体最常见的不良反应是过敏反应,如输液反应、荨麻疹、流感样反应(包括疲乏、寒战、轻度发热、头痛、肌痛)、胃肠道反应(恶心、呕吐、腹泻)、高血压和皮疹等。

二、流行病学

靶向治疗药物并不仅限于作用在肿瘤细胞,临床应用过程中患者可能会出现不良反应和并发症。2000—2010 年的 10 年间,被美国食品药品监督管理局(food and drug administration,FDA)批准的 38 个评估实体瘤治疗效果的随机临床试验数据荟萃分析显示,与对照组相比,靶向治疗组因毒性出现更高的死亡风险。重要的是,在安慰剂及最佳支持治疗作为对照组被排除以后,上述各项指标仍具有统计学差异。虽然上述结果存在试验异质性和数据的局限性,但它却提供了关于靶向药物应用过程中相关风险的确切量化数据。

2014 年的一项纳入 43 个以血管内皮细胞生长因子受体（vascular endothelial growth factor receptor, VEGFR）和表皮生长因子受体（epidermal growth factor receptor, EGFR）抑制剂为主的随机临床试验的荟萃分析显示，尽管显著延长了无进展生存期，但总生存期并无差异，证实化疗联合靶向治疗增加了致死性不良反应风险和严重不良反应风险。

三、分类及特点

由于分子靶向药物种类较多，机体反应各异，使得按患者临床症状进行不良反应分类较为困难。2006 年，Pichler 等基于药物结构及作用机制提出了不良反应分类方案：

α 型：与细胞因子的释放相关，表现为流感样症状，如发热、寒战、恶心、呕吐、低血压、呼吸困难等，能发展至更严重的器官衰竭甚至死亡；

β 型：可为快速型 IgE 或延迟型 IgG 亦或是 T 细胞介导的过敏反应，其中 IgE 介导的反应表现为荨麻疹、瘙痒症或急性全身过敏反应，IgG 或 T 细胞介导的反应典型表现为肌痛、关节痛和吞咽困难；

γ 型：为除外非细胞因子释放及过敏反应的免疫失衡；

δ 型：由靶向肿瘤细胞抗原的抗体与非肿瘤细胞发生的非特异性交叉反应相关；

ε 型：为非免疫原型，如心脏损伤、神经精神系统症状及视网膜病等。

靶向治疗不良反应主要有如下特点：普遍存在（包括致死性风险），可累及人体多个器官系统；不同靶向治疗药物的不良反应谱不同（相关不良反应的类型、频度、严重程度存在差异）；部分不良反应是有效性的标志物之一；不良反应多数在早期出现，不随治疗的持续而加重；多数的不良反应为轻度（Ⅰ～Ⅱ级），可以通过常规的手段得到有效的控制；少部分不良反应（Ⅲ～Ⅳ级）是患者不可耐受的，需要用药减量、停药或其他干预措施；最大程度控制不良反应，实现最优化临床用药非常重要。

四、常见不良反应

（一）抗肿瘤激酶抑制剂常见不良反应见表 5-1-1。

表 5-1-1　部分 FDA 批准的抗肿瘤激酶抑制剂不良反应列表

药物名称	批准的适应证	常见不良反应	严重不良反应	作用靶点
阿法替尼 Afatinib （Gilotrif）	EGFR 19 外显子缺失或 21 外显子突变的转移性小细胞肺癌	痤疮样皮疹、甲沟炎、口腔炎、腹泻、食欲减退	左室功能紊乱、腹泻、手足综合征、肝毒性、间质性肺疾病	EGFR、EGFR1/2、HER2、HER4
阿西替尼 Axitinib （Inlyta）	肾细胞癌	高血压、手足综合征、腹泻、恶心、呕吐、转氨酶升高	出血、动/静脉血栓形成、肺栓塞	VEGFR-1、VEGFR-2、VEGFR-3、PDGFR、c-KIT
博舒替尼 Bosutinib （Bosulif）	费城染色体阳性慢性淋巴细胞白血病	腹泻、恶心、呕吐、皮疹、血小板减少	QT 间期延长、心包/胸腔积液、肝毒性、急性心力衰竭	Bcr-Abl、Src

续表

药物名称	批准的适应证	常见不良反应	严重不良反应	作用靶点
卡博替尼 Cabozantinib（Cometriq）	转移性甲状腺髓样癌	电解质紊乱、高血压、血细胞减少、转氨酶升高、头发颜色改变、疲乏	手足综合征、动/静脉血栓形成、血细胞减少、胃肠道穿孔和瘘管形成	c-MET、VEGFR-2、FLT-3、c-KIT、RET
色瑞替尼 Ceritinib（Zykadia）	ALK 阳性转移性非小细胞肺癌	疲乏、转氨酶升高、贫血、腹泻	恶心、呕吐、腹泻、肝毒性、高血糖症、心动过缓、QT间期延长、癫痫、肺部症状	ALK、IGF1R
克唑替尼 Crizotinib（Xalkori）	ALK 阳性转移性非小细胞肺癌	视力障碍、恶心、呕吐、腹泻、便秘、水肿	QT 间期延长、转氨酶升高、肝毒性、中性粒细胞减少、肺栓塞、肺炎	ALK、c-MET
达拉非尼 Dabrafenib（Tafinlar）	BRAFV600E 或 V600K 突变的转移性或不可切除性恶性黑色素瘤	高血糖症、低磷酸盐血症、头痛、皮肤角化病、脱发、手足综合征、关节痛、发热	新发皮肤肿瘤（恶性黑色素瘤、鳞癌）、胰腺炎、间质性肾炎	BRAF V600E、V600K、V600D、野生型 BRAF、CRAF、MEK
达沙替尼 Dasatinib（Spycel）	费城染色体阳性慢性髓性白血病和急性淋巴细胞白血病	体液潴留、皮疹、头痛、呼吸困难、电解质紊乱	充血性心力衰竭、心包/胸腔积液、QT 间期延长、出血性结肠炎	Bcr-Abl、Src
厄洛替尼 Erlotinib（Tarceva）	EGFR 19 外显子缺失或 21 外显子突变的转移性或局部进展性非小细胞肺癌 转移性或局部进展性胰腺癌	水肿、腹泻、恶心、呕吐、食欲减退、腹痛、皮疹、脱发、咳嗽、抑郁、疲乏、发热	皮疹、Stevens-Johnson 综合征、中毒性皮肤坏死松解、心肌梗死、晕厥、肠梗阻、间质性肺疾病、角膜穿孔/溃疡、睫毛异常生长	EGFR、PDGFR、c-Kit
吉非替尼 Gefitinib（Iressa）	EGFR 19 外显子缺失或 21 外显子突变的转移性或局部进展性非小细胞肺癌	痤疮样或脓包样皮疹、毛囊炎、甲沟炎、腹泻	呼吸损害（尤其是已行化、放疗者）、间质性肺疾病、肿瘤出血	EGFR
伊马替尼 Imatinib（Gleevec）	费城染色体阳性慢性髓性白血病和急性淋巴细胞白血病 MDS，慢性骨髓增生性疾病，慢性嗜酸性粒细胞白血病，皮肤纤维瘤病，胃肠间质瘤	皮疹、腹泻、呕吐、关节痛、水肿、头痛、体重增加	左室功能紊乱、充血性心力衰竭、心源性休克、胃肠道穿孔、感觉神经性听力减退、急性呼吸衰竭、颅内压增高	Bcr-Abl

续表

药物名称	批准的适应证	常见不良反应	严重不良反应	作用靶点
拉帕替尼 Lapatinib （Tykerb）	HER-2 过表达乳腺癌	腹泻、恶心、呕吐、手足综合征、皮疹、贫血、转氨酶升高、高胆红素血症、疲乏	QT 间期延长、左室功能紊乱、肝毒性、间质性肺疾病	EGFR、HER1、HER2
乐伐替尼 Lenvatinib （Lenvima）	局部复发性或转移性碘难治性分化型甲状腺癌	高血压、全身症状、腹泻、恶心、呕吐、口腔炎、蛋白尿、手足综合征	心力衰竭、QT 间期延长、动脉血栓栓塞、肝毒性、胃肠道穿孔和瘘管形成、可逆性脑白质病综合征	VEGFR-1,-2,-3 及其他参与血管生成和肿瘤生长的激酶
尼罗替尼 Nilotinib （Tasigna）	费城染色体阳性慢性髓性白血病	瘙痒症、盗汗、皮疹、腹泻、关节痛、肌痛、头痛、咳嗽、疲乏、脱发	QT 间期延长、血细胞减少、胃肠道出血、颅内出血、外周动脉闭塞性疾病	Bcr-Abl、PDGFR、c-KIT
帕博西尼 Palbociclib （Ibrance）	转移性 HER-2 阴性、ER 阳性乳腺癌	血细胞减少、恶心、口腔炎、脱发、上呼吸道感染、疲乏、周围神经病变	严重血细胞减少、肺栓塞	CDK4/6
帕唑帕尼 Pazopanib （Votrient）	进展期结直肠癌进展期软组织肉瘤	高血压、头发颜色改变、腹泻、恶心、呕吐、食欲减退、关节痛、肌痛、头痛、电解质紊乱、呼吸困难、疲乏	出血、肝毒性、充血性心力衰竭、心肌梗死、甲状腺功能减退、可逆性脑白质病综合征、气胸	VEGFR-1、VEGFR-2、VEGFR-3、PDGFR、FGFR、c-KIT 及其他激酶
帕纳替尼 Ponatinib （Iclusig）	慢性髓性白血病费城染色体阳性急性淋巴细胞白血病	高血压、腹痛、便秘、恶心、头痛、发热	动 / 静脉血栓栓塞、肝毒性、体液潴留、充血性心力衰竭、心律失常、心肌梗死、血细胞减少、胰腺炎	Bcr-Abl
瑞戈非尼 Regorafenib （Stivarga）	转移性结直肠癌胃肠间质瘤	高血压、电解质紊乱、肢体末梢红斑、血细胞减少、转氨酶升高、高胆红素血症、蛋白尿、发热	出血、肝毒性、高血压、心肌梗死、胃肠道穿孔和瘘管形成	VEGFR-2 和 TIE2 等多种激酶
索拉菲尼 Sorafenib （Nexavar）	进展期肾细胞癌无法切除的肝细胞癌局部复发性或转移性碘难治性分化型甲状腺癌	腹泻、恶心、食欲减退、腹痛、电解质紊乱、疲乏、皮疹、手足综合征、脱发	出血、充血性心力衰竭、心肌梗死、QT 间期延长、严重皮肤反应、皮肤肿瘤	VEGFR、PDGFR、Raf 等多种激酶

药物名称	批准的适应证	常见不良反应	严重不良反应	作用靶点
舒尼替尼 Sunitinib (Sutent)	进展期 RCC GIST 进展期胰腺神经内分泌肿瘤	腹泻、恶心、呕吐、体重减轻、味觉改变、皮肤色素减退、尿酸升高、甲状腺功能减退、咳嗽、疲乏	血小板减少、肿瘤出血、QT 间期延长、左室功能紊乱、组织坏死、颌骨无菌性坏死、咯血、肝毒性	VEGFR、PDGFR、KIT 等多种激酶
曲美替尼 Trametinib (Mekinist)	BRAFV600E 或 V600K 突变的无法切除或转移性恶性黑色素瘤	皮疹、腹泻、转氨酶升高、贫血、淋巴水肿、低蛋白血症	心肌病、出血、皮肤毒性、间质性肺疾病、肺炎、视力障碍	MEK-1,-2
凡德他尼 Vandetanib (Caprelsa)	髓性甲状腺癌	皮疹、痤疮、高血压、低钙血症、转氨酶升高、头痛、疲乏	QT 间期延长、缺血性卒中、间质性肺疾病、呼吸衰竭	EGFR,、VEGF
维莫非尼 Vemurafenib (Zelboraf)	BRAFV600E 突变的无法切除或转移性恶性黑色素瘤	恶心、关节痛、脱发、光敏性皮炎、瘙痒症、皮疹、皮肤乳突状瘤	鳞癌、手足综合征、QT 间期延长、眼部反应(虹膜炎、恐光症、视网膜静脉阻塞)	BRAF V600E

（二）抗肿瘤单克隆抗体常见不良反应见表 5-1-2。

表 5-1-2　部分 FDA 批准的抗肿瘤单克隆抗体不良反应列表

药物名称	批准的适应证	常见不良反应	严重不良反应	作用靶点
曲妥珠单抗 Ado-trastuzumab emtansine (Kadcyla)	转移性 HER-2 过表达乳腺癌	恶心、呕吐、腹泻、便秘、疲乏、血细胞减少、肝毒性、低钾血症、高血压、头痛、肌肉 - 骨骼痛、鼻出血	肝毒性、左室功能紊乱、胚胎 - 胎儿死亡或出生缺陷	HER-2 的胞外结构域
贝伐珠单抗 Bevacizumab (Avastin)	转移性结直肠癌、肾细胞癌、非小细胞肺癌、铂类耐药复发性卵巢上皮癌、输卵管癌或腹膜癌，宫颈癌，胶质母细胞瘤	腹痛、恶心、呕吐、腹泻、便秘、头痛、高血压、蛋白尿、上呼吸道感染	高血压、血栓栓塞性事件、出血、肠道穿孔、伤口开裂	VEGF
西妥昔单抗 Cetuximab (Erbitux)	转移性 KRAS 阴性结直肠癌、头颈部鳞癌	痤疮样皮疹、脱发、瘙痒、低镁血症、腹泻、恶心、便秘、失眠症、抑郁症	心源性猝死、肾衰竭、间质性肺疾病、肺栓塞、输液反应	EGFR

药物名称	批准的适应证	常见不良反应	严重不良反应	作用靶点
帕尼单抗 Panitumumab（Vectibix）	EGFR 表达型结直肠癌	痤疮样皮疹、瘙痒症、表皮剥脱性皮炎、甲沟炎、低镁血症、低钙血症、咳嗽、外周性水肿、疲乏	皮肤毒性、间质性肺疾病、肺炎、肺纤维化	EGFR
帕妥珠单抗 Pertuzumab（Perjeta）	转移性 HER-2 过表达性乳腺癌	脱发、腹泻、恶心、呕吐、黏膜炎、周围神经病变、贫血、疲乏	中性粒细胞减少、过敏反应、左室功能紊乱	HER-2 的胞外结构域
曲妥珠单抗 Trastuzumab（Herceptin，Herclon）	HER-2 过表达乳腺癌 晚期胃癌	食欲减退、腹泻、恶心、呕吐、口腔炎、咳嗽、腹泻、水肿	心功能障碍（尤其与蒽环类药物联用时）、呼吸衰竭、肝毒性	HER-2 的胞外结构域

（张百红　岳小强　孙大志　杨　帅）

第二节　常见损伤康复

一、皮肤毒性

（一）定义

指肿瘤分子靶向药物引起的皮肤及其附件损害。接受 EGFR 抑制剂治疗的患者中皮疹发生率非常高，最常见的部位为头面部，其次为背部和胸部 V 型区、上肢、下肢。皮疹发生时间大多在服药后 7~30d，呈普通皮疹或痤疮样囊泡型皮疹，个别患者皮疹伴有皮肤干燥和瘙痒。

（二）流行病学

不同药物的皮肤毒性发生率和严重程度不尽相同。国外研究显示，75%~90% 的患者在使用 EGFR 抑制剂类药物（帕尼单抗、阿法替尼、厄洛替尼、西妥昔单抗等）2~4 周后出现痤疮样皮疹，62% 的患者出现瘙痒和压痛症状。MEK 抑制剂（如曲美替尼）和抗 HER 类药物（如拉帕替尼）皮疹发生率为 50%~60%。国内荟萃研究显示，37.03% 的患者使用靶向药物后会出现皮肤毒性，主要表现为皮疹、皮肤瘙痒、甲沟炎、手足综合征等，且呈剂量依赖性。

（三）病因与病理生理

皮肤一直处于细胞增殖更新的状态，因此其增殖通路异常活跃。其中，EGFR 通路是代表性级联反应通路。正常情况下，这些通路的活性在皮肤组织中是有序且受控的，而肿瘤组织中这些通路相应组分的改变使通路异常活化，最终导致肿瘤细胞增殖不受控制。分子靶向药物通过抑制相应蛋白分子发挥抗肿瘤作用，不可避免会影响皮肤组织的正常功能。同时，分子靶向药物也可能导致皮肤的免疫抑制。而手足综合征（hand foot syndrome response，HFSR）的发生机制尚不清楚，可能与多个靶标如 VEGFR 和血小板衍生生长因子受体（plateletderivedgrowth factor receptor，PDGFR）等的阻断影响了真皮的血管损害及其修复过程有关。

（四）分级及防治建议

靶向药物治疗相关皮疹和HFSR严重程度分级及防治建议见表5-2-1~表5-2-4。

表5-2-1　靶向药物治疗相关皮疹严重程度分级及防治建议

严重程度分级	临床特征	防治建议
Ⅰ级	丘疹和脓包小于10%体表面积，伴或不伴有瘙痒或压痛	2.5%的氢化可的松乳膏+1%的克林霉素凝胶或5%的氨苯砜凝胶 继续服药，无需剂量调整
Ⅱ级	丘疹和/或脓疱占10%~30%的体表面积，伴或不伴有瘙痒或压痛，有心理障碍；影响日常生活工具性活动	2.5%的氢化可的松乳膏或0.05%的阿氯米松乳膏或0.05%的氟轻松醋酸酯乳膏+多西环素或米诺环素100mg，每日2次 继续服药，可适当调整剂量
Ⅲ级	丘疹和/或脓疱大于30%体表面积，伴或不伴有瘙痒或压痛，个人自理能力受限，需要口服抗生素治疗局部的重复感染	2.5%的氢化可的松乳膏或0.05%的阿氯米松乳膏或0.05%的氟轻松醋酸酯乳膏+多西环素或米诺环素100mg，每日2次+口服泼尼松[0.5mg/(kg·d)]5~7d；镇痛处理 暂停用药：症状缓解后降到Ⅰ~Ⅱ级可降低剂量服用；如持续存在或加重，应终止服用
Ⅳ级	丘疹和/或脓疱覆盖在全部体表，伴或不伴有瘙痒或压痛，需要静脉给予抗生素治疗广泛的重复感染；危及生命	建议多学科会诊或请专科医师会诊，积极处理，严密监测生命体征；立即和永久停服
Ⅴ级	死亡	-

表5-2-2　靶向药物治疗相关HFSR分级及防治建议

严重程度分级	临床特征	防治建议
Ⅰ级	无痛性轻微皮肤改变或皮肤炎性反应（如红斑、水肿及角化过度）	润肤剂和/或保湿霜+尿素乳膏或水杨酸软膏至少1~2次/d；红斑改变可局部使用类固醇激素 继续服药，无需剂量调整
Ⅱ级	痛性皮肤改变（如剥落、水疱、出血、肿胀及角化过度），伴疼痛；影响日常生活活动	局部疼痛使用利多卡因、丙胺卡因或苯佐卡因凝胶或乳膏；非甾体抗炎药，可待因或含抗氧化剂的护肤霜 继续服药，可适当调整剂量
Ⅲ级	重度皮肤改变（剥落、水疱、出血、水肿及角化过度），伴疼痛；个人自理能力受限	暂停用药：症状缓解后降到Ⅰ~Ⅱ级可降低剂量服用；如持续存在或加重，应终止服用。重新服药前需移除角化过度组织

表 5-2-3 靶向药物治疗相关干燥症分级及防治建议

严重程度分级	临床特征	防治建议
Ⅰ级	干燥皮肤小于 10% 体表面积，不伴有瘙痒或红斑	润肤剂和 / 或保湿霜 1~2 次 /d+ 乳酸铵软膏；避免紫外线照射 继续服药，无需剂量调整
Ⅱ级	干燥皮肤占 10%~30% 的体表面积，伴有瘙痒或红斑；影响日常生活	润肤剂和 / 或保湿霜 + 乳酸铵软膏或尿素乳膏或水杨酸软膏至少 1~2 次 /d；避免紫外线照射；抗组胺药效果不明确 继续服药，无需剂量调整
Ⅲ级	干燥皮肤大于 30% 体表面积，伴有瘙痒，个人自理能力显著受限	润肤剂和 / 或保湿霜 + 乳酸铵软膏或尿素乳膏或水杨酸软膏至少 1~2 次 /d+ 中高强度类固醇激素（如 0.25% 的曲安奈德或 0.05% 的丙酸氟替卡松等）；避免紫外线照射；对伴有瘙痒的患者，服用第一代抗组胺药可获益 继续服药，无需剂量调整

表 5-2-4 靶向药物治疗相关瘙痒症分级及防治建议

严重程度分级	临床特征	防治建议
Ⅰ级	轻度或局限性，需局部治疗	5% 的多虑平乳膏或 0.5% 的薄荷醇或钙调磷酸酶抑制剂，必要时可类固醇激素（如 0.25% 的曲安奈德或 0.05% 的丙酸氟替卡松等） 继续服药，无需剂量调整
Ⅱ级	瘙痒强烈而广泛，间歇发作，可因搔抓产生水肿、红斑、苔藓样变等皮损，影响日常生活，需系统性治疗	局部中高强度类固醇激素 + 口服抗组胺药 继续服药，原则上无需剂量调整
Ⅲ级	瘙痒强烈而广泛，持续发作，严重影响日常活动和睡眠，需口服类固醇激素和免疫抑制剂	局部中高强度类固醇激素 + 口服抗组胺药 + 加巴喷丁或普瑞巴林或多虑平或阿瑞匹坦，必要时可口服泼尼松 [0.5mg/（kg·d）]5~7d 继续服药，可适当调整剂量

（五）康复治疗

临床肿瘤医师应该有预防和治疗靶向药物相关皮肤毒性的意识。目前尚无靶向药物相关皮肤毒性的诊治指南，对皮疹和 HFSR 管理的建议主要来自临床实践经验而非随机对照临床研究。研究显示，预防性应用口服抗生素和局部类固醇激素可减少 50% 以上结直肠癌患者使用靶向药物治疗后产生的 Ⅱ 级以上皮肤毒性。抗生素可能是治疗 EGFR 和 MEK 抑制剂类药物相关皮肤毒性的关键。皮肤毒性处理原则为预防大于治疗。皮疹的预防措施为预防性使用保湿霜及局部涂抹低效力的类固醇类药物（如氢化可的松）及防晒霜（防晒系数≥30）；TKIs 治疗的前 6 周预防性使用多西环素或米诺环素 100mg（每天 2 次）等。HFSR 的预防措施为治疗前去除手足等部位的过度角化区域；避免可能产生摩擦的衣物及鞋子；局部应用角质层尿素（5%~10%）乳膏；早晚使用高浓度润肤霜（如凡士林油）等。如果皮肤角化过度，积雪苷软膏和尿素软膏是有效的治疗药物。轻者可以采用两药联合夜间湿敷包裹，重者可以采用夜间湿敷包裹、白天涂抹的方式。一旦发生皮肤溃疡，一方面要做好溃疡表面的清洁，另一方面可以局部使用康复新液、莫匹罗星软膏及重组人类成纤维细胞生长因子等，保护创面、促进溃疡愈合。对于皮肤疼痛,复方利多卡因乳膏夜间包敷,可有效缓解疼痛。其他可根据具体情况选择针对性止痛药物,如治疗神经病理性疼痛的普瑞巴林。在某些皮肤不良反应的个例中,可以局部或全身使用抗生素、抗真菌药和/或抗病毒药物。通常,出现炎性反应体征或症状(如瘙痒、红斑及水肿)时,推荐优先局部或全身使用皮质类固醇和/或抗组胺制剂。

靶向治疗药物相关皮肤毒性还包括其他多种类型,如①干燥症:10%~40% 接受靶向药物治疗的患者会出现严重的皮肤干燥,并可发展至皮肤开裂(如手部);②瘙痒症:多见于EGFR 抑制类药物,除局部用药外,研究显示止吐药阿瑞匹坦可明显缓解症状;③脆甲症:水溶性甲油已被 FDA 批准用于脆甲症的治疗,生物素也可诱导指甲快速生长;④甲沟炎:接受 EGFR 抑制剂类药物治疗的患者中 15%~20% 可出现痛性甲沟炎并可继发感染,需进行分泌物培养,必要时外科干预;⑤光敏性皮炎:接受维罗非尼和凡德他尼治疗的患者中 40% 会出现光敏性皮炎,因此光防护十分必要;⑥非恶性黑色素瘤性皮肤肿瘤:BRAF 抑制剂会导致 20% 的患者发生,需及早局部切除。

皮疹除了常规药物治疗,还可辨证使用中药治疗:①血热风盛证:消风散加减;②血虚风燥证:当归饮子加减;③热毒入络证:犀角地黄汤加减。或外用炉甘石洗剂,或清热解毒燥湿类中药(如苦参、赤芍、白芷、野菊花、金银花、紫花地丁等)水煎取液,湿敷患处。另有证据表明,小柴胡汤及具有清热凉血解毒的中药如丹皮、赤芍、连翘等,可减少 EGFR-TKIs 相关的痤疮的发生。针对手足综合征,用改良桃红四物汤(桃仁 30g、红花 30g、熟地黄 30g、当归 30g、川芎 15g、白芍 15g、桂枝 15g、川牛膝 15g、甘草 6g、大枣 3 枚)煎煮后外用浸泡手脚可改善患者局部疼痛、溃疡和肌肉萎缩症状。

(六)预防与预后

通常情况下,发生 Ⅱ 级以下不良反应时,建议目前剂量继续用药并监测症状的严重程度。当发生 Ⅲ 级不良反应时则需要停止治疗,直到毒性降低至 Ⅱ 级以下,调整药物剂量后继续治疗。

皮肤相关毒性不仅损害患者的生理健康,增加患者的经济负担,而且对心理健康带来很大影响,更重要的是影响治疗的顺利进行和导致药物减量。靶向药物治疗相关皮肤毒性管理主要在于密切监测、及时调整药物剂量,总体安全可控。

二、高血压

(一)定义

指肿瘤分子靶向药物引起的血压增高。高血压是肿瘤分子靶向药物最常见的不良反应之一,为 VEGFR 抑制剂类药物共同的不良反应,其中以贝伐单抗、索拉菲尼、舒尼替尼、阿帕替尼为代表。通常出现在治疗开始后第 1 个月,甚至 1~2d 内。

(二)流行病学

分子靶向药物相关高血压的发生率为 24%~40%,Ⅲ 级以上高血压占比为 8%~16%。

(三)病因与病理生理

分子靶向药物引起高血压的机制尚不明确,可能与血管密度异常、血管僵化及内皮素功能紊乱相关。此外,晚期肿瘤患者心理压力增大,导致交感神经功能亢奋、血浆儿茶酚胺浓度升高及小动脉收缩等,也可导致患者血压升高。

(四)分级及防治建议

靶向治疗药物相关高血压分级及防治建议见表 5-2-5。

表 5-2-5　靶向药物相关高血压分级及防治建议

严重程度分级	临床特征	防治建议
Ⅰ级	高血压前期(收缩压 120~139mmHg,或舒张压 80~89mmHg)	严密监测血压;限盐,戒烟酒;伴有症状时应用降压药治疗;继续服用,无需调整剂量
Ⅱ级	第 1 阶段高血压(收缩压 140~159mmHg,或舒张压 90~99mmHg);需要医学干预;反复或持久的(≥24h)、有症状的收缩压较前升高超过 20mmHg 或之前在正常范围现在高于 140/90mmHg	严密监测血压;应用降压药治疗,且不得随意停药;继续服用,一般无需调整剂量
Ⅲ级	第 2 阶段高血压(收缩压≥160mmHg 或舒张压≥100mmHg),需医学干预,不止一种药物治疗	暂停服用;单药控制不良的高血压,应考虑联合用药;请心血管专科医师会诊指导治疗;严密监测血压,如血压控制良好,可降低剂量后继续服用
Ⅳ级	危及生命(恶性高血压或持久性神经损伤,高血压危象),需急性干预	立即和永久停服;请心血管专科医师会诊,积极处理高血压,且严密监测血压和其他生命体征
Ⅴ级	死亡	—

(五)康复治疗

计划应用 VERF/VEGFR 类靶向治疗药物前应评估基线血压,以及吸烟、肥胖、心血管基础疾病等因素。治疗期间应全程监测血压,使其稳定在 140/90mmHg 以下。当高血压达到Ⅱ级以上或Ⅰ级伴有症状(如头痛、头晕、视力障碍等)时,必须用药物控制血压。降压药物的选择,应在参考患者心血管事件风险的基础上,遵循相应权威指南(如《中国高血压防治指南》)。一线治疗药物包括血管紧张素转换酶抑制剂(angiotensin-converting enzymeinhibitors, ACEI)、血管紧张素受体阻滞剂(angiotensin receptor blockers, ARB)和二氢吡啶类钙通道阻断剂(氨氯地平、非洛地平等)。因非二氢吡啶类钙通道阻滞剂(如维拉帕米和地尔硫草)能够抑制 CYP3A4 系统,会对索拉菲尼、阿帕替尼等药物的代谢造成影响,因此不建议采用。如果发生Ⅲ~Ⅳ级血压升高,为最大限度控制血压,减少靶向药物治疗的中断,应在心血管专科医师的指导下,积极进行降压治疗,严密观察和/或调整靶向药物的剂量。

辨证使用中药,对辅助降压有一定帮助。①肝阳上亢证:天麻钩藤饮加减;②痰浊中阻证:半夏白术天麻汤加减。

(六)预防与预后

治疗前和治疗中监测血压。既往有高血压病史且高血压控制不稳定的患者谨慎选择抗 VEGF 药物治疗。

一般通过标准降压治疗即可控制。如果高血压仍持续控制不良,应暂时中断靶向治疗,当患者血压恢复正常时应用更低剂量的药物重新开始靶向治疗。对于高血压危象的患者,必须立即和永久停药。

三、血液毒性

(一)定义

指分子靶向药物治疗引起的骨髓抑制等血液性毒性。需根据外周血细胞减少的类型选择处理方式。

（二）流行病学

中性粒细胞减少可增加患者受细菌和真菌感染的风险。应用 Bcr-Abl 抑制剂类药物的患者常见不伴发热的中性粒细胞减少，如接受达沙替尼和伊马替尼的患者出现Ⅲ级和Ⅳ级中性粒细胞减少的比例分别为 21% 和 20%，但接受靶向药物治疗患者总体发生中性粒细胞减少性发热的概率很低。

（三）病因与病理生理

分子靶向药物可能影响造血细胞的生长信号通路，从而抑制其生长。

（四）临床诊断

分子靶向药物致贫血是指治疗期间或治疗后血红蛋白（hemoglobin，Hb）浓度减少至正常水平以下，成年男性 Hb<120g/L，成年女性 Hb<110g/L 就可诊断为贫血。分子靶向药物致中性粒细胞减少指外周血中性粒细胞绝对计数<2.0×10^9/L。分子靶向药物致血小板减少指外周血血小板计数<100×10^9/L。

（五）康复治疗

若在靶向药物治疗期间出现中性粒细胞减少性发热（febrileneutropenia，FN），需要中断治疗，并建议进行感染性疾病评估，包括血培养和尿培养及静脉留置装置感染可能性。治疗与继发于传统化疗的 FN 相同，首先建议使用广谱抗生素，尤其是对年龄大于 65 岁、伴有基础病、肝肾功能不全的高风险患者。虽然集落刺激因子类药物不能减少死亡率，但可促进中性粒细胞数量的恢复，缩短患者的住院时间。同时接受类固醇激素治疗的患者，其通常不会表现出发热这一提示感染的征象，反而会忽视其感染甚至发生败血症的风险，因此要特别关注这类患者。

血液系统毒性的其他表现包括 Bcr-Abl 抑制剂类药物导致的骨髓发育不全、坏死、凝胶状转变，及 VEGFR 抑制剂（如舒尼替尼）导致的血栓性血小板减少性紫癜或溶血性尿毒综合征，需请专科会诊。

中医从健脾益气、滋补肝肾角度来进行防治，有一定效果。①气血两虚证：八珍汤加减；②脾肾阳虚证：金匮肾气丸合黄芪建中汤加减；③肝肾阴虚证：生脉饮合六味地黄丸加减。

（六）预防与预后

轻度贫血或血小板减少通常无需处理，严重者需输注血制品。血小板减少至 1 000~2 000/μl 以下时会增加出血的风险，患者需延长住院时间并加强监护。

四、腹泻

（一）定义

指应用分子靶向药物后出现排便次数增多，便质稀薄，或带有黏液、脓血或未消化的食物。

（二）流行病学

腹泻是最常见的胃肠道不良反应，通常发生在治疗开始的几个月内，治疗过程中逐渐减少，并有反复发生的特点。研究表明，约有 60% 的接受靶向药物治疗的患者会出现腹泻，其中 10% 症状较重。激酶抑制剂较单克隆抗体更易导致腹泻，表现为剂量依赖性，同时通常可预示治疗反应（如吉非替尼）。

（三）病因与病理生理

吉非替尼所致腹泻可能与凝血恶烷 A_2（TxA_2）相关，一项非随机研究显示，小剂量阿司匹林可改善症状。

（四）分级及防治建议

按照腹泻的持续时间分为急性和慢性腹泻；按照腹泻程度分为简单性腹泻和复杂性腹泻；按照腹泻发生时间，可分为早发性腹泻和迟发性腹泻。分级见表5-2-6。

表5-2-6　靶向药物相关腹泻分级及防治建议

严重程度分级	临床特征	防治建议
Ⅰ级	与基线相比，大便次数每天增加<4次；造瘘口排出物轻度增加	严密监测；调整饮食结构；根据情况给予止泻、补液等对症处理；继续服用，无需剂量调整
Ⅱ级	与基线相比，大便次数每天增加4~6次；静脉补液<24h，造瘘口排出物中度增加	严密监测；完善化验检查，给予止泻、补液等对症处理；继续服用，一般无需剂量调整
Ⅲ级	与基线相比，大便次数每天增加≥7次；大便失禁；需住院治疗；造瘘口排出物重度增加；影响个人日常生活活动	暂停服用；积极给予对症处理；请专科医师会诊和治疗；严密监测，如控制良好，可降低剂量后继续服用
Ⅳ级	危及生命；需要紧急治疗	立即和永久停服；请专科医师会诊，积极处理，且严密监测生命体征
Ⅴ级	死亡	—

（五）康复治疗

出现症状时需调整饮食结构，流质易消化饮食，如稀饭、烂面条等，包括鸡蛋羹，不宜进食牛奶、普通食物。止泻药物包括洛哌丁胺（合并肠道感染时禁用）、蒙脱石散（本药物为粉状，冲水服用，注意不要太稀，且用药前后30min不要大量饮水）。注意补液，防止脱水，可以口服补液或/和静脉补液，注意监测电解质变化并防止电解质紊乱。

根据检验结果必要时给予升白治疗、肠道活性菌调节肠道菌群及应用抗生素等。经过上述治疗通常可以有效缓解腹泻。出现Ⅲ~Ⅳ级腹泻时，考虑中断治疗甚至终身停服。

中医药在防治靶向药所致腹泻方面具有一定优势，可在辨证论治指导下用药。①寒湿证：胃苓汤加减；②湿热证：葛根芩连汤加减；③热毒证：白头翁汤加减。有证据显示，黄芩汤可缓解索拉菲尼所致的腹泻，参苓白术散随证加减（热毒重加马齿苋、败酱草；便血重加丹皮、地榆清热凉血；脾阳不足，阴寒偏胜，加用附子、干姜；久泻不止，证属中气下陷者，合用补中益气汤）疗效也较为确切。

（六）预防与预后

简单性腹泻经及时及补液治疗后多能缓解；复杂性腹泻经治疗大部分可缓解，严重者可能出现休克甚至死亡。

五、恶心、呕吐

（一）定义

指由分子靶向药物引起或与分子靶向药物相关的恶心和呕吐。

（二）流行病学

TKIs药物治疗中，20%~50%的患者发生恶心症状，25%的患者发生呕吐症状。

（三）病因与病理生理

腹部迷走神经的传入与分子靶向药物相关的恶心和呕吐密切相关。5羟色胺受体、神经激肽1受体和胆囊收缩素-1受体都位于迷走神经传入的末端。

（四）分级及防治建议

见表 5-2-7。

表 5-2-7 靶向药物相关恶心、呕吐分级及防治建议

严重程度分级	恶心	呕吐	防治建议
Ⅰ级	食欲降低，不伴进食习惯改变	24h 内发作 1~2 次（间隔 5min）	严密监测；继续服用，无需剂量调整
Ⅱ级	经口摄食减少，不伴明显的体重下降、脱水或营养不良	24h 内发作 3~5 次（间隔 5min）	严密监测；继续服用，一般无需调整剂量；对症止吐药物治疗
Ⅲ级	经口摄入能量和水分不足；需要鼻饲、全肠外营养或住院	24h 内发作 ≥6 次（间隔 5min）	暂停服用；积极对症处理，请专科医师会诊和治疗；症状缓解后可降低剂量服用；如持续存在和加重，应终止服用
Ⅳ级	—	危及生命；需要紧急治疗	立即和永久停服；请专科医师会诊，积极处理，且严密监测生命体征
Ⅴ级	—	死亡	—

（五）康复治疗

三餐前应用多巴胺受体拮抗剂（如甲氧氯普胺）对轻症患者有效；其他止吐药物包括 5- 羟色胺 3 拮抗剂（如昂丹司琼、格拉司琼等），但应警惕该类药物可能导致的心脏毒性（QT 间期延长）。进一步的措施包括暂停靶向治疗药物直至毒性降低至Ⅰ级，减量后继续治疗。

中医针灸在防治分子靶向药所致呕恶方面具有优势。主穴：中脘，胃俞，内关，足三里。配穴：寒吐者加上脘、公孙；热吐者加商阳、内庭；痰饮者加膻中、丰隆；肝气犯胃者加肝俞、太冲；脾虚者加脾俞、神阙。或辨证使用中药治疗：①痰饮内阻证：小半夏合苓桂术甘汤加减；②脾胃气虚证：香砂六君子汤加减；③肝气犯胃证：四七汤加减。

（六）预防与预后

目前没有标准的预防措施。为避免进一步导致脱水和肾损害等并发症，应密切监测，及时干预。经过积极治疗大多数患者可康复。

（张百红 岳小强 孙大志 杨 帅）

第三节 少见损伤康复

一、肝脏毒性

激酶抑制剂的肝脏毒性可表现为轻度转氨酶升高或严重细胞溶解性肝炎（如伊马替尼）。伊马替尼还可引起自身免疫性肝炎，且肝脏毒性是伊马替尼治疗中断的重要原因。然而，其他激酶抑制剂很少引起肝功能各项指标的显著改变，单克隆抗体影响更小。如索拉非尼和乐伐替尼的临床研究中，有发生急性肝损伤的少见病例报道，发生率分别为 0.5% 和 0.4%。

建议在接受靶向治疗开始前进行肝功能基线检查：若基线异常，在治疗开始后的前 2 个月，每 2 周化验 1 次肝功能；若无基线异常，每月监测 1 次肝功能。HBV 感染等可能影响肝功能的其他并发症，并非靶向治疗禁忌。治疗期间，尽量避免同时应用其他具有肝脏毒

性的药物。出现肝脏损伤后,需个体化治疗。一些激酶抑制剂,如厄洛替尼、瑞戈非尼、帕唑帕尼和索拉菲尼,可引起血清非结合型胆红素浓度增高,若不严重,可继续治疗。当观察到Ⅲ~Ⅳ级肝脏毒性时建议停止使用靶向药物至肝功能恢复到Ⅰ级或基线水平。药物减量或停药取决于肝毒性的严重性和持续性。

中医可根据患者临床症状表现从阴阳入手进行辨治,抑或有效。①肝胆湿热:甘露消毒丹加减;②脾虚湿困:茵陈术附汤加减。但应注意避免选用可能引起肝损伤的中药。

表5-3-1 靶向药物相关肝脏毒性分级及防治建议

严重程度分级	转氨酶升高	防治建议
Ⅰ级	>正常值上限到3倍正常值上限	严密监测;继续服用,无需剂量调整
Ⅱ级	>3~5倍正常值上限	严密监测;继续服用,一般无需调整剂量;保肝药物治疗
Ⅲ级	>5~20倍正常值上限	暂停服用;请专科医师会诊和保肝治疗;肝功能恢复到Ⅰ级或基线水平后可降低剂量服用;如持续存在和加重,应终止服用
Ⅳ级	>20倍正常值上限	立即和永久停服;请专科医师会诊,积极处理,且严密监测生命体征
Ⅴ级	—	—

二、肺脏毒性

研究显示,有1%~2%的接受EGFR和VEGFR拮抗剂类靶向药物(如厄洛替尼、吉非替尼、索拉非尼等)治疗的患者可出现急性潜在致死性间质性肺疾病(interstitial lung disease, ILD)。其中,接受厄洛替尼治疗的患者出现ILD的中位时间为治疗后47d。患者以活动性呼吸困难、胸部X线示弥漫阴影、限制性通气障碍、弥散功能降低和低氧血症为临床表现。此时,应中断治疗,并给予最佳支持治疗。此外,必要时可给予糖皮质激素及机械通气。并发ILD的患者病死率可高达40%,尤以吉非替尼为甚。其他需要激素治疗和中断靶向治疗的情况包括并发肺炎、肺纤维化和急性呼吸窘迫综合征等。

Bcr-Abl抑制剂,如达沙替尼、博舒替尼、伊马替尼和尼罗替尼等,可导致胸腔积液。其中,接受达沙替尼治疗的患者比例最大,为10%~54%。患者需行胸腔穿刺引流缓解症状,但是否需要中断治疗仍有争议。

单克隆抗体相关的肺部不良反应包括支气管痉挛(如利妥昔单抗发生率为10%)、间质性肺炎(发生率为7%)、肺纤维化、咯血(如贝伐单抗发生率为1.9%)和弥漫性肺出血(如阿仑单抗)等。降低输液速度或中断治疗,可有效控制急性支气管痉挛和呼吸困难。对症状较重者,需终止靶向治疗,并根据实际情况给予糖皮质激素和最佳支持治疗。

中医借鉴“喘证”“肺痿”等相关临床经验,可进行辨证治疗。①气虚络滞证:补阳还五汤加减;②肺阴不足证:麦门冬汤加减。

三、心脏毒性

传统细胞毒性药物(如蒽环类)可造成心肌细胞超微结构的改变,从而影响心肌细胞的生存。靶向治疗药物因作用于相应信号通路而干扰三磷酸腺苷代谢可引起快速型心室功能紊乱,这在传统细胞毒性药物治疗过程中较少见。这类心室功能紊乱程度不重,在中断靶向治疗或药物干预后可得到缓解。研究显示,接受 HER2 抑制剂曲妥珠单抗治疗的乳腺癌患者出现症状性心力衰竭的比例为 2%~4%,心功能障碍的比例为 3%~19%。HER2 抑制剂与蒽环类药物联用时,心脏毒性发生率可高达 27%。HER2 抑制剂的心脏毒性还有表明药物达靶的意义。接受舒尼替尼和索拉菲尼治疗的患者中,有左室射血分数下降 10% 的患者比例可达 30%。其他可引起左室功能紊乱的激酶抑制剂还包括 MEK 抑制剂(如曲美替尼)和 ABL 抑制剂(如伊马替尼、尼罗替尼)。临床上可表现为无症状的心电图异常至严重的充血性心力衰竭。

心脏毒性的预防尤为重要,患者接受靶向药物治疗治疗过程中需严密监测生命体征、实验室检查(肌钙蛋白、钠尿肽)和心脏超声,尤其是在接受过或联用蒽环类药物者。计划使用 HER2 抑制剂的患者尽量避免联用蒽环类药物。出现充血性心力衰竭时,可给予血管紧张素转换酶抑制剂、β 受体阻滞剂和利尿剂,但部分患者不能耐受 β 受体阻滞剂。对出现心脏毒性的患者,可请相关专科会诊,在治疗受益及不良反应间达到最佳平衡。

四、肾毒性

多种靶向治疗药物会导致肾脏毒性,最常见的是抗血管生成类药物(如贝伐单抗)。肾脏毒性出现的中位时间为治疗开始后的 3~17 个月,常表现为不同程度的蛋白尿,可造成继发性高血压、血栓性微血管病和急性肾衰竭。可导致肾脏毒性的靶向药物还包括舒尼替尼(肌酐升高、高血压)、索拉菲尼(蛋白尿、肌酐升高、低磷血症)和阿西替尼(高血压、低磷血症、蛋白尿)等。西妥昔单抗和帕尼单抗可导致低镁血症等电解质紊乱。

通常,靶向药物导致的肾脏毒性多为可逆的。可以通过减量或暂停用药而缓解,无严重的肾脏损伤发生,一般无需特殊处理。对于具有潜在的肾功能疾病、肾切除、既往有原发性高血压、肾脏疾病及糖尿病病史的患者,要慎用靶向药物,并严密随访观察。对于抗血管生成药物诱发的蛋白尿,目前尚无明确的治疗方法。血管紧张素转换酶抑制剂(angiotensin-converting enzymeinhibitors, ACEI)及血管紧张素受体阻滞剂(angiotensin receptor blockers, ARB)类药物可以通过降低肾小管内压力进而减轻蛋白尿,并降低可能的心脏不良事件发生率,可以酌情使用。但是,最有效的方法是及时减量或停用靶向药物。出现急性肾小管坏死者,需进行血液透析。值得注意的是,一旦发生肾病综合征,靶向药物治疗应永久终止。

中医可在辨证论治原则指导下,参与轻中度肾损伤的治疗。①气阴两虚证:参芪地黄汤加减;②肝肾阴虚证:知柏地黄丸加减;③脾肾阳虚证:济生肾气丸加减。

表 5-3-2　蛋白尿分级及防治建议

严重程度分级	转氨酶升高	防治建议
Ⅰ级	尿蛋白(1+),24h 尿蛋白定量<1.0g	继续服用,无需剂量调整
Ⅱ级	尿蛋白(2+),24h 尿蛋白定量 1.0~3.4g	继续服用,一般无需调整剂量;应考虑进行药物干预;监测 24h 尿常规和 24h 尿蛋白定量
Ⅲ级	24h 尿蛋白定量≥3.5g	暂停服用;请肾脏内科专科医师会诊;进行药物干预;蛋白尿恢复至≤Ⅱ级后,可降低剂量服用;如果 2 次减量后仍然发生Ⅲ级蛋白尿,则应永久终止治疗
Ⅳ级	—	—
Ⅴ级	—	—

五、血栓栓塞和出血

VEGF 通路抑制剂增加了患者动脉血栓栓塞事件（arterial thromboembolic events，ATE）的发生风险。研究显示，与单纯化疗相比，联用贝伐单抗后患者 ATE 的发生率由 1.7% 增至 3.8%。全人群多因素分析也显示，年龄（大于 65 周岁）、ATE 病史及贝伐单抗暴露史与 ATE 密切相关。与之相似，接受 VEGFR 激酶抑制剂（如舒尼替尼、索拉菲尼）的患者发生 ATE 的风险为 1.4%，是对照组的 3 倍。而沙利度胺及其类似物被公认可提高静脉血栓栓塞（venous thromboem-bolism，VTE）的发病风险。已揭示的机制包括靶向药物破坏了由 VEGF 及 NO 维持的内皮细胞的完整性，以及贝伐单抗与血小板相互作用触发了血栓级联机制。

目前尚无关于血栓栓塞事件预防、诊治的权威指南，但靶向药物治疗前依危险因素对患者进行分层有所裨益。对确诊的急性 VTE 患者，如果血流动力学稳定，需行抗凝治疗，建议使用低分子量肝素（low molecular weightheparin，LMWH）治疗 3~6 个月。临床研究证实，LMWH 在减少 VTE 事件发生方面要优于维生素 K 拮抗剂，但在死亡率或出血风险方面差异无统计学意义。如有必要，可中断甚至永久停服靶向药物；如果临床医师评估治疗的临床获益多于并发症相关风险，靶向药物则可以在 LMWH 治疗期间维持使用。

贝伐单抗所致严重出血事件的发生率为 2.8%，其中尤以非小细胞肺癌、肾细胞癌及结直肠癌患者发生率较高。化疗联合贝伐单抗治疗的患者出现致死性出血的概率为 2.5%，明显高于单纯化疗的 1.7%。激酶抑制剂相关出血的发生率为 16.7%，其中严重者占比 2.4%。出血并非靶向药物治疗的绝对禁忌证。在评估是否需要终止治疗时，应当综合考虑出血部位、严重程度及治疗反应性等。

中药治疗：①血瘀证：四妙勇安汤加减；②血热证：犀角地黄汤加减。

六、黏膜炎

口腔黏膜炎是 mTOR 抑制剂类药物（如依维莫司、替西罗莫司、西罗莫司）最常见的剂量依赖性不良反应。与传统放化疗所致黏膜炎不同，靶向药物相关口腔黏膜炎主要表现为口疮样病灶，呈单发或多发边界清楚、圆形、表浅、痛性溃疡灶，多位于非角化黏膜，偶有环形红斑包绕。约有 30% 的接受 mTOR 抑制剂类单药治疗的患者在治疗开始后的 8 周内发病，其中Ⅲ级以上者占 5%。另外，接受多激酶血管生成抑制剂（如索拉菲尼、舒尼替尼、卡博替尼、帕唑帕尼）和 EGFR 抑制剂（厄洛替尼、吉非替尼）治疗的患者口腔黏膜炎的发生率分别达 25% 和 15%（表 5-3-3）。

目前尚无有效预防措施，发病早期教育患者避免侵入式治疗反复损伤患处非常重要。治疗期间用盐水、无菌水或小苏打溶液漱口保持口腔卫生可能有一定作用。黏膜炎的主要处理方法是疼痛控制和营养支持。对黏膜炎相关疼痛患者的建议包括：避免刺激性食物和良好的口腔护理，定期清除牙垢以减少口腔细菌，使用软毛牙刷等。可使用局部镇痛剂（如 2% 的利多卡因、苯海拉明、碱式水杨酸铋或氢氧化铝 / 氢氧化镁等组成的漱口水等，该联合疗法通常被称为"魔法"漱口水）。此外，低剂量激光照射及局部糖皮质激素治疗也有一定疗效。应定期进行营养评估，避免患者因黏膜炎导致摄食减少，从而发生严重的体重减轻。某些血清学化验如白蛋白、胆固醇、胆碱酯酶、铁代谢、电解质、镁及磷等，可作为营养参数帮助临床医师合理评估患者的营养状况。必要时调整靶向治疗药物剂量或中止治疗。

中药辨证论治对口腔黏膜炎有较好治疗效果，①心脾积热证：导赤散和泻黄散加减；②阴虚火旺证：知柏地黄丸加减；③心脾两虚证：归脾汤合补中益气汤加减。

表 5-3-3　靶向药物相关黏膜炎分级及防治建议

严重程度分级	临床特征	防治建议
Ⅰ级	无症状或轻症；无需治疗	严密监测；继续服用，无需剂量调整
Ⅱ级	中度疼痛；不影响经口进食；需调整饮食	严密监测；调整饮食；对症处理；继续服用，一般无需剂量调整
Ⅲ级	重度疼痛；影响经口进食	暂停服用；积极给予对症处理；请专科医师会诊和治疗；严密监测，如控制良好，可降低剂量后继续服用
Ⅳ级	危及生命；需要紧急治疗	立即和永久停服；请专科医师会诊，积极处理，且严密监测生命体征
Ⅴ级	死亡	—

七、甲状腺功能减退

使用 VEGFR 抑制剂治疗的晚期肾癌患者中有 12%~19% 出现甲状腺功能减退，且发生率随时间延长而增加。基线时、每周期治疗开始前和结束时进行甲状腺功能检查。不伴症状的促甲状腺素轻度升高，只需继续监测。若促甲状腺素>10 mU/L 或有伴随症状时需用甲状腺素替代治疗。一般不需要暂停靶向药物或调整剂量。

针对甲状腺功能低下出现乏力、畏寒等症状，可中药辨证治疗：①脾肾阳虚证：济生肾气丸加减；②阴阳两虚证：麦味地黄丸合金匮肾气丸加减。

（张百红　岳小强　孙大志　杨　帅）

参 考 文 献

［1］中华医学会泌尿外科学分会肾癌指南编写组.2015 中国肾癌靶向治疗药物不良反应管理专家共识.中华泌尿外科杂志, 2016, 37（1）: 2-5.

［2］中国临床肿瘤学会（CSCO）甲状腺癌专家委员会.碘难治性分化型甲状腺癌靶向药物不良反应管理专家共识（2018 年版）.中国癌症杂志, 2018, 7: 545: 553.

［3］Dy GK, Adjei AA.Understanding, recognizing, and managing toxicities of targeted anticancer therapies.CA Cancer J Clin, 2013, 63（4）: 249-279.

［4］张百红, 岳红云.肿瘤新治疗靶标的研究进展.现代肿瘤医学, 2015, 23（7）: 1012-1016.

［5］Gotwals P, Cameron S, Cipolletta D, et al.Prospects for combining targeted and conventional cancer therapy with immunotherapy.Nat Rev Cancer, 2017, 17（5）: 286-301.

［6］Lacouture ME, Maitland ML, Segaert S, et al.A proposed EGFR inhibitor dermatologic adverseevent-specific grading scale from the MASCC skintoxicity study group.Support Care Cancer, 2010, 18（4）: 509-522.

［7］Lacouture ME.Management of Dermatologic Toxicities Associated With Targeted Therapy.J AdvPractOncol, 2016, 7（3）: 331-334.

［8］Owczarek W, Slowinska M, LesiakA, et al.The incidence and management of cutaneous adverse events of the epidermal growth factor receptor inhibitors.Postepy Dermatol Alergol, 2017, 34（5）: 418-428.

［9］刘爽, 关尚为, 吴东媛, 等.肿瘤分子靶向药物不良反应文献分析.中国药房, 2014, 25（38）: 3613-3616.

［10］张小瑞, 赵远红.非小细胞肺癌靶向药物相关皮肤毒性反应的中医辨治.中医杂志, 2015, 56（12）:

1065-1066.

［11］Wang Z, Qi F, Cui Y, et al.An update on Chinese herbal medicines as adjuvant treatment of anticancer therapeutics.Biosci Trends, 2018, 12(3): 220-239.

［12］Zhao C, Chen J, Yu B, et al.Effect of modified taohongsiwu decoction on patients with chemotherapy-induced hand-footsyndrome.J Tradit Chin Med, 2014, 34(1): 10-14.

［13］Shah R R, Morganroth J, Shah D R.Cardiovascular safety of tyrosine kinase inhibitors: with a special focus on cardiac repolarisation(QT interval).Drug Saf, 2013, 36: 295–316.

［14］Maitland M L, Bakris G L, Black H R, et al.Initial Assessment, Surveillance, and Management of Blood Pressure in Patients Receiving Vascular Endothelial Growth Factor Signaling Pathway Inhibitors.JNCI Journal of the National Cancer Institute, 2010, 102(9): 596-604.

［15］中国高血压防治指南修订委员会.中国高血压防治指南2010.中华高血压杂志, 2011, 19(8): 701-741.

［16］Mariette H, Joep H, Stefan S, et al.Cardiovascularand renal toxicity during angiogenesis inhibition: clinical andmechanistic aspects.J Hypertens, 2009, 27(12): 2297-2309.

［17］Kantarjian H.Dasatinib versus imatinib in newlydiagnosed chronic-phase chronic myeloid leukemia.N Engl J Med, 2010, 362: 2260–2270.

［18］Clark O Al.Colony-stimulating factors forchemotherapy-induced ebrile neutropenia: a meta analysis of randomized controlled trials.J Clin Oncol, 2005, 23: 4198–4214.

［19］Barber NA, Afzal W, Akhtari M.Hematologictoxicities of small olecule tyrosine kinase inhibitors.TargetOncol, 2011, 6(4): 203–215.

［20］Loriot Y.Drug insight: gastrointestinal andhepatic adverse effects of molecular-targeted agents incancer therapy.Nat Clin Pract Oncol, 2008, 5: 268-278.

［21］Costa, Ana Lúcia, Abreu C, et al.Prevention of Nausea and Vomiting in Patients Undergoing Oral Anticancer Therapies for Solid Tumors.BioMed Research International, 2015, 2015(6): 1-7.

［22］Multinational Association for Supportive Care in Cancer.The MASCC/ESMO Antiemetic Guidelines.Annals of Oncology, 2016, 27(suppl 5): v119-v133.

［23］Roila F, Molassiotis A, Herrstedt J, et al.2016 MASCC and ESMO guideline update for the preventionof chemotherapy- and radiotherapy-induced nausea andvomiting in advanced cancer patients.Ann Oncol, 2016, 27(Suppl5): 119-133.

［24］Wang Z, Qi F, Cui Y, et al.An update on Chinese herbal medicines as adjuvant treatment of anticancer therapeutics.Biosci Trends, 2018, 12(3): 220-239.

［25］Youns M, Hoheisel JD, Efferth T.Traditional Chinese medicines(TCMs)for molecular targeted therapies of tumours.Curr Drug Discov Technol, 2010, 7(1): 37-45.

［26］李进.肿瘤的药物治疗//汤钊猷.现代肿瘤学.第3版.上海: 复旦大学出版社, 2011: 672-703.

［27］Califano R, Greystoke A, Lal R, et al.Management of ceritinib therapy and adverse events in patients with ALK-rearranged non-small cell lung cancer.Lung Cancer, 2017, 111: 51-58.

［28］Choueiri TK, Halabi S, Sanford BL, et al.Cabozantinib Versus Sunitinib As Initial Targeted Therapy for Patients With Metastatic Renal Cell Carcinoma of Poor or Intermediate Risk: The Alliance A031203 CABOSUN Trial.J Clin Oncol, 2017, 35(6): 591-597.

［29］Kikuchi S.Severe hepatitis and completemolecular response caused by imatinibmesylate: possible association of its serum concentration withclinical outcomes.Leuk.Lymphoma, 2004, 45: 2349-2351.

［30］Yazici O，Sendur M A，Aksoy S.Hepatitis C virusreactivation in cancer patients in the era of targeted therapies.World J Gastroenterol，2014，20（22）：6716-6724.

［31］Pessaux Pl.Targeted molecular therapies（cetuximab and bevacizumab）do not induce additionalhepatotoxicity：preliminary results of a case-controlstudy.Eur J Surg Oncol，2010，36：575-582.

［32］Qi W X，Sun Y J，Shen Z，et al.Risk ofinterstitial lung disease associated with EGFR-TKIs inadvanced non-small-cell lung cancer：a meta-analysis of 24 phase Ⅲ clinical trials.J Chemother，2015，27：40-51.

［33］Barber N A，Ganti A K.Pulmonary toxicitiesfrom targeted therapies：a review.Target Oncol，2011，6：235-243.

［34］Grimminger F，Günther A，Vancheri C.The role of tyrosine kinases in the pathogenesis of idiopathicpulmonary fibrosis Eur Respir J，2015，45：1426-1433.

［35］Chen M H.Cardiac dysfunction induced by noveltargeted anticancer therapy：an emerging issue.Curr Cardiol，2009，11：167-174.

［36］Moslehi J J.Cardiovascular Toxic Effects of Targeted Cancer Therapies.The N Engl J Med，2016（15）：1457-1467.

［37］Tajiri K，Aonuma K，Sekine I.Cardiovascular toxic effects of targeted cancer therapy.Jpn J ClinOncol，2017，47（9）：779-785.

［38］Eremina V，Jefferson J A，Kowalewska J，et al.VEGF inhibition and renal thrombotic microangiopathy.New England Journal of Medicine，2008，358（11）：1129-1136.

［39］Kelly R J，Billemont B，Rixe O.Renal toxicity oftargeted therapies.Target Oncol，2009，4：121–133.

［40］Kandula P，Agarwal R.Proteinuria and hypertensionwith tyrosine kinase inhibitors.Kidney Int，2011，80（12）：1271-1277.

［41］Scappaticci FA，Skillings JR，Holden SN，et al.Arterial thromboembolic events inpatients with metastatic carcinoma treatedwith chemotherapy and bevacizumab.J Natl Cancer Inst，2007，99：1232-1239.

［42］Palumbo A，Cavo M，Bringhen S，et al.Aspirin，warfarin，or enoxaparin thromboprophylaxisin patients with multiplemyeloma treated with thalidomide：aphase III，open-label，randomized trial.Jclin Oncol，2011，29：986-993.

［43］RINI B I.Biomarkers：Hypertension following anti-angiogenesistherapy.ClinAdvHematolOncol，2010，8（6）：415-416.

［44］Lacouture M，Sibaud V.Toxic Side Effects of Targeted Therapies and Immunotherapies Affecting the Skin，Oral Mucosa，Hair，and Nails.Am J Clin Dermatol，2018，19（Suppl 1）：31-39.

［45］Roodhart J M，Langenberg M H，Witteveen E，et al.The molecular basis of class side effects due to treatmentwith inhibitors of the VEGF/VEGFR pathway.Curr Clin Pharmacy，2008，3（2）：132-143.

［46］Lalla R V，Bowen J，Barasch A，et al.MASCC/ISOO clinical practice guidelines for the management of mucositissecondary to cancer therapy.Cancer，2014，120（10）：1453-1461.

［47］中华医学会泌尿外科学分会肾癌指南编写组.2015 中国肾癌靶向治疗药物不良反应管理专家共识.中华泌尿外科杂志，2016，37（1）：2-5.

第六章 肿瘤手术治疗损伤康复

第一节 肺癌围手术期康复

全世界每年新增肺癌患者 180 万例，5 年生存率 8%~17%。外科治疗是肺癌患者获得根治的主要方法，但手术切除率低于 40%，欧洲国家之间的切除率（9%~35%）也存在很大差异。术后肺部相关并发症是影响患者围手术期快速康复及术后生存质量的主要因素，甚至威胁患者生命。当前，加速康复外科（enhanced recovery after surgery, ERAS）理念正从各方面影响医学的发展，尤其是从各个学科单独发展及治疗疾病走向"以患者为中心"多学科协作或重组、新建学科或专业，如加速康复学科等。加速康复外科的核心是减少应激或创伤，关键是降低围手术期外科相关并发症。

一、定义与术语

ERAS 是指采用循证医学证据证明有效的围手术期处理措施，减轻手术创伤的应激反应，减少并发症，提高手术患者安全性和患者满意度，从而达到加速康复的目的。肺康复（Pulmonary Rehabilitation, PR）是对有症状、日常生活能力下降的慢性呼吸系统疾病患者采取的多学科综合干预措施，是肺癌围手术期康复的重要内容。

二、流行病学

据 2019 年发表的《2015 中国恶性肿瘤流行情况分析》显示：肺癌约占我国所有恶性肿瘤的 19.6%，是发病率和死亡率最高的恶性肿瘤。早期肺癌首选外科手术治疗，但是肺癌肺切除术后肺部并发症（postoperativepulmonary complication, PPC）的发生率占 12%~40%，PPC 不但导致 84% 的患者死亡，也是住院时间延长和重返重症监护病房（intensive care unit, ICU）的主要原因。肺癌患者术前肺功能检查在确定手术方式、切除范围、麻醉措施，提高围手术期生活质量、减少肺部并发症、病死率等方面发挥着积极作用。由于以通气指标为主的肺功能检查没有评估肺癌术后因肺内分泌物增加、疼痛所致排痰无力，而出现的痰潴留等术后肺部并发症的风险，不能真实反映肺功能状态；静态肺功能检查则不能反映手术患者运动能力和心肺储备问题。因此，规范肺癌手术前后肺功能评定方法尤为重要。

三、病因与病理生理

肺癌好发于中老年人群，而中老年人呼吸功能有多方面、多层次的变化，如鼻咽部黏膜变薄，腺体萎缩；黏膜完整性被破坏、纤毛运动和分泌物排除受影响，分泌功能下降，分泌物减少；支气管内弹性蛋白纤维丢失和破坏，气管支气管黏膜上皮萎缩，肺泡变宽变浅，气道阻力增加等。老年人胸壁顺应性下降，肺弹性降低，肌肉数量减少，使肺活量减少，肺通气、换气以及弥散功能减退。患者术后肺功能的改变与患者年龄、肺切除面积、手术时间、术前肺功能状况和术后肺代偿恢复密切相关。

四、诊断

（一）血清学肿瘤标志物检测

目前常用的原发性肺癌标志物有癌胚抗原（carcinoembryonic antigen，CEA），神经元特异性烯醇化酶（neuron-specificenolase，NSE），胃泌素释放肽前体（pro-gastrin-releasing peptide，ProGRP），细胞角蛋白片段 19（cytokeratin-19-fragment CYFRA21-1），以及鳞状上皮细胞癌抗原（squamous cell carcinoma antigen，SCC）等。以上肿瘤标志物联合使用，可提高其在临床应用中的敏感度和特异度。

（二）影像学检查

肺癌的影像学检查方法主要包括：X 线胸片、电子计算机断层扫描（computed tomography，CT）、磁共振成像（magnetic resonance imaging，MRI）、超声、核素显像、正电子发射计算机断层显像（positron emission tomography-computed tomography，PET-CT）等方法。主要用于肺癌诊断和鉴别诊断、分期和再分期、评估手术可切除性、疗效监测及预后评估等。

（三）内镜及其他检查

1. 内镜检查主要用于了解气管内肿瘤侵犯情况及协助明确病理诊断，常用的内镜检查包括支气管镜检查和超声支气管穿刺活检术、纵隔镜检查和胸腔镜肺活检等。支气管镜检查对于肿瘤的定位诊断和获取组织学诊断具有重要价值。通过超声支气管镜还可以对邻近支气管的肺门和纵隔淋巴结进行穿刺活检，用于肺癌的定性诊断和纵隔淋巴结分期诊断。

2. 目前已经有多种导航技术对于周围型肺癌进行穿刺活检术。通过纵隔镜检查术，可以获取 2R、2L、4R、4L、5、6、7、10 区淋巴结，用于肺癌的定性诊断和区域淋巴结分期诊断，既往作为评价纵隔淋巴结转移的"金标准"。

五、康复评定

（一）术前风险评估

1. 病史及生活、工作习惯；

2. 肺功能测试（pulmonary function test，PFT）和动脉血气分析；

3. 心肺运动试验（cardiopulmonary exercise testing，CPET），若 CPET 检测中 SaO2 降低幅度＞15%，则建议行支气管舒张试验；

4. 峰值流速仪检测呼气峰值流量（peak expiratory flow，PEF），检测 PEF 装置简单，操作简便，能较准确预测患者咳痰能力。

（二）手术高危因素

1. 年龄≥75 岁；

2. 吸烟史　吸烟指数≥800 年支；吸烟指数≥400 年支且年龄≥45 岁；吸烟指数≥200 年支且年龄≥60 岁；

3. 致病性气管定植菌　当患者年龄≥75 岁、吸烟指数≥800 年支或重度 COPD 时易存在致病性气管定植菌；

4. 哮喘或气道高反应性；

5. 肺功能临界状态或低肺功能；

6. 呼气峰值流量（peak expiratory flow，PEF）＜320L/min；

7. 肥胖　体重指数（body mass index，BMI）≥28kg/m² 或体表面积（body surface area，BSA）

$\geq 1.68m^2$;

8. 肺部合并疾病　如 COPD、结核、肺间质纤维化等;

9. 既往手术等治疗史　术前曾行放射治疗和/或化学治疗,二次手术或外伤治疗史;

10. 心、肝、肾等功能不全和代谢性疾病(如糖尿病)及各种原因所致营养不良或贫血、静脉血栓风险等。

(三)呼吸肌功能评估

呼吸肌功能检测主要包括肌力评估、肌耐力评估以及疲劳测试等。测定气道压力变化反映呼吸肌力量的指标有最大吸气压(MIP)、最大呼气压(MEP)、跨膈压(Pdi)。呼吸肌耐力评估包括膈肌张力-时间指数(TTdi)、电刺激膈神经法、膈肌超声评估、肌电图(EMGdi)等。

(四)术前肺功能检查评定

1. 一般呼吸评定　性别、年龄、病史、呼吸频率、呼吸方式、呼吸困难程度、胸廓运动、呼吸音等。

2. 呼吸困难量表评定　呼吸困难严重程度量表如 Borg 量表、mMRC 问卷、ATS 呼吸困难评分、基线呼吸困难指数(BDI)等。

3. 肺功能检查评估

(1)通气功能:通气功能是在呼吸运动过程中单位时间内进出肺的气体容积。主要检查指标有 1 秒用力呼气容积(forced expiratory volume in one second, FEV1)、用力肺活量(forced vitalcapacity, FVC)、1 秒用力呼气容积百分比(forced expiratory volume in one second%, FEV1%)。英国胸科协会(British Thoracic Society, BTS)指南推荐患者在接受肺叶切除术前的 FEV1 应>1.5L,接受全肺切除术患者术前 FEV1 应>2L。由于身高、年龄、活动强度和体重等因素会影响 FEV1 绝对值的测定,而 FEV1% 则是相对个体化的评价指标,若术前 FEV1%(实测值/预计值)<30%,患者术后肺部相关并发症发生率高达 43%,而 FEV1%>60% 者并发症发生率仅为 12%,每当 FEV1 下降 10%,肺部并发症发生率增加 1.1 倍,心血管并发症发生率增加 1.3 倍。2013 年美国胸科医师协会(ACCP)肺切除术前评估指南中,初筛没有 FEV1 绝对值和百分比的相关推荐,建议术前用预计术后肺功能作为预测指标。

(2)弥散能力测定:是换气功能的一项测定指标,术前肺弥散功能可以反映患者可利用的肺泡膜面积、厚度、肺毛细血管容积情况。测量肺弥散功能有许多方法,其中一氧化碳弥散量(capacity carbon mon oxide diffusing amount, DLCO)是术后短期并发症发生的独立危险因素,可作为术前评估肺切除手术风险的重要指标。DLCO<60%,术后肺部并发症发生率约为 40%,同时死亡率高达 20%。在肺癌患者中 FEVl 与 DLCO 之间相关性较差,术前 FEV1 绝对值正常的肺癌患者可以存在弥散功能受损,因而 2009 年发布的 ERS/ESTS 指南建议 DLCO 检查应为肺切除患者术前的常规检查项目。

(3)动脉血气分析:动脉血气分析是目前肺癌术前常规检查项目,主要包括氧合指标、二氧化碳指标和酸碱物质 3 个方面。动脉血气指标在运动后下降幅度>4%,或静息状态下降至正常数值的<90%,表明患者对开胸手术的耐受力差。也有研究显示,进行运动试验后,动脉血气分析中二氧化碳分压、氧分压、pH 值、动脉血氧饱和度显著降低,则并发症的发生概率显著提高。因通气、换气和氧耗多因素影响 PaO_2 的测定,只有高 $PaCO_2$ 是术后并发症发生的高危因素,通常把不吸氧时 $PaO_2 < 60mmHg$ 或 $PaCO_2 > 45mmHg$ 作为禁忌肺切除术的界值。

（五）评价肺癌手术适应证的运动测试

现有术前肺功能检测只能发现肺通气是否存在障碍，不能确定术前是否存在心肺功能障碍。但运动试验可用于补充现今肺切除术前评估心肺功能的不足。开胸手术引起的氧耗量由静息时的 110ml/（min·m²）增加到术后的 170ml/（min·m²），增加幅度为 50%，与运动试验中氧耗增加类似，同时高氧耗量持续时间长，因此需要足够的心肺功能储备才能满足术后氧耗量的增加。

1. 简易运动测试　简易运动测试可以粗略估计患者有氧运动能力，具有简单易操作的优点，缺点为有氧运动能力检测方法比较粗略。

（1）六分钟步行试验（6-minute walk test, 6MWT）：6MWT 是指患者在 6min 或 12min 内在水平地面上走尽可能长的距离，在运动中定时观察或测定心率、血氧饱和度和血压等。测试结果是否与肺切除术后并发症风险相关目前仍存在争议，因此 ERS/ESTS 指南建议不把六分钟步行试验作为术前评估方法。

（2）往返步行试验（shuttle walk test, SWT）：是指患者在 10m 距离往返步行，步行跟随已制定的固定节律，速度逐渐增加，停止条件为呼吸困难或者不能继续步行，记录步行总距离。每 30s 记录 1 次血氧饱和度参数、Borg 评分、恢复时间和运动停止原因。英国胸科协会推荐将步行距离 <250m，VO₂max <10ml/（min·m²）定为手术高危因素，但亦有研究认为会低估患者的心肺功能。ERS/ESTS 指南建议 SWT 不能单独作为评价患者术后并发症的指标，但可以作为一个筛选指标。

（3）爬楼梯试验（stair climb test, SCT）：爬楼试验尚无统一标准，有两种观点，一是术前患者爬楼高度低于 12m，术后发生心肺并发症的概率 2 倍于能完成 22m 高度的患者，死亡率更是高达 13 倍；二是标准化爬楼梯测试，指标为爬楼梯的速度，用爬楼阶梯数代替高度来标准化运动测试。Brunelli 发现这个标准值是老年患者肺切除术后心肺并发症的重要预测指标。ERS/ESTS 指南建议把标准化症状限制性 SCT 作为肺切除术前第一线筛选试验。

2. 运动心肺功能检测（cardiopulmonary exercise testing, CPET）　指患者于一个稳定的环境中进行症状限制性单车活动，同时持续记录 VO₂max 等相关运动耐力指标。CPET 是国际上普遍适用的肺功能检查项目之一，具有标准化与可重复性，是术前评价肺切除手术风险的"金标准"，特别是峰值耗氧量（peak oxygen consumption, VO₂ peak）可直接获得反映运动能力的重要参数，而 VO₂max 与肺切除术后死亡率密切相关。2013 年 ACCP 指南建议 VO₂max>20ml/（min·m²）或预计值高于 75%，肺切除术后并发症风险低；而 VO₂max<10ml/（min·m²）或预计值低于 35%，则为手术禁忌。

3. 运动过程中血氧饱和度下降（exercise oxygen de-saturation, EOD）　特指在运动测试过程中，受试者动脉血氧饱和度下降>4%。早期研究表明运动过程中氧饱和度下降与肺切除术后早期并发症的相关性并不确切，但现有研究认为可用于判断术后是否会出现呼吸衰竭，因此 EOD 可作为肺切除术前评估有价值的参数。ERS/ESTS 指南建议出现 EOD 的患者需进一步完成 CPET，以更好地评估心肺功能。

（六）预计术后肺功能（predicted postoperative pulmonary function, PPOPF）

2003 年 ACCP 指南 PPO FEV1 计算公式如下：

肺叶切除 PPO FEV1= 术前实测 FEV1 ×（剩余肺段数 / 总肺段数）；

全肺切除 PPO FEV1= 术前实测 FEV1 ×（1- 切除的有灌注的肺）。

采用这个公式得出的数值会影响那些如老年患者、身材瘦小和女性患者等本来肺功能数值较低者的术前评估,因此 2007 年 ACCP 指南建议用 PPO FEV1 百分比(PPO FEV1%)作为评估手术风险的指标,有学者认为 PPO FEV1% 是肺切除术后并发症的最佳预测指标。

2007 年和 2013 年 ACCP 指南 PPO FEV1% 计算公式如下:

全肺切除 PPO FEV1%= 术前实测 FEV1 ×(1– 切除的有灌注的肺);

肺叶切除 PPO FEV1%= 术前实测 FEV1 ×(1–y/z),其中 y 为被切除的有功能的或者通畅的肺段,z 为有功能的肺段总数,术前实测 FEV1 值最好是使用支气管扩张剂后测得。

ACCP 指南(2013 版)建议 PPO FEV1 和 PPO DLCO>60%,则肺切除手术风险低危;当 PPO FEV1 或 PPO DLCO 介于 30%~60% 之间,则建议行简易运动试验。当 PPO FEV1 或 PPO DLCO<30% 时,则建议行心肺运动试验以评估手术风险。

有研究认为,PPOPF、DLCO、SCT、动脉血气分析、CPET 等指标,预测肺癌患者肺叶切除术后心肺并发症发生效果较好,而 FEV1、FEV1 %、SWT、6MWT 等指标预测效果较差。

六、康复治疗

(一)康复治疗

1. 术前预康复　由于肺癌手术治疗的迫切性,可能需要更密集的术前短期康复方案,在手术风险和康复收益之间取得平衡。多项研究认为,术前进行肺康复训练,有助于改善肺功能和心肺耐力,峰值耗氧量或运动能力有所改善,身体素质较差的患者从术前干预中获益最多。对合并高危因素的患者,术前肺康复训练可以降低术后并发症发生率;对有症状、日常生活能力下降的慢性呼吸系统疾病患者,术前肺康复训练通过稳定或逆转疾病的全身表现而减轻症状、优化功能状态、改善生活质量。但也有研究发现,术前肺康复训练只改善肺功能而未能降低并发症发生率。

(1)时间和强度:可以将 PEF 值较训练前提高 10% 作为评价标准,决定肺康复训练时间的长短。多项研究报道的训练中位持续时间为 4 周(1~10 周),频率为每周 5 次(2~14 次);强度根据患者的耐受性确定,中等到高强度。

(2)常用方法

1)激励式肺量计吸气训练:患者取易于深吸气的体位,一手握住激励式肺量计,用嘴含住咬嘴并确保密闭不漏气,然后进行深慢的吸气,将黄色的浮标吸升至预设的标记点,屏气 2~3s,然后移开咬嘴呼气。重复以上步骤,每组进行 6~10 次训练,休息。在非睡眠时间,每 2h 重复一组训练,以不引起患者疲劳为宜,疗程 3~7d。

2)功率自行车运动训练:患者自行调控速度,在承受范围内逐步加快速度及自行车功率。运动量控制在呼吸困难指数(Borg's scale)评分 5~7 分之间,若在运动过程中有明显气促、腿疲倦、血氧饱和度下降(<88%)或其他合并疾病引起身体不适,暂停运动,待恢复原状后再继续进行训练。每次 15~20min,每天 2 次,疗程 7~14d。

3)登楼梯训练:在专业治疗师陪同下进行,运动过程中调整呼吸节奏,采用缩唇呼吸,用力时呼气,避免闭气,稍感气促时可坚持进行,若有明显呼吸困难,可短暂休息,尽快继续运动。每次 15~30min,每天 2 次,疗程 3~7d。

2. 术后康复

(1)早期活动:由于置入胸腔管、导尿管,以及持续静脉注射、疼痛控制不充分等原因,患者术后早期活动受到影响。而早期活动是 ERAS 的直接组成部分,可改善与制动相关的并发症,缩短住院时间。应在处理好以上问题、保证安全的基础上,鼓励患者早期下床活动,以避免卧床带来的有害影响,包括身体适应性降低,肌容量减少,肺部并发症(肺不张和肺炎)和静脉血栓风险增加。然而,两项系统评价未能证明早期活动方案对胸外科术后患者有益。

(2)预防性气道造口术:通过气管造口术进行反复雾化可以促进痰液清除。研究表明,预防性气管造口术用于高风险的痰潴留患者可以临床获益,但气管造口术的并发症引起了人们关注,其益处尚未在微创手术中得到验证。

(3)激励性肺量计法(incentive spirometry, IS):IS通常用作术后物理疗法的标准辅助手段,但研究未能证明围手术期IS在肺功能恢复或术后肺部并发症风险降低方面有益,IS在高危患者中的作用还需要进一步研究。

(4)无创正压通气:无创正压通气已被广泛用于预防肺部术后的肺不张,但迄今为止的研究未能证明其临床益处。不建议术后常规使用无创正压通气。

(二)术后疼痛管理和血栓预防

胸外科手术后疼痛通常较重,可由于肌肉收缩、肋骨骨折或脱位、肋间神经损伤、胸膜或肋间束被胸腔引流管刺激所致,不适当的镇痛措施会加重呼吸系统受损。目前,国际上提倡采用多模式镇痛(multimodal analgesia, MMA),即联合使用不同作用机制的镇痛药物或镇痛方式,从而减少阿片类药物的用量。

胸外科患者也具有较高的术后静脉血栓栓塞症(vein thrombo embolism, VTE)的风险,发生率0.4%~51%,肺栓塞(pulmonary embolism, PE)的发生率1%~5%,其中2%是致命性的。与接受类似手术的非癌症患者相比,癌症患者发生深静脉血栓的风险增加1倍,致命性肺栓塞的风险增加3倍。年龄也是VTE事件的风险因素。术后VTE可使癌症手术后30d的死亡率从1.2%上升到8.0%。对肺癌手术后患者进行VTE预防的证据相对有限,主要基于对VTE和术后出血风险评估的临床专家共识。美国胸科医师学会指南建议:入院时应开始机械性VTE预防(抗血栓弹力袜、间歇充气加压装置、足底静脉泵),并持续到患者完全恢复活动状态为止。目前尚无证据支持口服药物预防VTE的疗效。

七、康复护理

(一)健康教育

几项系统性回顾和Meta分析结论表明,术前健康教育和术前咨询有助于患者术后恢复,可以减轻恐惧、疲劳和疼痛,缩短住院时间。

正式术前教育是否优于非正式教育尚不确定,理想情况下,患者应有书面和口头两种咨询形式。患者、亲属及护理人员应与医疗团队成员会面,包括外科医生、麻醉师和护士。

(二)吸烟管理

吸烟增加肺癌切除术后死亡和肺部并发症的风险,导致术后生活质量下降、疲劳感加重、生存率降低,术前停止吸烟可缓慢降低这些风险。有研究发现术前戒烟4周可改善吸烟对肺部的影响,但也存在不同观点,发现虽然戒烟干预措施有益于控烟,戒烟药物使用量增加,但没有充分证据表明肺部术后并发症的发生率降低。

(三)酗酒管理

研究提示,酗酒使接受肺癌手术的患者术后肺部并发症和死亡率增加,并降低了长期存活率,建议至少戒酒4周以减少术后并发症,但亦未证明能显著降低死亡率,干预的最佳时机尚未确定。

(刘 芳 何金涛 苏建华 胥方元 张安仁 王洁萍)

第二节 乳腺癌手术治疗损伤康复

乳腺癌发病率位居女性恶性肿瘤的首位,严重危害妇女的身心健康。令人欣慰的是,目前丰富的治疗手段和确切的治疗效果使得乳腺癌成为疗效最佳的实体肿瘤之一,大量的患者得以长期存活。与此同时,治疗相关的特异性损伤和功能障碍也越来越引起人们的注意,针对性的康复基础与临床研究亦逐步开展。

一、乳腺癌术后淋巴水肿

我国每年女性乳腺癌发病人数约为16.9万。近30年来乳腺癌患者的5年生存率呈缓慢增长趋势。在乳腺癌高发病率和高生存率的环境下,乳腺癌生存者对乳腺癌治疗后并发症的康复需求显著增加。上肢淋巴水肿是乳腺癌术后最常见的并发症之一,其对患者健康造成很大的危害且治疗难度较大。因此,充分认识乳腺癌相关淋巴水肿,了解其发病原因,合理控制危险因素并制订有效的治疗方案至关重要。

(一)定义与术语

因乳腺癌相关治疗如腋窝手术、放疗、化疗等因素引起的上肢、手、乳房、及胸壁的淋巴水肿称为乳腺癌相关淋巴水肿。

原发或继发性淋巴系统受阻或功能障碍,可导致局部的淋巴液引流不畅,积存于组织间隙中,形成淋巴水肿。接受过乳腺癌手术或放疗的患者因腋窝淋巴结的损伤,患淋巴水肿的风险较大。

(二)流行病学

乳腺癌相关淋巴水肿是乳腺癌治疗后常见并发症之一。相关调查表明,乳腺癌术后上肢淋巴水肿的发生率可高达50%。淋巴水肿患者不仅上肢肿胀、增粗,肢体沉重、无力、疼痛,而且随着水肿的加重,患肢发生淋巴管炎、蜂窝织炎等感染的概率也增加。

(三)病因与病理生理

1. 病因

诱发因素:上肢负荷过重、外伤及感染被认为是上肢淋巴水肿的最常见诱发因素。

相关危险因素:手术及术后放疗对淋巴系统的破坏与术后上肢淋巴水肿的发生密切相关,而化疗及内分泌治疗与水肿的相关性研究尚无统一定论。肿瘤复发亦增加上肢淋巴水肿发生风险。此外,肥胖及高龄患者患淋巴水肿的风险相对较高。

2. 病理生理 在根治术中,乳腺癌患者的淋巴回流通路被破坏,富含蛋白质的液体滞留在组织间隙中,从而使组织间隙中的胶体渗透压增高,导致组织间隙中液体聚集,形成水肿,此时的水肿为"凹陷性水肿"。

若未能早期及时干预,消除水肿,组织间隙中高浓度的蛋白渗液将刺激机体结缔组织异常增生,胶原蛋白沉积。淋巴系统功能进一步减退,淋巴管内的单向活瓣受损,管壁通透性减弱,自发收缩功能减弱,泵功能衰竭,导致淋巴回流障碍进一步加重,水肿难以消退。

随着时间的延长,组织间隙内高蛋白液体为细菌繁殖提供了良好的培养基。皮肤在受损后易反复发生感染,致使皮肤角化、粗糙、色素沉着、疣状增生、皮下组织增厚和质硬,形成象皮肿,即"非凹陷性水肿"。

由于淋巴通路的破坏,阻断了免疫细胞如淋巴细胞和巨噬细胞的循环途径,使机体的免疫功能降低。皮肤破损后容易继发感染,增加患侧上肢淋巴管炎或蜂窝织炎等感染发生率。

（四）诊断

1. 临床诊断标准　引起淋巴水肿的常见原因有丝虫病、先天性淋巴系统发育不良以及癌组织阻塞淋巴管道等。乳腺癌相关淋巴水肿与腋窝手术、放疗、化疗等乳腺癌相关治疗因素有关。淋巴水肿的诊断依据病史、体征及辅助检查。诊断的过程始终从患者病史和体格检查开始,结合水肿的辅助检查,包括臂围测量、影像学检查和生物电阻抗测量等,综合判断是否为淋巴水肿。诊断评估的核心是术前测量以确定真正的基线。

病史特点:乳腺癌病史、腋窝手术史及区域淋巴结放疗史等,同时需要排除心源性水肿、肾性水肿、胫前黏液性水肿和静脉性水肿等。水肿常因过多活动,皮肤破溃及感染诱发,可在癌症治疗的几十年后出现。

症状及体征特点:患者自觉上肢体积增大、紧绷、沉重、僵硬、液体渗出、皮温升高、运动受限和虚弱等。早期水肿可自行消退,后期肢体逐渐增粗、变硬。局部皮肤纤维化及脂肪沉积,致使淋巴水肿的皮肤较健康皮肤难以牵拉起来（Stemmer征:独见于淋巴水肿,特异性较高）。

辅助诊断:辅助检查的详细描述见下文康复评定部分。

2. 分期　根据淋巴水肿的严重程度,国际淋巴协会将淋巴水肿分成4个阶段。

0期:潜伏期或亚临床阶段。在该阶段,由于手术或放化疗,乳腺癌患者的淋巴系统功能已经受到损伤,但患侧肢体的体积并无异常,也无明显水肿出现。

Ⅰ期:富含蛋白质的淋巴液在组织间隙中积聚。肢体可以看到明显的肿胀,若抬高肢体,肿胀可以自行消退。该期为凹陷性水肿。如果此时积极展开治疗,往往可以控制淋巴水肿的进展,取得更好的预后。

Ⅱ期:水肿进一步加重,抬高肢体,肿胀不能自行消退,局部组织开始纤维化,肢体变硬;随着脂肪和纤维组织的堆积,逐渐呈非凹陷性水肿。

Ⅲ期:象皮肿表现,肢体异常增粗,皮肤增厚,角化及粗糙。此时脂肪沉积和组织纤维化更加严重。患肢体积异常增大且沉重,严重影响患者的日常生活。

上述分期主要依据水肿和纤维化程度。除此之外,还可根据健患侧肢体体积差异来区分淋巴水肿的严重程度。

（五）康复评定

1. 病情评估　了解患者的年龄、体重、一般健康状况,乳腺癌的发病时间、部位、分型,手术方式、术后放化疗史,淋巴水肿出现时间、水肿进展过程、淋巴水肿的临床表现,局部感染病史,治疗过程和疗效等。

2. 功能评定

（1）症状评价

1）国际淋巴协会淋巴水肿分期标准:国际淋巴协会将淋巴水肿分成4个阶段（见:四、分期）。

2）美国物理治疗协会分级标准:根据肿胀肢体和健侧肢体的围度差进行分级:<3cm属轻度淋巴水肿,3~5cm属中度水肿,>5cm属重度水肿。

3）电话问卷调查计分:询问患者近3个月内双侧手、前臂、上臂的差别。若无差异计

0分;如果只有患者本人能注意到的轻微水肿计1分;若患者熟悉的人在日常生活也能注意到水肿,则为中等严重,计2分;如果陌生人在日常生活中也能注意到,则为严重水肿,计3分。0分为阴性,1~3分为轻度淋巴水肿,≥4分为中/重度淋巴水肿。

4)淋巴水肿和乳腺癌问卷(lymphedema and breast cancer questionnaire, LBCQ):可以评估淋巴水肿的症状严重程度。该问卷共有58个项目,前30个项目针对淋巴水肿的主观症状,其中19项被用作上肢症状统计分析;后28个项目涵盖患者的基本人口统计学情况、乳腺肿瘤治疗史、淋巴水肿治疗情况等。

(2)淋巴水肿客观评估:客观评估工具有水置换法、臂围测量法、视野测量法(perometry)、生物电阻抗测量生物电阻抗频谱(bioelectrical impedance spectroscopy, BIS)、组织介电常数测量、3D打印、B超、MRI及淋巴闪烁造影等。临床最常用的是臂围测量。

1)臂围或体积测量:臂围测量法即用卷尺测量上臂不同点的周长,通过监测特定解剖位点周长变化,了解淋巴水肿的发生发展状况。较常用五点测臂围:尺骨茎突为测量起点,从该点开始向手臂近心端每10cm测量一次,至40cm处。

2)水置换法:水置换法测量肢体体积被认为是测定淋巴水肿肿胀程度的"金标准"。水置换法有两种。①在特定大小的钢桶内放入一定量的水,将肢体放入桶内至一定长度,根据水面高度变化推算肢体体积:$\Delta V=\pi r^2 h$。r为桶的内径,h为水面高度变化值。②在特定容器中放满水,然后将肢体放入容器中,直接测量溢出水的容积或称重后换算成体积。为保证测量准确性,应采取措施确保每次测量时肢体浸入的长度一致,并重复测量,取平均值。其测量误差约25ml。基于体积的肿胀诊断阈值较多,目前被广泛认可的上肢淋巴水肿诊断标准阈值为肿胀上肢体积较健侧体积大200ml以上。

3)Perometer:是一种利用红外识别技术定量测量肢体体积的非侵入性光电器械。Perometer有一个可移动的框架,框架四周还有平行的红外线发射装置和接收装置,该框架可缓慢、匀速地水平穿过患者前伸的上肢,通过分析被肢体挡住的红外线,模拟出肢体横截面形状,进而得到肢体体积。测量时要求被测者保持特定姿势:上肢水平前伸,肩关节90°,手掌朝下。该设备的平均测量误差为8.9ml,可以比较精确地反映肢体实际肿胀程度。

4)生物电阻抗BIS:BIS通过测量人体对电流的阻抗大小来推测人体组织成分。在淋巴水肿的评估和监测应用方面,BIS可以利用通过人体的微弱电流间接评估躯干或肢体细胞外液的量,从而判断患者是否存在淋巴水肿以及水肿的程度。BIS测量完成后,给出患侧R0和健侧R0的比值,临床淋巴水肿的诊断阈值为大样本健康人群平均值加2个或3个标准差。

5)淋巴闪烁显像:淋巴闪烁显像又称放射性核素淋巴造影或淋巴核素造影,是近半个世纪来应用最广泛的淋巴系统成像检查技术。将分子量大于37 000kDa或颗粒直径大于4~5nm的淋巴显像剂,通过手背第2、3指蹼注射到皮肤内,即可显示引流淋巴结、淋巴管的形态、分布及功能状态。采用γ射线照相机探测淋巴管和淋巴结中结合的放射核素,探测仪可将γ射线转变成光闪而成像。目前应用的淋巴显像剂主要是^{99m}Tc右旋糖苷,用量一般为37~74MBq。

6)MR淋巴成像:MR淋巴成像可分成非造影剂成像和造影剂成像。前者又称淋巴管水成像,可显影病变淋巴管的位置,从而为手术定位。近年研究发现,非造影剂三维MRI扫描不仅可获得清晰的淋巴管影像,还能显示肿胀处滞留的淋巴液对于周围组织和结构的影响。而采用顺磁造影剂钆贝葡胺皮下注射,可对淋巴系统进行实时动态观察,其所提供的高分辨图像可以较清晰地反映淋巴管和淋巴结的结构和功能状态,是很有潜力的淋巴水肿成像工具。

7)近红外荧光成像:近红外荧光成像技术(near-infrared fluorescence,NIRF)可以动态、定量地观测淋巴回流状态,进行实时监测。NIRF淋巴显像技术利用荧光探针在特定波长的红光激发下发出近红外荧光,通过成像设备再现淋巴水肿肢体组织内部的荧光分布。通常在第2、4指蹼间、腕部掌面2处及前臂内外侧等6处皮内注射吲哚菁绿。注射后15min,患者需佩戴激光防护眼镜进行肢体淋巴系统动态采集,从远端至近端,每帧时间200ms。乳腺癌术后上肢淋巴水肿患者淋巴管外往往有显像剂滞留,并出现极度弯曲的侧支淋巴管及毛细淋巴网影;同时还有淋巴流速减慢、搏动频率降低甚至反流现象。

（六）康复治疗

1. 物理治疗

（1）绷带加压包扎、徒手淋巴引流手法、压力衣:多项随机对照试验(randomised controlled trials,RCT)研究比较了此三种方法的优劣,证实绷带加压包扎消肿、降低肢体围度效果优于手法及压力衣,淋巴引流手法在早期可促进淋巴回流,起到预防淋巴水肿的作用,但在缩小肢体围度方面无明显效果。研究认为,以上三种治疗方法结合治疗效果较好。

方法:徒手淋巴引流:40~60min/次,5~7d/周。绷带包扎:在徒手淋巴引流后进行包扎,每天维持20~22h。压力衣穿戴:①在强化治疗期结束后,即淋巴水肿消肿治疗后肢体体积稳定时再行穿戴,以巩固绷带加压治疗的效果;②后期以及日常生活中,可在进行较大强度体力活动或者乘坐飞机时穿戴。

（2）肌内效贴:肌内效贴一般是在水肿程度较高时使用,也可用于早期水肿的预防。有限的小样本RCT显示有效。

2. 物理因子治疗

（1）低能量激光:多项RCT及1篇Meta分析显示,低能量激光能有效消除水肿。

（2）间歇气压治疗(intermittent pneumatic compression):多项RCT显示间歇气压治疗具有协同消肿作用,但1项荟萃分析未显示其有效性。

3. 体育锻炼　研究表明,合理的体育锻炼能够促进患者各种功能的恢复和提高,即使在抗癌治疗期间,有氧运动仍然安全有效。多项RCT研究证实,渐进性抗阻运动对于乳腺癌患者,虽无消除淋巴水肿效果,但可改善关节活动度、提高患者生活质量。

（七）预防与预后

1. 预防

（1）一级预防:主要针对淋巴水肿危险因素预防,即治疗因素、疾病因素和患者因素(生理因素和行为因素)。其中主要危险因素包括术后放疗、腋窝淋巴结清扫范围和术后并发症等。严格把握乳腺癌术后的放疗适应证,避免过度应用,照射范围和剂量应注意个体化,腋窝照射量要适当。乳腺癌腋窝淋巴结清扫术中选择性保留上肢淋巴结,对于疾病分期较早、腋窝淋巴结转移可能性不大者,清扫范围可以考虑适当缩小。术后出现伤口愈合相关并发症是乳腺癌术后上肢淋巴水肿发生的独立危险因素。因此,术前应合理设计手术切口避免皮瓣缝合张力过大。术后适当加压包扎,保证腋窝引流通畅,避免皮瓣坏死、皮下积液及伤口感染的发生。术后根据患者伤口情况尽早进行康复锻炼,如无特殊情况应及早进行。

（2）二级预防:大多数患者在术后3年内患侧上肢发生淋巴水肿。因此,术后早期随访对淋巴水肿的预防具有重要作用,一般以手术当月为起始时间,乳腺癌术后第1年内每3个月随访 1 次,第 2 年和第 3 年内每半年随访 1 次,以后每年随访 1~2 次;指导患者进行功能锻炼,一旦肢体出现沉重、酸痛、灼痛、皮肤紧绷感、硬韧感、重压感及麻木感等不适立即就医确诊。同时,早期对乳腺癌术后患者进行淋巴水肿发生的预测尤为重要,将有淋巴结清扫史、化疗史及放疗史的患者列入高危人群,加强随访和评估,以便早期发现淋巴水肿并及时进行干预治疗。

(3)三级预防:淋巴水肿目前尚无法根治。后期可通过健康教育、加强皮肤护理和预防感染等措施,减缓淋巴水肿进程,改善患者舒适度,提高其生活质量。

2. 预后 乳腺癌相关淋巴水肿一旦发生,如不及时加以管理和治疗,会逐步加重,不可逆转。因此,早期预防及早期治疗至关重要。

早期淋巴水肿经过综合消肿治疗,大部分预后较佳,可长期维持肢体体积不再增加,但仍有较大复发风险,因此淋巴水肿的治疗实际上是终生管理。晚期淋巴水肿治疗较困难,保守的综合消肿治疗对肢体体积的缩减十分有限,此时可选择外科手术治疗。

(贾 杰)

二、乳腺癌术后肩关节功能障碍

乳腺癌根治术须切除患侧的乳腺、胸大肌、胸小肌、腋窝淋巴结及结缔组织,由于切除范围较广,术后如果不能及时进行功能锻炼,将会造成患侧上肢不同程度的功能障碍,主要表现为患肢水肿、肩关节运动幅度受限、肌力低下、运动后迅速出现疲劳及精细运动功能障碍等,进而给患者的生活和工作带来一定的影响。

(一)流行病学

乳腺癌患者在术后 1 个月抱怨肩膀无法抬高或上肢活动受限的比例高达 50%~74.1%,据估计,在 50 岁以上的乳癌患者中,50% 存在持续性肩关节功能障碍,60 岁以上的乳癌患者中,长期持续性肩关节障碍的发病率超过 35%。

(二)发病机制

1. 肩关节本身具有易患性 肩关节是灵活性和柔韧性兼备的关节,容易出现功能障碍,机制包括:40 岁以上中老年人因软组织退行病变,对各种外力的承受能力减弱;长期过度活动,姿势不良等所产生的慢性致伤力;上肢外伤后肩部固定过久,肩周组织继发萎缩、粘连;肩部急性挫伤、牵拉伤后治疗不当等。

2. 乳癌手术方式对肩关节影响 乳腺癌改良根治术系目前最主要的术式,但切除胸小肌可能导致支配胸大肌的运动神经损伤并造成术后胸大肌萎缩,这是该术式的不足之处。1963 年,Auchincloss 提出切除全部乳腺,保留胸大肌和胸小肌,并联合腋淋巴结清扫。该术式采用游离胸大肌与胸小肌之间间隙的方法完成胸肌间淋巴结清扫,有效地避免了运动神经损伤和胸大肌萎缩,更好地保证了胸壁外形。但是上述术式均会影响肩关节的功能。

3. 乳癌治疗对肩关节的影响 以芳香化酶抑制剂运用为例,对于肩关节软骨,Ⅱ型骨胶原(CTX-Ⅱ)是关节软骨的主要结构蛋白,雌激素可通过减少 CTX-Ⅱ 降解从而达到保护关节软骨的作用。在卵巢切除大鼠中,雌激素缺乏可加速软骨的代谢和软骨表面的骨侵蚀,补充雌激素可明显抑制软骨的退化。在应用芳香化酶抑制剂的患者,超声常发现其肌腱周围存在积液,MRI 亦常显示其关节腔内液体增多,且腱鞘增厚,从而导致肌腱和关节的功能受到影响。

(三)临床表现

起初肩部呈阵发性疼痛,以后疼痛逐渐加剧,或钝痛,或刀割样痛,往往呈持续性,体位改变时疼痛加重。疼痛可向颈项及上肢(特别是肘部)扩散,当肩部偶然受到碰撞或牵拉时,常可引起撕裂样剧痛。肩痛昼轻夜重为本病一大特点,对气候变化特别敏感。

肩关节向各方向活动均可受限,以外展、上举、内旋外旋更为明显,随着病情进展,由于长期废用引起关节囊及肩周软组织的粘连,肌力逐渐下降,加上喙肱韧带固定于缩短的内旋位等因素,使肩关节各方向的主动和被动活动均受限,特别是梳头、穿衣、洗脸、叉腰等动作均难以完成,严重时肘关节功能也可受影响,屈肘时手不能摸到同侧肩部,尤其在手臂后伸时不能完成屈肘动作。

（四）康复评定

1. Constant-Murley 肩关节功能评定法　Constant-Murley 评分是在欧洲应用最为广泛的评分系统,其特点为对主观评估结果和客观评估结果存在不同的权重。具体内容如下:

表 6-2-1　Constant-Murley 肩关节功能评定

Ⅰ 疼痛(最高 15 分)		121°~150°	8
无疼痛	15	151°~180°	10
轻度痛	10	b 外旋(最高 10 分)	
中度痛	5	手放在头后肘部保持向前	2
重度痛	0	手放在头后肘部保持向后	2
Ⅱ ADL(最高 20 分)		手放在头顶部保持向前	2
a 日常生活活动水平		手放在头顶肘部保持向后	2
全日工作	4	手放在头顶再充分向上伸展上肢	2
正常的娱乐和体育活动	3	c 内旋(最高 10 分)	
不影响睡眠	2	手背可达大腿外侧	0
b 手的位置		手背可达臀部	2
上抬到腰部	2	手背可达腰骶部	4
上抬到剑突	4	手背可达腰部(L3 水平)	6
上抬到颈部	6	手背可达 T12 椎体水平	8
上抬到头顶	8	手背可达肩胛下角水平(T7 水平)	0
举过头顶	10	Ⅳ肌力	
Ⅲ ROM		MMT 肌力 0 级	
a 前屈、后伸、外展、内收分别按如下标准(每活动最高 10 分,4 项目最高 40 分)		Ⅰ级	5
0°~30°	0	Ⅱ级	10
31°~60°	2	Ⅲ级	15
61°~90°	4	Ⅳ级	20
91°~120°	6	Ⅴ级	25

2. Neer 评分系统　Neer 评分是应用最为广泛的评分系统,尤其是北美地区。其特点是评分中包括了对解剖结构重建的考虑。Neer 百分制术后总评分数在 90 分以上为优,80~89 分为良,70~79 分为中,70 分以下为差。

表 6-2-2 Neer 肩关节功能评分

1疼痛（35分）		4运动范围（25分）	
A 无痛或疼痛可被忽略	35	a. 前屈（矢状面）	
B 轻微疼痛，偶尔出现，不影响活动	30	180°	6
C 轻微疼痛，不影响日常生活	25	170°	5
D 中度疼痛，能忍受，活动能力有减退，需服用镇痛药	15	130°	4
E 疼痛严重影响活动	5	100°	2
F 疼痛导致完全不能活动	0	80°	1
2功能（30分）		<80°	0
a. 力量		b. 后伸（矢状面）	
正常	10	45°	3
良	8	30°	2
中	6	15°	1
差	4	0°	0
仅有肌肉收缩	2	c. 外展（冠状面）	
肌力 0 级	0	180°	6
b. 手能触及的范围		170°	5
头顶	2	140°	4
嘴	2	100°	2
腰	2	80°	1
对侧腋窝	2	<80°	0
胸罩搭扣	2	d. 外旋（从标准解剖学姿势开始，肘关节屈曲）	
c. 稳定性		60°	5
搬运	2	30°	3
敲击	2	10°	1
投掷	2	<10°	0
推	2	内旋（从标准的解剖姿势开始，肘关节屈曲）	
举东西过头顶	2	90°（触及 T6）	5
3解剖（10分，包括旋转、成角、关节吻合不佳、大结节上移、内固定断裂、肌炎、骨不连、缺血性坏死）		70°（触及 T12）	3
无	10	50°（触及 L5）	3
轻	8	30°（触及臀部）	2
中	4	<30°	0
重	0~2	总分（>90 为优，80~89 为良，71~79 为中，≤70 为差）	100

此外还有美国肩肘外科评分、牛津大学肩关节评分等,以上述两者运用最广。

(五)康复治疗

肩关节功能障碍是乳腺肿瘤术后患者常见的并发症,功能锻炼对于恢复患者肩关节功能和预防及减轻水肿至关重要,但必须严格遵守循序渐进的原则,以免影响伤口的愈合。功能锻炼的达标要求是:2周内患侧上臂能伸直、抬高绕过头顶摸到对侧耳朵。达标后仍需继续进行功能锻炼。术后1周内限制肩关节外展。严重皮瓣坏死者,术后2周内避免大幅度运动。皮下积液或术后1周引流液超过50ml时,应减少练习次数及肩关节活动幅度(限制外展)。植皮及行背阔肌皮瓣乳房重建术后要推迟肩关节运动。肩关节功能障碍常用康复治疗方法有:

1. 运动疗法　康复治疗手法及运动训练包括主被动关节活动、关节牵伸挤压、肌力、耐力和肌肉协调训练等。具体为无痛或轻微疼痛下的肩关节各个轴向的主动、被动活动,并且以外展、外旋为重点。

(1)急性期:主要目标为减轻疼痛和减轻炎症,改善姿势,维持关节活动度。训练内容主要包括:被动关节活动训练(肩关节屈曲;在肩关节外展45°时,肩关节内外旋,并逐渐增加到外展90°时的肩关节内外旋;水平面上外展内收;钟摆训练);力量训练(有节律的肩关节内外旋、屈伸、外展等肌力训练,如有疼痛,可以以等长训练为主;肩胛骨回缩,下压,前伸训练,胸小肌训练等);同时要纠正姿势(对于一些习惯性姿势难以纠正的,可给予矫形衣辅助);并且避免患肢举过头的动作。该阶段可以配合各种物理因子治疗如:冰敷(急性期过后改热敷)、超声波、微波、激光、电刺激和直流电离子导入等,能更好帮助完成该阶段目标。待疼痛减轻,肩关节稳定性增加,被动关节活动度正常,可以进入下一阶段康复治疗。

(2)中间期:此期目标为肩关节全范围活动时无疼痛,肌力达到平衡,并且继续缓解疼痛、减轻炎症,并可增加前臂活动。主要包括:维持被动肩关节活动度(肩关节外旋90°外展,内旋90°外展,中立位外展内收90°,滑轮训练等)训练;关节松动术;力量训练(从部分活动范围过渡到全范围肩部活动,强调肩袖肌群和肩胛骨肌群等,比如空罐训练,侧卧时外旋训练,肩部全范围的外展,俯卧位水平外展,俯卧位伸展,俯卧位划船姿,俯卧位水平外展同时外旋),此期允许部分功能性活动,可以短时间患肢过头活动,但不能负重。

力量训练期:改善肌力及肌耐力为此期主要任务,并维持肩关节的活动度,保持正确的姿势,同时逐渐增加功能活动的等级。主要包括力量训练,关节内旋和外旋,小型哑铃在关节各轴向活动训练,同时维持关节活动度。若能在肩关节全关节活动范围无痛活动,并且力量测试符合要求,临床症状无明显变化,对于普通患者来说,肩关节功能障碍已经达到临床痊愈。

(3)回归期:主要为投掷项目运动员的回归性训练,该期目标以回归发病前生活及运动活动为主要任务。逐渐增加运动训练,如投掷、打网球、打高尔夫球,肩关节各轴向的自我牵伸及力量训练,强度大约为每周3次。

2. 物理因子治疗　在肩关节功能障碍中,小剂量(0.2W/cm² 左右)超声波能通过机械效应改变组织细胞的体积,减轻肿胀,改善膜通透性,促进代谢物质交换,改变细胞功能,提高组织细胞的再生能力。中小剂量微波能降低感觉神经兴奋性,放松肌肉,改善血液循环,加速镇痛物质释放,从而产生镇痛效果,在乳腺癌已经得到控制,没有复发和转移风险后进行。体外冲击波既往用于肾结石治疗,而近期越来越多地被用于骨不连、网球肘等伤病,其中也包括肩关节损伤。此外,在运动训练前可先行理疗(中频、超声波等)软化瘢痕、松解粘连、放松肌肉,为后续更好地进行运动训练打下基础;运动训练后,可给予冷敷镇痛,有助于减少局部充血和渗出,局限炎症,为第2天的功能训练做准备。其他物理因子,如经皮神经电刺激疗法、红外线、低强度激光、中频电治疗等对肩关节功能障碍也有较好的治疗作用。

3. 肌内效贴　肌内效贴是一项较新的治疗技术,因其材质上具有伸缩性,可促进皮肤下的血液和淋巴液的回流,减轻水肿,协助三角肌收缩,放松肩袖肌,保护软组织,缓解疼痛,促进损伤恢复,并可在康复期增加关节活动度,加强目标肌的肌力,帮助患者更好地完成康复训练。肌内效贴能帮助患者缩短康复时间,优点为方便、无创和止痛效果迅速,有利于其他运动治疗的进行。缺点则是易过敏,成本较高。

4. 肩关节功能障碍不同时期的康复要点

(1)0~3周:仰卧位肩胛骨平面上进行肩关节的前屈内旋外旋的被动关节活动度及主动辅助关节活动训练,上肢远端主动活动训练。肩胛骨牵伸训练,三角肌等长收缩,Codman钟摆运动(顺时针和逆时针划圈运动)。如肩胛骨及上肢远端关节活动正常进入下一阶段。

(2)3~7周:进行主动辅助肩关节活动训练,小范围关节活动及物理治疗师进行神经肌肉再教育,滑轮训练,在改进的中立位进行次最大等长内外旋训练,水疗等。如主动辅助肩关节在肩胛骨平面前屈140°、外展110°、内/外旋60°同时肩袖及三角肌活动时疼痛消失则进入下一阶段。

(3)7~13周:继续仰卧位关节活动训练,功能性内旋训练,肩关节及肩胛骨牵伸,仰卧位肩胛抗重牵伸,加强肩袖肌肉训练,肩胛骨平面主动进行关节活动,闭链训练,肩关节灵活性训练等。如果疼痛或炎症基本消失、肩关节被动活动、肩袖肌及肩胛骨周围肌力明显改善、肩肱节律恢复正常,可继续后阶段训练。

(4)14周以后:进行力量训练(同前)。

(张善纲　卓文磊)

第三节　颈部淋巴结清扫手术致脊髓副神经损伤康复

一、定义与术语

副神经分为脑神经和脊神经根两部分,分别起自延髓和上颈髓。脊髓副神经损伤(spinal accessory nerve injury, SANI)指由于脊髓根副神经损伤所导致的相应肌群运动和功能障碍。

二、流行病学

脊髓副神经损伤多因颈部手术使副神经颅外段损伤,其中以颈后三角区淋巴结活检或摘除术所致误伤最为多见,发生率为3%~6%。在颈部淋巴结清扫术后进行的颈丛免疫组化研究显示,66.7%患者伴有副神经损伤。由于根治性颈淋巴结清扫手术切除了包括副神经在内的重要组织,使斜方肌失神经支配,引起斜方肌瘫痪、萎缩并压迫其深部的肩胛提肌、菱形肌等,导致约60%患者术后出现肩(臂)综合征,严重影响患者的生活质量。手术所致的神经损伤多为切断或结扎所致,一旦确诊,应尽早手术探查修复。文献报道,副神经损伤1年以上修复效果不佳。

三、病因与病理生理

脊髓副神经发自颈 1~5 或颈 1~6 脊髓前角细胞群背外侧的副神经核，以此核发出的纤维由脊髓外侧面穿出，合并成一条总干，在齿状韧带和脊神经后根之间上行，经枕骨大孔入颅，并与延髓部纤维会合，出颈静脉孔后与延髓部分离而自成一干，下行到颈部在颈内动、静脉之间及胸锁乳突肌深面下行，分支支配胸锁乳突肌，其主干在胸锁乳突肌后缘中点偏上穿出进入颈后三角，斜向下潜入斜方肌深面支配该肌，其作用是提升、收缩和旋转肩胛骨。

典型损伤是与颈部解剖相关的医源性损伤，最常见的是手术误伤，如颈部淋巴结清扫术，颈部淋巴结活检，目前改良淋巴结清扫术和功能型淋巴结清扫术，在某种程度上保护了副神经，但对于根治性颈淋巴结清扫术仍存在副神经损伤风险。

四、临床表现

脊髓副神经损伤可导致斜方肌无力或瘫痪、失去约束、肩胛运动学改变和肩部抬高受限、肩膀下垂、肩带僵硬、斜方肌萎缩。当一侧脊髓副神经麻痹时，导致同侧胸锁乳突肌和斜方肌瘫痪及萎缩，表现在平静时下颏转向患侧，用力时向对侧转头无力，并有肩部下垂、抬肩无力、肩胛骨位置偏斜以及其所支配的肌肉萎缩等表现；双侧脊髓副神经麻痹时，患者表现为头颈后仰及前屈无力。

五、康复评定

脊髓副神经损伤导致上述临床表现，属外周神经源肌力减退所造成的一系列不良后果，包括相应肌力和肌张力改变、肌肉萎缩和关节运动受限等。故其康复评定应是包括这些方面的综合评定。

肌力是肌肉收缩产生的力量评定，其评定按器械分类，包括徒手肌力评定和器械肌力评定；按肌肉收缩分类，包括等长肌力评定、等张肌力评定和等速肌力评定；按评定目的分类，则包括爆发力和肌肉耐力的评定。

肌张力的评定包括：肢体的物理惯性、肌肉和结缔组织内在的机械弹性和反射性肌肉收缩。评定时，检查者主要通过被动活动肢体而感受肌肉被动拉长或牵伸时的阻力，从而了解其肌张力的特征和分类。异常的肌张力包括：痉挛、僵硬、肌张力障碍（不自主运动）、和肌张力弛缓。

关节活动度测量则包括主动关节活动度和被动关节活动度，康复评定包括明确其关节活动度是否异常减小或过大。

六、康复治疗

1. 胸锁乳突肌及斜方肌肌力训练　站立位，两肩关节外展、外旋、握拳屈肘，内收肩胛骨，所有的斜方肌肌纤维均收缩；肩关节外展，肩胛骨内收，并增加阻力，斜方肌中部纤维收缩，增强肌力训练，以促进运动功能的恢复。当瘫痪肌肉的功能有部分恢复时（肌力为2~3级），可进行范围较大的助力运动，当受累肌肉的肌力增至4~5级时，渐进抗阻训练。

2. 关节活动度的维持与改善训练　斜方肌萎缩后会导致肩关节活动度变小或关节活动受限，应积极通过调整体位摆放及被动及主动关节活动度训练进行预防与治疗，维持肩关节的活动度。

（1）"摆动"练习：身体前屈（即弯腰）至上身与地面平行，手臂自然下垂，首先是前后方向的摆动，待适应基本无痛后增加左右侧向的摆动，最后增加绕环（划圈）动作，一般每个方向20~30次/组。此练习是术后早期或疼痛明显时维持肩关节活动度的常规练习。

（2）仰卧肩前屈：仰卧，健侧手握紧患侧肘部，（患侧肢体完全放松，由健侧用力完成动作）经体侧沿垂直方向向上举起患侧手臂，至感到疼痛处停止2~3min，待疼痛减轻后继续加大角度。至较大角度时，可用治疗棒（任何粗细便于抓握的1m左右长棒均可代替）握住两端帮助健侧手完成更大角度练习。

（3）仰卧肩外展：仰卧，健侧手握紧患侧肘部，（患侧肢体完全放松，由健侧用力完成动作）在体侧沿水平方向举起患侧手臂。至感到疼痛处停止2~3min，待疼痛减轻后继续加大角度。至较大角度时，用治疗棒练习。

（4）仰卧肩外旋：仰卧，上臂贴紧体侧，屈肘90°，健侧手握紧患侧手腕，在身体前沿垂直方向向外推患侧小臂，至感到疼痛处停止2~3min，待疼痛减轻后继续加大角度。至较大角度时，用治疗棒练习。肩关节外旋最大角度小臂可在身体侧方平贴床面。

（5）仰卧肩内旋：仰卧，上臂贴紧体侧，屈肘90°，健侧手握紧患侧手腕，（患侧肢体完全放松，由健侧用力完成动作）在身体前沿垂直方向向内拉患侧小臂，至感到疼痛处停止2~3min，待疼痛减轻后继续加大角度。肩关节内旋最大角度小臂可完全贴近身体前面胸腹部。

（6）仰卧肩后伸：仰卧，屈肘90°，健侧手握紧患侧手腕，（患侧肢体完全放松，由健侧用力完成动作）在体侧将小臂逐渐放至床面。至感到疼痛处停止2~3min，待疼痛减轻后继续加大角度（最大至小臂垂直于床面）。至上臂可以平放至床面，将上身移动至床边，使手臂在床外自然下垂。可用治疗棒握住两端帮助保护以达到更大角度。

（7）仰卧外展位外旋：仰卧，肩关节外展90°，即侧平举的姿势，屈肘90°，健侧手握紧患侧手腕，（患侧肢体完全放松，由健侧用力完成动作）在体侧沿垂直方向向外推患侧小臂，至感到疼痛处停止2~3min，待疼痛减轻后继续加大角度。至较大角度时，用治疗棒练习。肩关节外旋最大角度小臂可在身体侧方平贴床面（举手投降的姿势）。

（8）仰卧外展位内旋：仰卧，肩关节外展90°，即侧平举的姿势，屈肘90°，健侧手握紧患侧手腕，（患侧肢体完全放松，由健侧用力完成动作）在体侧沿垂直方向向内拉患侧小臂，至感到疼痛处停止2~3min，待疼痛减轻后继续加大角度。肩关节内旋最大角度小臂可完全平贴床面。

（9）水平内收：坐位，手臂向正上方伸出，以健侧手握住患侧肘部，使患侧手臂抱于胸前，患侧手尽量去触摸对侧肩头。至感到疼痛处停止2~3min，待疼痛减轻后继续加大角度。肩关节水平内收的最大角度是大臂可紧抱在胸前，手可握住对侧肩头。

（10）水平外展：坐位，肩关节外展90°，即侧平举的姿势，完全放松使手臂自然下垂于床外。可于手腕处绑一沙袋等重物增加负荷。在较大角度时，用治疗棒练习。

3. 肌肉控制与协调训练　神经肌肉控制训练是让患者有意识控制某一活动的原动肌，而协调训练则是让患者在意识控制下训练如何在神经系统中形成预编程序的自动的多块肌肉协调运动的记忆痕迹。其目的是使患者能够随意再现多块肌肉自动协调的运动形式，而且这种形式比单块肌肉产生动作更平稳精确有力。

4. 神经肌肉电刺激　应用神经肌肉低频脉冲电刺激仪刺激失神经支配的肌肉，降低肌肉纤维变性,减缓肌肉失神经支配性萎缩,促进血流并保持肌肉营养,促使失神经肌肉和重新接受神经支配的肌纤维肥大强化,较快提高肌张力和肌力,预防肌肉进一步萎缩。

(卓文磊　张　俊　李雪红　杜月秋)

参 考 文 献

[1] Sun KE, Tae KY, Hyun KC, et al.Prevalence of and risk factors for postoperative pulmonary complications after lung cancer surgery in patients with early-stage COPD.International Journal of Chronic Obstructive Pulmonary Disease, 2016, 11: 1317-1326.

[2] Lai Y, Du H, Wang X, et al.Status and Perspectives of Clinical Modes in Surgical Patients With Lung Cancer: A Retrospective Study.Medicine, 2016, 95(2): e2429.

[3] 杜娜,郭成林,杨梅,等.加速康复外科在中国大陆胸外科临床现状——基于胸外科医生及护士调查分析.中国肺癌杂志,2017(3): 1-6.

[4] 车国卫,刘伦旭,周清华.加速康复外科从理论到实践——我们还需要做什么?中国肺癌杂志,2017, 4: 219-225.

[5] Ljungqvist O, Scott M, Fearon KC.Enhanced recovery after surgery: A review.JAMA Surg, 2017, 152(3): 292-298.

[6] 车国卫,刘伦旭.加速肺康复外科,需要精准治疗吗?中国肺癌杂志,2017, 8: 549-554.

[7] 多学科围手术期气道管理中国专家共识(2018 版)专家组成员.多学科围手术期气道管理中国专家共识(2018 版).中国胸心血管外科临床杂志,2018, 25(7): 545-549.

[8] Licker M, Karenovics W, Diaper J, et al.Short-term preoperative high-intensity interval training in patients awaitinglung cancer surgery: a randomized controlled trial.J Thorac Oncol, 2017, 12(2): 323-333.

[9] Khalil AE, Abdallah NM, Bashandy GM, et al.Ultrasound-guided serratus anterior plane block versus thoracic epidural analgesia for thoracotomy pain.J Cardiothorac Vasc Anesth, 2017, 31: 152-158.

[10] Bjerregaard LS, Jensen PF, Bigler DR, et al.High-dose methylprednisolone in video-assisted thoracoscopic surgery lobectomy: a randomized controlled trial.Eur J Cardiothorac Surg, 2018, 53: 209-215.

[11] Kilbreath SL, Refshauge KM, Beith JM, et al.Risk factors for lymphoedema in women with breast cancer: A large prospective cohort.The Breast, 2016, 28: 29-36.

[12] Dylke ES, Benincasa Nakagawa H, Lin L, et al.Reliability and Diagnostic Thresholds for Ultrasound Measurements of Dermal Thickness in Breast Lymphedema.Lymphatic Research and Biology, 2018, 16(3): 258-262.

[13] Tsai RJ, Dennis LK, Lynch CF, et al.The Risk of Developing Arm Lymphedema Among Breast Cancer Survivors: A Meta-Analysis of Treatment Factors.Annals of Surgical Oncology, 2009, 16(7): 1959-1972.

[14] 贾杰.规范乳腺癌术后上肢淋巴水肿的诊治流程.中国康复医学杂志,2018, 33(04): 375-378.

[15] International Society of Lymphology.The diagnosis and treatment of peripheral lymphedema: 2013 Consensus Document of the International Society of Lymphology.Lymphology, 2013, 46(1): 1-11.

[16] Shaitelman SF, Cromwell KD, Rasmussen JC, et al.Recent progress in the treatment and prevention of cancer-related lymphedema.CA Cancer J Clin, 2015, 65(1): 55-81.

[17] Taghian NR, Miller CL, Jammallo LS, et al.Lymphedema following breast cancer treatment and impact on quality of life: a review.Crit Rev Oncol Hematol, 2014, 92(3): 227-234.

［18］Harris SR, Schmitz KH, Campbell KL, et al.Clinical practice guidelines for breast cancer rehabilitation. CANCER, 2012, 1188: 2312-2324.

［19］Greenlee H, DuPont-Reyes MJ, Balneaves LG, et al.Clinical practice guidelines on the evidence-based use of integrative therapies during and after breast cancer treatment.CA Cancer J Clin, 2017, 67(3): 194-232.

［20］Lamore K, Foucaud J, Cambon L, et al.Primary and secondary prevention of cancer in women: How can awareness be improved? A literature review.Rev Epidemiol Sante Publique, 2017: 453-465.

［21］Mandelzweig L, Chetrit A, Amitai T, et al.Primary prevention and screening practices among long-term breast cancer survivors.Cancer Causes& Control, 2017, 28(7): 657-666.

［22］中国抗癌协会乳腺癌专业委员会.中国抗癌协会乳腺癌诊治指南与规范(2017 年版).中国癌症杂志, 2017, 27(9): 695-696.

［23］EM W, CE D, CC L, et al.Cancer statistics: Breast cancer in situ.CA: a cancer journal for clinicians, 2015, 65(6): 481-495.

［24］MH F, KJ F, AM D, et al.Breast and cervical cancer in 187 countries between 1980 and 2010: a systematic analysis.Lancet(London, England), 2011, 378(9801): 1461-1484.

［25］阮祥梅, 贾杰.乳腺癌术后肩关节功能障碍康复的研究进展.中华物理医学与康复杂志, 2018(3): 230-233.

［26］段学宁.乳腺癌手术治疗百年历史回顾与启示.中国实用外科杂志, 2018, 38(11): 1227-1231.

［27］乳腺癌改良根治术专家共识及手术操作指南(2018 版).中国实用外科杂志, 2018, 038(008): 851-854.

［28］Wiater JM, Bigliani LU.Spinal accessory nerve injury.Clin Orthop Relat Res, 1999, 368: 5-16.

［29］Kelley MJ, Kane TE, Leggin BG.Spinal accessory nerve palsy: associated signs and symptoms.J Orthop Sports Phys Ther, 2008, 38(2): 78-86.

第七章

肿瘤相关症状康复

第一节　肿瘤治疗相关心血管疾病康复

随着癌症治疗的进步,癌症患者生存率已得到较大提高,但治疗的副作用也相应增加了不良反应发生率和死亡率,其中心血管系统损伤是最常见的副作用之一。在癌症幸存者中,心血管损伤及异常提前发病导致的死亡,已经引起越来越多的关注。一方面可能与药物心脏毒性有关,包括癌症治疗对心脏功能和结构的直接影响;另一方面也可能是癌症治疗加重了心血管疾病,尤其是既往有心血管疾病风险因素的患者。因此,在开始与心脏毒性有关的肿瘤治疗前、治疗过程中以及治疗后,医生应对所有患者进行临床心血管风险评估和危险因素及并发症的管理。

一、心肌功能障碍与心力衰竭

(一) 定义与术语

心功能障碍(cardiac dysfunction, CD)与心力衰竭(heart failure, HF)是指由于心脏的收缩功能和 / 或舒张功能发生障碍,不能将静脉回心血量充分排出心脏,导致静脉系统血液淤积,动脉系统血液灌注不足,从而引起心脏循环障碍综合征,此种障碍综合征集中表现为肺淤血、腔静脉淤血。HF 并不是一个独立的疾病,而是心脏疾病发展的终末阶段。

(二) 流行病学

心功能障碍与心力衰竭是癌症治疗相对常见和严重的副作用,在用蒽环类和 / 或纵隔放射治疗的儿童癌症幸存者中,患 HF 的终生风险比对照组增加了 15 倍;对于癌症治疗前就存在心血管危险因素的老年患者,发生 HF 的短期风险也相应增加。例如,侵袭性非霍奇金淋巴瘤幸存者生存 5 年时,临床 HF 的发病率为 17%。近年人们也发现酪氨酸激酶抑制剂(tyrosine kinase inhibitors, TKIs)可引起左室功能障碍或 HF,尤其是癌症治疗前就存在心血管危险因素的癌症患者。

(三) 病理生理

心功能障碍与心力衰竭经常被描述为化疗后心脏毒性,是最常见的与癌症治疗相关的心血管并发症,并导致并发症和死亡率增加。心脏毒性出现临床表现的时间点各不相同,一些癌症治疗引起的心血管副作用会出现在早期,因此可能会对肿瘤治疗产生不利影响;而其他患者则会在几年后出现心脏损伤的临床问题。另外,有一些化疗药,例如蒽环类药物,早期损伤心肌细胞,进而可以诱导进行性心脏重塑,导致之后出现心肌病,而其他药物可能只是导致短暂的心脏功能障碍。

预测长期心血管疾病预后通常具有挑战性,因为癌症患者通常接受多种抗癌药物治疗,有时还配合放射治疗。这些不同治疗方法之间的相互作用,也具有潜在的心脏毒性。

1. 蒽环类药物　蒽环类药物相关心脏毒性的危险因素包括:终身累积剂量,输液方案和任何增加心脏易感性的情况,包括治疗前存在心脏疾病,高血压,伴随使用其他化学疗法或纵隔放射治疗和年龄较大（>65岁）。发育中的心脏也特别脆弱，儿科患者罹患蒽环类相关心脏毒性的风险非常高。有蒽环类药物心脏毒性危险因素的患者，累积剂量越大，发生心脏毒性的风险越大。

蒽环类药物可能导致不可逆的心脏损伤，但患者对蒽环类药物的易感性存在相当大的差异。接受蒽环类药物引起心脏毒性的病理生理机制以氧化应激假说为最常见，细胞膜产生的活性氧和脂质过氧化损伤了心肌细胞。蒽环类药物的心脏毒性可能是急性的、早期的或晚期的。急性毒性，主要表现为室上性心律失常、短暂性左心室功能障碍和心电图发生变化。

蒽环类药物引起的心脏毒性大多数是以左室射血分数（left ventricular ejection fractions，LVEF）持续递减为特征的现象。许多受影响的患者最初可能是无症状的，几年后才出现临床表现。如果蒽环类相关的心脏功能障碍早期得以发现并用抗心力衰竭药物治疗，患者的心功能恢复良好。相反，如果在心脏功能障碍发生后才确定的患者，HF治疗通常很困难。

2. 其他常规化疗　其他可诱导心肌功能障碍和心力衰竭的常规化疗药物有环磷酰胺、顺铂、异环磷酰胺和紫杉烷（紫杉醇和多西紫杉醇）等。环磷酰胺心脏毒性相对罕见，顺铂和异环磷酰胺偶尔会引起心力衰竭，包括心肌缺血。另外，含铂化学疗法需要给予高静脉容量（即大量输液）以避免引起与铂相关的毒性。对于先前就存在心肌损害的患者，超容量负荷与直接药物毒性损害相比较，更容易导致首次或反复发作的心力衰竭。多西紫杉醇与蒽环类药物、环磷酰胺或曲妥珠单抗联合使用或在这些药物之后序贯使用，似乎也增加心力衰竭的发病率。

3. 免疫疗法和靶向疗法　最近，免疫疗法和靶向治疗已经实质性改善了抗癌药物的疗效。在一项转移性乳腺癌的试验中，曲妥珠单抗与蒽环类药物同时给药，其心脏毒性发生率较高。蒽环类药物之后应用曲妥珠单抗，或使用无蒽环类药物的化疗方案，大大降低了临床心力衰竭的发生率。抗原癌基因人类表皮生长因子受体2（human epidermal growth factor receptor-2，HER2）药物引起的心脏毒性的风险因素包括先前接触蒽环类药物，蒽环类药物和抗HER2治疗之间间隔较短，既往动脉高血压，低LVEF和年龄较大者。其他抗HER2靶向治疗药物（拉帕替尼、帕妥珠单抗和T-DM1）的心脏毒性风险似乎与曲妥珠单抗类似。

4. 血管内皮生长因子信号传导路径抑制剂　血管内皮生长因子（vascular endothelial growth factor，VEGF）信号传导路径抑制剂有益于几种不同实体瘤患者，但一些VEGF抑制剂可引起可逆性或不可逆的心脏副作用，特别是与常规化疗一起或序贯使用时。VEGF抑制剂也可能导致严重的动脉高血压，潜在影响心脏功能。

5. BCR-ABL酪氨酸激酶抑制剂　伊马替尼等小分子对BCR-ABL激酶的抑制作用已经大大改善了某些类型慢性白血病和某些形式的胃肠道间质肿瘤患者的预后。但是，即使一些新的更有效的BCR-ABL抑制剂，例如尼罗替尼和普纳替尼，也表明与心血管事件有关。

6. 蛋白酶体抑制剂　蛋白酶体抑制剂是多发性骨髓瘤的一种相对较新的治疗方法。硼替佐米（Bortezomib）和卡非佐米（carfilzomib）是两种可能引起心功能不全的药物。与卡非佐米相比，硼替佐米发生心力衰竭的概率相对较低（最高为4%）。

7. 放射治疗　由于一些原因，难以评估辐射诱导的心脏毒性的实际发生率。这些原因包括放疗结束至临床表现出心脏病这段时间较长，且期间还可能伴随使用具有心脏毒性的化疗药，加之放射技术的不断改进和治疗人群的变化，所以仍未能将心脏病归因于先前的放射治疗。当放射治疗与蒽环类抗生素联合使用时,通常会出现心脏收缩功能障碍。伴随放疗诱发的心脏瓣膜病和冠心病,心力衰竭也可能加重,并且可能会随着年龄的增长而恶化。

(四)诊断

1. 临床表现

(1)急性心力衰竭

1)早期表现:出现疲乏、运动耐力明显减低、心率增加 15~20 次/min,继而出现劳力性呼吸困难、夜间阵发性呼吸困难、高枕睡眠等;检查可见左心室增大、舒张早期或中期奔马律、两肺底部有湿啰音、干啰音和哮鸣音。

2)急性肺水肿:突发的严重呼吸困难、端坐呼吸、喘息不止、烦躁不安并有恐惧感,呼吸频率可达 30~50 次/min;频繁咳嗽并咯出大量粉红色泡沫样痰;心率快,心尖部常可闻及奔马律;两肺满布湿啰音和哮鸣音。

3)心源性休克

①低血压:持续 30min 以上,收缩压降至 90mmHg 以下,或原有高血压的患者收缩压降低 ≥60mmHg。

②组织低灌注状态:A. 皮肤湿冷、苍白和发绀伴紫色条纹;B. 心动过速>110 次/min;C. 尿量明显减少(<20ml/h),甚至无尿;D. 意识障碍,常有烦躁不安、激动焦虑、恐惧和濒死感;逐渐发展至意识模糊甚至昏迷。

③血流动力学障碍:肺毛细血管楔压≥18mmHg,心脏排血指数≤36.7ml/($s \cdot m^2$)即≤2.2L/($min \cdot m^2$)。

④代谢性酸中毒和低氧血症。

(2)慢性心力衰竭

1)左心衰竭的症状和体征:呼吸困难是左心衰竭最主要的症状,可表现为劳力性呼吸困难、端坐呼吸、阵发性夜间呼吸困难等多种形式。运动耐力下降、乏力为骨骼肌血供不足的表现。查体除原有的心脏病体征外,还可发现左心室增大、脉搏强弱交替,听诊可闻及肺部啰音。

2)右心衰竭的症状和体征:表现为慢性持续性淤血引起的各脏器功能改变,患者可出现腹部或腿部水肿。查体除原有的心脏病体征外,还可发现心脏增大、颈静脉充盈、肝大和压痛、发绀、下垂性水肿和胸腹水等。

3)舒张性心力衰竭的症状和体征:舒张性心力衰竭是指在心室收缩功能正常的情况下(LVEF>40%~50%),心室松弛性和顺应性减低使心室充盈量减少和充盈压升高,导致肺循环和体循环淤血。初期症状不明显,随着病情发展可出现运动耐力下降、气促、肺水肿。

2. 辅助检查

(1)心电图:在治疗前和治疗期间,建议所有患者佩戴心电图。

(2)X 线检查可显示肺淤血和肺水肿。

(3)超声心动图:超声心动图是癌症治疗之前、期间和之后检测心肌功能障碍的首选方法。癌症治疗相关的心功能不全定义为 LVEF 降低 0.1 个百分点,低于正常值的下限。这种减少应在治疗前 LVEF 显示开始减低后 2~3 周进行重复心脏成像来确认。超声心动图应在随访时进行重复检查,以确认是否恢复,或有不可逆的左心室(left ventricular, LV)功能障碍。

（4）核医学心脏成像：使用多声窗放射性核素血管造影评估 LV 功能，多年来一直用于诊断化疗引起的心脏毒性，具有良好的准确性和可重复性。

（5）心脏磁共振：是评估心脏结构和功能的有用工具。有利于确定 LV 功能障碍的原因，而且在一些诊断难度较大的病例中有助于判断左心室和右心室的功能（即其他成像方式出现心腔边界不清难以判断时）。

（6）动脉血气分析：监测动脉氧分压（PaO_2）、二氧化碳分压（$PaCO_2$）。

（7）实验室检查：血常规和血生化检查，如电解质、肾功能、血糖、白蛋白及高敏 C 反应蛋白。

（8）心力衰竭标示物：诊断心力衰竭的公认的客观指标为 B 型利钠肽（brain natriuretic peptide，BNP）和 N 末端 B 型利钠肽原（NT-proBNP）的浓度增高。

（9）心肌生物标志物：可以考虑在有心脏毒性的化疗期间使用心脏生物标志物以检测早期心脏损伤，特异性和敏感性均较高的生物标志物是心肌肌钙蛋白 T 或 I（cardiac troponin T or I，CTnT 或 CTnI）。

（五）康复评定

目前，最普遍应用的心脏功能评价方法为纽约心脏学会分级（NYHA 分级），美国心脏病学会（AHA）标准委员会 1994 年修订如下：

Ⅰ级：体力活动不受限制。日常活动不引起乏力、心悸、呼吸困难或心绞痛等症状。

Ⅱ级：体力活动轻度受限。休息时无症状，日常活动即可引起乏力、心悸、呼吸困难或心绞痛。

Ⅲ级：体力活动明显受限。休息时无症状，轻于日常的活动即可引起上述症状。

Ⅳ级：不能从事任何体力活动。休息时亦有症状，体力活动后加重。

急性心肌梗死时，心功能障碍的分级常用 Killip 分级法和 Forrester 分型。

（六）康复治疗

与一般 HF 人群一样，患有 LV 功能障碍或 HF 的癌症患者，治疗可以应用血管紧张素转化酶（angiotensin converting enzyme，ACE）抑制剂或血管紧张素 Ⅱ 受体阻滞剂和 β 受体阻滞剂进行治疗。

1. 蒽环类药物治疗患者心血管病管理　对于使用蒽环类药物作为辅助治疗的患者，应评估基线（治疗前）心脏功能。如果发现收缩功能障碍或显著的瓣膜心脏病，应与肿瘤学小组讨论患者病情，并考虑非蒽环类化疗和 / 或选择心脏保护措施。如果使用非蒽环类，应在治疗结束时进行心脏功能的第二次评估，特别是当患者心脏毒性风险增加或可能进行具有心脏毒性的靶向药物连续治疗时。对于高剂量蒽环类药物治疗方案和高基线风险患者，例如当多柔比星总累积剂量 $240mg/m^2$（或等效药物剂量）后应考虑心功能早期评估。在开始治疗前可考虑测量至少一种心脏生物标志物——高敏感肌钙蛋白（I 或 T）或利尿钠肽，并且建议在每个蒽环类化疗的循环中测定高敏感肌钙蛋白 I。

2. 抗 HER2 治疗患者心血管病管理　接受抗 HER2 治疗的患者，经常在开始靶向治疗之前接受蒽环类药物治疗。在这种情况下，应在蒽环类药物开始前进行监测管理。治疗期间的标准筛查取决于当地的方案和建议，但通常心脏监测是在抗 HER2 治疗期间每 3 个月一次和完成抗 HER2 治疗后再进行一次监测。一些研究表明，在使用曲妥珠单抗辅助治疗期间每 3 个月使用肌钙蛋白和超声心动图斑点追踪技术检查时，可提高 LVEF 降低的早期检测率。鉴于曲妥珠单抗诱导的 LV 功能障碍可发生在不同时间段的特点，可以考虑对治疗前有高风险的患者,在每个化疗周期检测肌钙蛋白。

3. VEGF 抑制剂治疗患者心血管病管理　已知能引起心肌功能障碍的各种 VEGF 抑制剂的最佳监测时机仍需明确。在治疗前评估后,一些患者开始治疗后就可能出现早期 LV 功能障碍,而其他治疗时通常会延迟几个月发生。如果化疗前风险很高,可以考虑在开始分子靶向治疗(例如舒尼替尼、索拉非尼或帕唑帕尼)后的前 2~4 周内进行早期临床随访。可考虑定期进行超声心动图检查,每 6 个月一次,直到 LVEF 值达到稳定状态。一项观察性研究表明,每 2~3 个月使用肌钙蛋白或 N 末端 pro-B 型利钠肽(NT-proBNP)进行监测,同时进行超声心动图检查,可以检测到高达 33% 服用 VEGF 抑制剂治疗的肾细胞癌患者存在心肌毒性。

（七）中医治疗

1. 痰浊壅肺证——苏子降气汤合三子养亲汤加减;
2. 痰热郁肺证——桑白皮汤加减;
3. 痰蒙神窍证——涤痰汤合安宫牛黄丸加减;
4. 肺肾气虚证——平喘固本汤合补肺汤加减;
5. 阳虚水泛证——真武汤合五苓散加减。

二、冠状动脉硬化性心脏病

（一）定义与术语

冠状动脉硬化性心脏病(coronary atherosclerotic heart disease,CHD)是冠状动脉血管发生粥样硬化病变而引起血管腔狭窄或阻塞,造成心肌缺血、缺氧或坏死而导致的心脏病,常常被称为"冠心病"。但是冠心病的范围可能更广泛,还包括炎症、栓塞等导致管腔狭窄或闭塞。世界卫生组织将冠心病分为 5 大类:无症状心肌缺血(隐匿性冠心病)、心绞痛、心肌梗死、缺血性心力衰竭(缺血性心脏病)和猝死 5 种临床类型。临床中常常分为稳定性冠心病和急性冠状动脉综合征。

（二）流行病学

据文献报道,不同抗癌药物引起的冠心病发病率从 1.4% 到 10% 不等。

（三）病理生理

较轻程度心肌缺血、梗死以及缺血引起的心律失常是抗癌治疗中常见的副作用。抗癌药物引起心肌缺血的机制多种多样,从直接血管痉挛效应到内皮损伤和急性动脉血栓形成,以及脂质代谢的长期变化和随之发生的动脉硬化。有纵隔放疗史者可能加速药物相关的冠状动脉损伤。

1. 氟尿嘧啶(fluorouracil,5-FU)　5-FU 诱导心肌缺血的机制是多因素的,包括冠状血管痉挛和内皮损伤。胸痛和缺血性心电图改变通常在休息时发生,在运动期间发生频率较低,在给药后数天内出现,有时甚至持续至治疗结束。

2. 顺铂　顺铂可能在 2% 的患者中诱发动脉血栓形成,随后发生心肌和脑血管缺血。病理生理学机制是多因素的,包括促凝血和直接内皮毒性作用。顺铂治疗睾丸癌幸存者的冠心病发病率较高,20 年内绝对风险高达 8%。

3. 免疫和靶向治疗　在免疫和靶向治疗中,那些抑制 VEGF 信号传导途径的药物具有增加冠状动脉血栓形成的风险。

4. 放疗　在某些癌症患者中,即使是纵隔放射治疗,也可能发生严重的动脉粥样硬化和非动脉粥样硬化疾病,而导致缺血性心脏病的发生率更高,并伴有斑块破裂和血栓形成,以及冠状动脉痉挛。

(四)诊断

冠心病的临床表现为突感心前区疼痛,多为发作性绞痛或压榨痛。轻者有胸闷憋气感,重者则胸痛。或突然剧痛,面色苍白,四肢厥冷,大汗淋漓,脉微欲绝。

典型心绞痛为突然发作的心前区或胸骨后疼痛,每在劳动或兴奋时,或受寒、饱餐后发生。疼痛发作持续时间一般为数秒至数分钟,少有持续 15min 以上者,疼痛发作时经休息或含服硝酸甘油制剂后可缓解。变异型心绞痛发作时疼痛剧烈,持续时间长,休息或含服硝酸甘油制剂不易缓解。需要注意的是癌症治疗后的冠心病临床表现大多不典型或无明显症状,可能是因为放疗伴随的神经毒性,或化疗影响患者对心绞痛的感知所致。

在开始癌症治疗之前,鉴定预先存在冠心病和其他心脏疾病的患者至关重要。数据表明,预先存在冠心病的患者发生与治疗相关冠心病的风险大幅增加。药物和介入治疗的选择有限,因为通常不可能或需要限制使用抗血小板药物和抗凝剂。用于鉴别癌症患者冠心病的诊断标准与非癌症患者相同,心电图、超声心动图以及冠脉造影应作为这些患者诊断检查的手段。

(五)康复治疗

1. 可应用治疗冠状动脉痉挛的药物,并且预防性地密切监测患者。也可以考虑用硝酸甘油制剂预处理和 / 或钙通道阻滞剂。癌症治疗前已经存在有冠心病的患者,应长期随访监测,以鉴别化疗和放疗后远期心血管并发症。

2. 中药治疗

(1)痰瘀痹阻证——半夏白术天麻汤或涤痰汤加减;

(2)气虚血瘀证——补阳还五汤加减。

3. 针刺治疗

取穴:内关、郄门、间使、神门、通里、合谷、曲池、乳根、足三里、丰隆、阳陵泉、肺俞、厥阴俞、心俞、督俞、三阴交、太白、公孙、太冲、曲泉、中脘、鸠尾、膻中、风池、尺泽、委中、关元、太溪等。

每次辨证选取 3~5 穴,日针 1 次,留针 20~30min,10 次为 1 疗程,休息 2~5d 后可行第 2 疗程,共 1~4 个疗程。

三、心脏瓣膜病

(一)定义与术语

心脏瓣膜病是指心脏瓣膜及其附属结构(腱索、乳头肌)发生病变,导致瓣膜狭窄或关闭不全,瓣膜功能异常,产生血流动力学障碍。

(二)流行病学及病理生理

化疗药物不直接影响心脏瓣膜,但是在癌症患者中观察到瓣膜疾病的原因可能有多种,包括已有的瓣膜病变,放射治疗,感染性心内膜炎和继发左心室功能障碍。放疗所导致的瓣膜疾病比较常见,包括主动脉根部、主动脉瓣、二尖瓣环、二尖瓣叶根部和中部纤维化或钙化,以及二尖瓣叶或瓣叶闭合处变薄,可影响 10% 的患者。

(三)诊断

轻度瓣膜病变多无明显症状;中度以上者,可出现心悸、气急、倦怠、乏力,活动后症状加重。病变的后期,可有肺水肿、咯血和心力衰竭等症状。

超声心动图是可选择的评估方法之一,三维超声心动图对诊断也很有价值,特别是对二尖瓣闭合处的评估。对于有瓣膜疾病的癌症患者,在涉及心脏的放射治疗后,建议进行基线和重复的超声心动图检查。磁共振和CT有利于分析瓣膜疾病的程度。

(四)康复评定

心脏瓣膜病的发展阶段分期:

A期:危险期——具有发生瓣膜病危险因素的患者;

B期:进展期——有进展性瓣膜病的患者(无症状轻至中度瓣膜病);

C期:无症状重度病变期——无症状重度瓣膜病患者;C1期左、右心室处于代偿期;C2期左、右心室失代偿期;

D期:有症状重度病变期——有瓣膜病症状的患者。

(五)康复治疗

1. 轻度瓣膜病变不需要特别治疗,定期随诊,观察瓣膜病变的进展。中重度瓣膜病变需要临床评估,根据患者的临床表现,体征及进一步检查的结果,确定是否应用药物或手术治疗方案。

2. 中医治疗

(1)热毒侵心证——五味消毒饮合黄连解毒汤加减;

(2)心肺两虚证——养心汤加减;

(3)心肾阳虚证——真武汤或参附汤加减;

(4)阳气虚衰,血瘀水停证——济生肾气丸合葶苈大枣泻肺汤加减。

四、心律失常

(一)定义与术语

心律失常是由于窦房结激动异常或激动产生于窦房结以外,激动的传导缓慢、阻滞或经异常通道传导,即心脏活动的起源和/或传导障碍导致心脏搏动的频率和/或节律异常。

(二)流行病学

在肿瘤治疗患者中,心律失常的发病率为16%~36%。

(三)病理生理

癌症患者可能会出现多种心律失常,包括窦性心动过速、缓慢性心律失常或快速性心律失常,以及传导阻滞,其中一些可能导致严重症状或危及生命或改变患者的治疗方案。

1. 长QT综合征 癌症治疗、电解质失衡、诱发因素和伴随药物(例如止吐药、心脏药物、抗生素等)均可导致长QT综合征。QT延长可导致危及生命的如尖端扭转型心律失常。在癌症治疗之前、治疗期间和治疗之后,应控制QT间期的长短和QT延长的风险因素。QT延长的风险因药物不同而异,三氧化二砷使26%~93%的患者延长了QT间期,但有生命危险的快速室性心律失常并不常见。

2. 室上性心律失常 所有类型的室上性心律失常均可急性发生在化疗或放疗期间,甚至化疗或放疗后,其中心房颤动是最常见的。最常见的癌症相关性心房颤动是术后心房颤动,特别是接受肺切除术的患者。

3. 室性心律失常 室性心律失常可能与QT间期延长、急性和慢性化疗和放疗的毒性(主要是左心室功能不全和局部缺血)以及易感因素有关。

4. 窦房结功能障碍和传导阻滞 放疗后可能出现窦房结功能障碍和传导缺陷,并且通常是永久性的。紫杉醇和沙利度胺可导致窦房结功能障碍和缓慢性心律失常及心脏传导阻滞。

（四）诊断

心律失常引起血流动力学改变的临床表现主要取决于心律失常的性质、类型、心功能及对血流动力学影响的程度。轻度的窦性心动过缓、窦性心律不齐、偶发的房性期前收缩、一度房室传导阻滞等对血流动力学影响甚小,故无明显的临床表现。较严重的心律失常,如病窦综合征、快速心房颤动、阵发性室上性心动过速、持续性室性心动过速等,可引起心悸、胸闷、头晕、低血压、出汗,严重者可出现晕厥,阿-斯综合征,甚至猝死。由于心律失常的类型不同,临床表现各异。

心律失常的确诊大多靠心电图,部分患者可根据病史和体征做出初步诊断。详细追问发作时心率、节律（规则与否、漏搏感等）,发作起止与持续时间,发作时有无低血压、晕厥或近乎晕厥、抽搐、心绞痛或心力衰竭等表现,以及既往发作的诱因、频率和治疗经过,有助于判断心律失常的性质。

（五）康复治疗

癌症患者的心律失常可在治疗前、治疗期间和治疗后不久发生。管理应个体化,在考虑心脏病和癌症相关的预期寿命,生活质量和并发症风险时,应考虑并决定使用抗心律失常药物或器械治疗（植入式或外部可穿戴式心律转复除颤器）。

1. 长 QT 综合征 QT 间期延长的相关危险因素应在治疗前和治疗期间进行评估。应在治疗前、开始治疗 7~15d 后或改变剂量时进行心电图和血液电解质监测,前三个月应每月监测,之后根据化疗药物和患者的状态进行定期监测。应更频繁地监测经历过腹泻的患者,接受三氧化二砷治疗的患者应每周进行心电图监测。

2. 心房颤动和心房扑动 治疗心房颤动和心房扑动,预防血栓栓塞和卒中的常规决策和最初治疗方法是口服抗凝药。然而,心房颤动的血栓栓塞和出血风险之间的平衡对于癌症患者尤其具有挑战性。虽然癌症可能会导致血栓形成,但也可能易导致出血。因此,不应仅仅基于用于一般人群的风险评估分数,建议对患者进行全面评估,包括超声心动图检查,抗凝治疗的决定应考虑其他并发症和出血风险。

一般来说,需要个性化的心房颤动处理方法,心律和心率的控制应以患者为中心和以症状为指导。β 受体阻滞剂或非二氢吡啶类钙通道阻滞剂可有助于心房颤动的心率控制和抑制室上性心动过速,洋地黄可被认为是对前者不耐受且伴有收缩功能障碍或心力衰竭患者的替代方案。

3. 心动过缓或房室传导阻滞 心动过缓或房室传导阻滞的处理需要个体化的管理方法,在可行的情况下,在决定药物和/或起搏器（无论是暂时的还是永久性的）之前纠正致病因素。

总之,心律失常预后与心律失常的病因、诱因、演变趋势、是否导致严重血流动力障碍有关,可突然发作而猝死,亦可持续累及心脏而致其衰竭。

（六）中医治疗

1. 中药治疗

（1）气血两虚证——归脾汤或养心汤加减;

（2）心虚胆怯证——安神定志丸加减;

（3）肝肾阴虚证——一贯煎合酸枣仁汤加减；

（4）痰热扰心证——黄连温胆汤加减；

（5）气滞血瘀证——血府逐瘀汤加减。

2. 针刺治疗　主穴：郄门、神门、心俞、巨阙等。配穴：心气虚可配合内关、足三里；气阴两虚可配厥阴俞、脾俞、三阴交；心肾不交配肾俞，太溪；瘀血阻络配血海，内关、膻中、夹脊穴；痰热扰心可配列缺、丰隆。

五、高血压

（一）定义与术语

高血压是指以体循环动脉血压（收缩压和/或舒张压）增高为主要特征（收缩压≥130mmHg，舒张压≥80mmHg），可伴有心、脑、肾等器官的功能或器质性损害的临床综合征。

（二）流行病学

高血压是癌症患者最常见的合并症。VEGF抑制剂引发新的高血压或打破之前已经受药物控制高血压的风险为11%~45%。其发生率和严重程度依赖于患者年龄、高血压病史、心血管疾病史、癌症的类型、药物类型和剂量以及相关癌症治疗措施。

（三）病理生理

高血压是癌症患者的常见并发症，也可能是致病因素，例如肾癌可导致血压升高。其机制包括一氧化氮通道抑制、血管稀疏（血管数量减少）、VEGF丢失效应诱导氧化应激和青光眼等。VEGF抑制剂也可能引起肾血栓性微血管病变。药物相关的高血压可以发生在从治疗初期到治疗开始后1年。

（四）临床表现

高血压病常见的临床症状有头痛、头晕、注意力不集中、记忆力减退、肢体麻木、夜尿增多、心悸、胸闷、乏力等。高血压的症状与血压水平有一定关联，多数症状在紧张或劳累后可加重，清晨活动后血压可迅速升高，出现清晨高血压，导致心脑血管事件多发生在清晨。

（五）康复评定

1. 分类

（1）1级高血压（轻度）：收缩压140~159mmHg和/或舒张压90~99mmHg；

（2）2级高血压（中度）：收缩压160~179mmHg和/或舒张压100~109mmHg；

（3）3级高血压（重度）：收缩压≥180mmHg和/或舒张压≥110mmHg；

（4）单纯收缩期高血压：收缩压≥140mmHg和舒张压<90mmHg。

当收缩压和舒张压分属于不同级别时，以较高的分级为准。

2. 高血压患者心血管危险分层标准

（1）分层：

低危组：高血压1级，不伴有下列危险因素；

中危组：高血压1级伴1~2个危险因素，或高血压2级不伴或伴有不超过2个危险因素；

高危组：高血压1~2级伴至少3个危险因素；

极高危组：高血压3级或高血压1~2级伴靶器官损害及相关的临床疾病（包括糖尿病）。

（2）心血管疾病的危险因素

1）收缩压和舒张压的水平（1~3 级高血压）；

2）男性＞55 岁，女性＞65 岁；

3）吸烟；

4）总胆固醇＞5.72mmol/L（220mg/dl）；

5）糖尿病早发心血管疾病家族史（发病年龄男性＜55 岁，女性＜65 岁）。

（3）靶器官受损情况

1）左心室肥厚（心电图、超声心动图或 X 线）；

2）蛋白尿和 / 或血浆肌酐浓度轻度升高 160~177μmol/L（1.2~2.0mg/dl），超声或 X 线证实有动脉粥样斑块（颈、髂、股或主动脉），视网膜普遍或灶性动脉狭窄；

3）脑血管疾病：缺血性卒中，脑出血，短暂性脑缺血发作（TIA）；

4）心脏疾病：心肌梗死，心绞痛，冠状动脉血运重建，充血性心力衰竭；

5）肾脏疾病：糖尿病肾病，肾衰竭（血肌酐浓度＞177μmol/L 或 2.0mg/dl）；

6）血管疾病：夹层动脉瘤，症状性动脉疾病；

7）重度高血压性视网膜病变：出血或渗出，视乳头水肿。当高血压患者合并存在上述情况时，其危险性则相应增加。

（六）康复治疗

1. 管理治疗高血压旨在降低其相关疾病的短期风险，同时保持有效的抗血管生成疗法，以实现最佳癌症治疗效果。其目标是确定高血压（大于 140/90mmHg）并维持血压（在明显蛋白尿的情况下为小于 140/90mmHg 或更低）。应在开始 VEGF 抑制剂之前进行心血管病危险因素（包括高血压病史和当前血压水平）和动脉高血压管理的基线评估。VEGF 抑制剂启动后，早期检测和管理血压升高是必要的，可避免严重的并发症。建议 ACE 抑制剂、血管紧张素受体阻滞剂和非二氢吡啶类钙通道阻滞剂（氨氯地平，非洛地平）作为一线治疗药物。HF 或 LV 功能障碍风险的患者首选 ACE 抑制剂和 β 受体阻滞剂。磷酸二酯酶 -5 抑制剂（如西地那非和他达拉非）也可提供抗高血压治疗选择，尽管现有数据仅限于动脉高血压患者。当出现严重高血压时，密切监测和评估。为了确保抗高血压药物的疗效和耐受性，后续随诊也是必需的。患有顽固性高血压的患者应请心血管或高血压专家评估，以尽量减少 VEGF 抑制剂的中断。

2. 中医治疗

（1）肾精不足证——左归丸加减；

（2）气血亏虚证——归脾汤加减；

（3）肝阳上亢证——天麻钩藤饮加减；

（4）痰湿中阻证——半夏白术天麻汤加减；

（5）血瘀内阻证——通窍活血汤加减。

六、血栓栓塞性疾病

（一）定义与术语

血栓形成和血栓栓塞两种病理过程所引起的疾病，临床上称为血栓栓塞性疾病（thromboembolic diseases，TED）。

（二）流行病学

动脉血栓形成事件在癌症患者中很少见，发病率为 1%。癌症患者经常发生静脉血栓形成,可能影响多达 20% 的住院患者,并且常被忽视。它们可能与化疗有关,包括其给药途径(使用留置静脉导管),以及癌症本身和患者先前的静脉血栓形成风险。

(三)病理生理

1. 动脉栓塞　主要发生在转移性胰腺癌、乳腺癌、结直肠癌和肺癌,以及蒽环类、紫杉烷和铂类药物化疗,受影响的患者预后不佳。在激素治疗的乳腺癌患者中,与三苯氧胺相比,芳香化酶抑制剂的动脉血栓事件发生率更高。

2. 静脉血栓(venous thromboembolism, VTE)形成和血栓栓塞　VTE 是癌症患者手术后最常见的死因,至少手术后 4 周应给予抗血栓预防。一些生物因子也被认为是癌症中 VTE 的预测因子(血小板计数,白细胞计数,d- 二聚体等)。在患有乳腺癌的患者中,与芳香化酶抑制剂相比,他莫昔芬的 VTE 发生率更高。

(四)临床表现

1. 动脉血栓形成多见于冠状动脉、脑动脉、肠系膜动脉及肢体动脉等,血栓类型早期多为血小板血栓,随后为纤维蛋白血栓。临床表现如下。

(1)发病多较突然,可有局部剧烈疼痛,如心绞痛、腹痛、肢体剧烈疼痛等;

(2)相关供血部位组织缺血、缺氧所致的器官、组织结构及功能异常,如心肌梗死、心力衰竭、心源性休克、心律失常、意识障碍及偏瘫等;

(3)血栓脱落引起脑栓塞、肾栓塞、脾栓塞等相关症状及体征;

(4)供血组织缺血性坏死引发的临床表现,如发热等。

2. 静脉血栓形成以下肢深静脉血栓形成最为多见,主要表现有:

(1)血栓形成的局部肿胀、疼痛;

(2)血栓远端血液回流障碍:如远端水肿、胀痛、皮肤颜色改变、腹水等;

(3)血栓脱落后栓塞血管引起相关脏器功能障碍,如肺梗死的症状、体征等。

(五)诊断及康复治疗

接受化疗的患者血栓形成事件的检测主要基于临床症状,系统的筛查策略没有任何益处。影像检查可以检测到偶发的肺栓塞或静脉血栓,对这些无症状血栓的处理仍不明确。随着血栓复发和死亡风险增加,这些病例治疗方式通常与有症状的 VTE 相似。

对于癌症患者,决定进行预防静脉血栓的抗凝治疗,应始终考虑患者的出血风险和预期寿命,这些因素可能会随着时间而改变,所以需要定期重新评估。在血流动力学稳定的患者中,急性 VTE 发作的治疗应包括在 3~6 个月内给予 LMWH。深静脉血栓形成患者抗凝治疗后,癌症患者的出血风险比非癌症患者高出六倍。癌症是 VTE 复发的强烈危险因素。所以,应该考虑急性期治疗后给予慢性抗凝治疗,直至癌症被认为治愈为止。

尽管进行了维生素 K 抗凝剂(vitamin K anticoagulant, VKA)或 LMWH 治疗,癌症患者仍可能发生复发性 VTE,可以用从 VKA 切换到 LMWH 或增加 LMWH 剂量来处理这种情况。当抗凝治疗出现禁忌或失败时,可以植入固定的或可伸缩的腔静脉过滤器。然而,应考虑过滤器血栓形成和堵塞的风险,导致可传播至肢体远端的血栓形成与血栓后综合征。在癌症患者血流动力学不稳定伴有肺栓塞的情况下,没有确凿的证据证明溶栓有益,且预期出血风险增加。但由于肺栓塞相关的早期高死亡率风险,仍可根据具体情况考虑溶栓治疗。考虑到患者的生活质量和预期寿命与个体癌症有关,溶栓治疗要根据具体情况而定,重要的是要牢记脑肿瘤或转移患者的纤维蛋白溶解治疗的禁忌证,可考虑手术取栓,但手术亦会带来显著的并发症,并且体外循环需要积极抗凝。

癌症患者动脉血栓一直很难处理,并且使用抗血栓治疗,溶栓和/或血管内介入治疗应该在可能的情况下,通过与心脏学和肿瘤学团队的多学科合作,根据具体情况逐案讨论。在复发的情况下,建议控制心血管病危险因素和检测抗磷脂抗体。

因血栓栓塞性疾病发病凶险,中医无特色疗法,建议通过多学科合作,进行现代医学处理。

七、周围血管疾病与脑卒中

(一)定义与术语

周围血管疾病(peripheral vascular diseases,PVD)是指发生在肢体血管的疾病总称,根据病变累及血管可分为动脉疾病和静脉疾病。如果脑部的血流被阻断,脑组织得不到氧气和营养物质的供给,就会造成脑组织受损,称之为脑卒中(cerebral stroke,CS)或中风,血流阻断造成的脑损伤属于缺血性脑卒中(脑梗死)。

(二)流行病学及病理生理

1. 周围动脉疾病 对于慢性粒细胞白血病患者,在使用尼罗替尼、普纳替尼或 BCR-ABLTKI 治疗时,发生严重的动脉粥样硬化和非动脉粥样硬化外周动脉疾病(peripheral artery disease,PAD)的可能性高达 30%,甚至是在没有脑血管疾病(cerebro vascular disease,CVD)危险因素时发生,尽管 CVD 危险因素增加了 PAD 的可能性。PAD 可以早在治疗的最初几个月发生,或在治疗几年后出现。其他癌症治疗相关的外周动脉疾病包括雷诺氏现象和缺血性脑卒中(如应用 L-天冬酰胺酶、顺铂、氨甲蝶呤、5-FU 和紫杉醇等)。

2. 脑卒中 纵隔后、颈椎或颅脑放疗,可使脑卒中的风险至少增加一倍。脑小血管照射后可能发生内皮损伤和血栓形成;中或大血管损伤机制包括血管滋养管闭塞,血管中层坏死和纤维化,外膜纤维化和加速动脉粥样硬化,导致颈动脉僵硬度和内膜中层厚度增加并进展为动脉粥样硬化(放疗后 10 年发生)。

(三)诊断

肢体肿胀、疼痛、间歇性跛行、静脉曲张等是周围血管疾病常见的临床表现;突然面瘫、上下肢无力、出现语言、意识或者理解障碍的相关症状、说话不清晰等,都可能是脑卒中的表现。根据典型的症状和体征,可以初步建立血管疾病的诊断,结合超声、血管造影、CT 或磁共振等辅助检查来确诊。

(四)康复治疗

建议治疗前对外周血管疾病和脑卒中进行风险评估(危险因素评估,临床检查,踝肱指数测量)。无症状或间歇性跛行需要控制危险因素和定期临床、代谢和血流动力学随访。抗血小板药物应主要用于有症状的下肢外周动脉疾病。如果在癌症治疗前或治疗期间出现严重的下肢外周动脉疾病,应该根据患者的病情进行血运重建,并在与血液学、血管外科和心脏肿瘤学专家的多学科会议中进行讨论。头颈部癌或淋巴瘤接受放疗的患者应该进行脑血管超声筛查,特别是放疗超越 5 年后的患者,如果有脑卒中的情况,按《中国急性期缺血性脑卒中诊治指南》方案进行处理。

(五)中医治疗

1. 周围血管疾病

(1)中药内服

1)湿热下注证——四妙勇安汤加减;

2）血脉瘀阻证——活血通脉汤加减；

3）气虚湿阻证——参苓白术散加减。

（2）外治法：法选用桃仁、红花、苏木、路路通、丹参、牛膝、防己、三棱、莪术等，煎水趁热熏洗患肢，每天 1~2 次，每次 30~60min。

2. 脑卒中

（1）风阳上扰证——天麻钩藤饮加减；

（2）阴虚风动证——镇肝熄风汤加减；

（3）风痰瘀阻证——半夏白术天麻汤合桃仁红花煎加减；

（4）阴闭证——苏合香丸合涤痰汤加减；

（5）阳闭证——安宫牛黄丸合羚角钩藤汤加减。

八、肺动脉高压

（一）定义与术语

肺动脉高压（pulmonary artery hypertension，PAH）指肺动脉压力升高超过一定界值的一种血流动力学和病理生理状态，可导致右心衰竭，可以是一种独立的疾病，也可以是并发症，还可以是综合征。其血流动力学诊断标准为：海平面静息状态下，右心导管检测肺动脉平均压 ≥ 25mmHg。

（二）病理生理

肺动脉高压是癌症因素及干细胞骨髓移植的一种罕见但严重的并发症。酪氨酸激酶抑制剂（TKI）伊马替尼改善了晚期肺动脉高压患者的血流动力学。然而，TKI 同族的药物达沙替尼，用作二线治疗慢性粒细胞白血病，可诱发严重的前毛细血管肺动脉高压，这种情况出现在接触达沙替尼后 8~40 个月，临床和血流动力学表现提示 PAH，但与其他形式的 PAH 不同，在药物停用或用其他类 TKI 药物例如尼罗替尼替代后通常是可逆的。最近，环磷酰胺和其他烷基化药物被认为可导致包括主要小静脉的肺静脉闭塞性疾病。

（三）临床表现

肺动脉高压的症状是非特异的，早期可无症状，随病情进展可有如下表现：呼吸困难；疲劳、乏力、运动耐量减低；晕厥；心绞痛或胸痛；咯血；声音嘶哑；右心衰竭症状；某些类型肺动脉高压还会有原发病的症状等。

（四）康复评定

1. 肺动脉高压分级

（1）轻度肺动脉高压：平均肺动脉压 25~36mmHg，收缩期肺动脉压 31~40mmHg。

（2）中度肺动脉高压：平均肺动脉压 37~45mmHg，收缩期肺动脉压 41~70mmHg。

（3）重度肺动脉高压：平均肺动脉压大于 45mmHg，收缩期肺动脉压大于 70mmHg。

分级对判断病情发展和治疗有帮助。

2. 世界卫生组织（WHO）关于肺动脉高压患者的功能分级

Ⅰ级：体力活动不受限，一般的体力活动不会引起呼吸困难、乏力、胸痛加剧或晕厥。

Ⅱ级：体力活动轻度受限，静息状态下无症状，但一般的体力活动会引起呼吸困难、乏力、胸痛加剧或晕厥。

Ⅲ级：体力活动明显受限，静息状态下无症状，但轻度的体力活动就会引起呼吸困难、乏力、胸痛加剧或晕厥。

Ⅳ级：不能从事任何体力活动，并可能出现右心衰竭的表现。静息状态下可出现呼吸困难或乏力，并且几乎任何体力活动都可以加重这些症状。

（五）诊断及康复治疗

当患者需要接受可导致肺动脉高压的癌症药物治疗时，应考虑在治疗前行超声心动图评估，包括检测有无右心室超负荷的迹象；运动受限或劳力性呼吸困难的患者需要动态随访超声心动图检查；超声心动图提示治疗前肺动脉压升高的患者需要进行心脏病学评估以确定其病因，因其可能影响癌症治疗策略，特别是左心室功能不全或慢性栓塞性肺动脉高压；所有在治疗过程中应用可导致 PAH 抗癌药物的患者，特别是新出现的劳累性呼吸困难、疲劳或心绞痛时，应考虑使用非侵入性心血管监测。

在无症状患者中，每 3~6 个月复查超声心动图。癌症治疗前由于与肺动脉压升高有关的合并症引起的右心室超负荷（如慢性阻塞性肺疾病，左心功能不全）是否有较高的化疗诱导 PAH 风险，目前尚不清楚，这类患者需要更频繁地监测超声心动图。当怀疑药物诱导 PAH 时，应转诊给肺动脉高压小组的专科医生，以评估是否需要做右心导管检查。应该与肿瘤学或血液学有关的多学科团队讨论有 PAH 的患者继续癌症药物治疗的风险 - 收益比，是否停止或替换药物。虽然通常情况下右心血流动力学没有恢复正常，但达沙替尼诱导的肺动脉高压通常停药后是可逆的。PAH 的靶向治疗可以暂时或长期使用。

（六）中医治疗

1. 痰热壅肺证——桑白皮汤加减；
2. 气虚血瘀证——补阳还五汤加减；
3. 阳虚水泛证——真武汤合葶苈大枣泻肺汤加减。

（黄飞琼 罗 健 林 华 代 忠）

第二节 肿瘤相关性疲劳康复

肿瘤相关性疲劳（cancer-related fatigue，CRF）是发生于肿瘤患者的常见临床疾病，可贯穿于整个疾病和治疗过程，并严重影响患者情绪、日常生活以及与健康相关的生活质量和正常生理功能。对很大一部分患者而言，CRF 是肿瘤病程中最为痛苦的感受，甚至超过疼痛或恶心。目前有多部肿瘤相关指南对疲乏管理进行了详细描述，如由加拿大抗癌联盟（Canadian Partnership Against Cancer，APAC）联合加拿大心理社会肿瘤学协会（Canadian Association of Psychosocial Oncology，CAPO）推出的《成人癌症相关疲乏管理指南》、美国国立综合癌症网络（National Comprehensive Cancer Network，NCCN）疲乏管理指南和美国临床肿瘤协会（American Society of Clinical Oncology，ASCO）的《成年癌症生存者疲乏临床实践指南》，以上指南均对于临床工作有重要的指导意义。

一、定义与术语

NCCN 将癌性疲乏定义为"由癌症或癌症治疗引起的主观疲劳感，包括生理、情感和 / 或认知上的疲劳。这种疲劳感干扰患者的一般日常活动，与近期的活动水平不成比例，持续存在且不因休息而缓解"。CRF 的特点包括起病急、病情重、不可预知性、个体能量消耗大且疲乏不能通过休息而缓解。

二、流行病学

CRF 的发生率在 29%~100% 之间,女性、年轻患者、失业以及伴有明显焦虑和 / 或抑郁患者的疲乏感更显著。积极抗肿瘤治疗患者的发病率约 80%,45% 的患者表现为中重度疲乏。治疗结束后,仍有约 30% 患者存在 CRF。2013 年一项研究(n=3 106)对肿瘤相关性症状和治疗相关性症状进行研究统计,在定义的 13 条核心症状中(疲乏、睡眠紊乱、疼痛、口干、痛苦、麻木感、气短、食欲下降、悲伤、便秘、腹泻、恶心、呕吐),无论原发瘤位置、疾病阶段或对抗肿瘤治疗的应答如何,疲乏均为发生率最高的症状。

三、病因及病理生理

(一)病因

CRF 是多因素相互作用所引起的疾病,包括生理、心理、环境及病理因素。肿瘤疾病本身、治疗、肿瘤及肿瘤治疗的并发症、慢性合并症状、共病及心理因素等均能导致 CRF。危险因素包括贫血、心律失常、体重及热量摄入或营养不良、疼痛、抑郁等。疲乏很少为孤立症状,常伴睡眠障碍、抑郁和 / 或焦虑及疼痛,因此也与以上因素一起被视作一组综合征。

(二)病理生理

CRF 的发病基础较复杂,目前发病机制尚未完全清晰,包括生物医学和躯体因素在内的因素会引起疲乏,多种病理生理机制又能相互作用加重疾病。有学者将引起疲乏的原因分为中枢和外周机制,前者源于中枢神经系统功能改变,运动神经元兴奋性传导失败,后者源于肌肉和相关组织的协调性下降。持续的疲乏也可能与大脑通路改变有关,包括大脑前额叶皮质、运动前区默认模式通路(default mode network, DMN)联结加强以及前额叶灰质量双侧减少等。目前较为肯定的病理生理机制包括能量代谢异常、炎症因子水平异常、下丘脑 - 垂体 - 肾上腺轴(hypothalamic-pituitary-adrenal, HPA)失调、昼夜节律失调和骨骼肌萎缩。其他机制还包括 5- 羟色胺神经递质(5-HT)失调、迷走神经传入激活等。上述理论仍需基础研究及循证医学研究进一步证实。

四、分型

多伦多《电话护理实践和症状管理指南》将肿瘤姑息治疗患者的疲劳分为非紧急(non-urgent)、紧急(urgent)和危急(emergent)三类。非紧急患者能够完成日常活动;危急(病情严重)患者的临床特征为静息时呼吸困难、胸痛、心动过速、突然出现的极度疲劳和快速失血。根据引起疲乏的原因,CRF 可分为肿瘤导致的疲乏、肿瘤治疗所导致疲乏及其他疾病所导致的疲乏。肿瘤导致的疲乏指肿瘤疾病本身引起的显著疲劳感;肿瘤治疗所致疲乏指放化疗、镇痛药等药物使患者处于疲劳状态;其他疾病导致的疲乏指肿瘤以外的疾病,如贫血、抑郁和 / 或焦虑等引起的疲劳。

五、临床诊断标准

诊断主要通过自评量表实现,根据评估对象和评估内容的不同,将评估分为初级筛查和综合评估,前者面向一切肿瘤患者,后者在前者筛查的基础上筛选出有疲乏症状的患者后,进行详细而全面的临床评估。

（一）常规筛查

1. 筛查时间　鉴于 CRF 的严重性和病废性（因病导致的失能状态），从肿瘤诊断明确之日或因肿瘤至医疗机构初次就诊时即应对所有患者进行常规 CRF 筛查。在肿瘤治疗期间和治疗后的各阶段均应常规评估 CRF，以求及早发现、诊断及治疗，使针对疲劳的管理和治疗尽早启动，使疾病带来的负面效应最小化。临床医生必须了解疲劳模式、临床状态和特定治疗方案间的差异。

2. 筛查频率　抗肿瘤治疗期间，住院患者每日评估 CRF。门诊患者在每次门诊随访均对 CRF 进行评估。治疗结束后要求患者进行自我监测，门诊随访期间医师继续监测患者有无 CRF，在患者疾病状态发生变化时尤应重视 CRF 的筛查。对积极治疗的患者以及晚期或病情进展者，根据需要多次筛查和评估 CRF，以明确是否有关于疲劳的主观和客观的变化。

3. 筛查工具　推荐采用数值评定量表进行筛查：

（1）12 岁以上患者询问"在过去的 7 天里，你对自己的疲乏程度打几分？"。0= 无疲劳，10= 能够想象的最疲劳程度。得分 0~3 分代表无疲乏至轻微疲乏，4~6 分代表中等程度疲乏，7~10 分代表严重疲乏。若患者无法予疲劳数值定量，则直接采用"无""轻度""中度"或"严重"来描述自己的疲劳感。

（2）7~12 岁患者要求在 1~5 分为范围内对疲乏程度进行打分，0= 无疲乏，5= 最严重。得分 1~2 分代表无疲乏至轻微疲乏，3 分代表中等程度疲乏，4~5 分代表严重疲乏。

（3）5~6 岁患者采用简化儿童疲乏量表，即"累"或"不累"进行筛查。鼓励家庭成员提供关于疲劳对患者功能影响的相关信息。

筛查完成后，轻度患者采取健康教育、咨询等策略；中重度患者在此基础上进入疲乏的首次评价。疲乏常出现于治疗后，故强调持续监测，动态观察并比较不同时期的测量结果。

4. 筛查人员　建议由医师或护士进行筛选和后续的评估工作，同一地区需要对筛查人员进行统一，相关人员应接受疲乏相关的教育和培训。

（二）CRF 评估

1. 评估对象　初步筛查后，对疲劳程度为中重度的患者进行全面且有针对性的评估，以确定疲劳症状的性质和程度，从而指导选择适当和相关的干预措施。

2. 评估人员　评估由临床团队共同承担，建议由接受过 CRF 评估培训的医疗专业人员完成深度评估。

3. 评估内容　包括临床状态评估、药物审查以及体格检查等。

（1）疲劳的评估：建议在患者、家庭成员和临床团队间采用开放式沟通讨论。应对疲劳进行重点评估以确定发作时间、持续时间、发作模式、随时间变化情况、引起疲劳的因素、缓解因素以及对机体功能的干扰。具体内容包括疲劳史（如疾病状态、治疗前活动水平、疲劳的发作时间、发作模式、持续时间、随时间的变化以及对功能和日常生活的干扰）。典型的 CRF 为"持久存在的疲倦感，与活动或劳累无关，并且不会因睡眠或休息而缓解"。患者可能通过使用自己的表达方式更好地反映主观疲劳体验，因此鼓励患者用自己的语言描述疲劳模式。

（2）肿瘤病史的评估：对患者的疾病状态和治疗进行评估，明确有无复发和 / 或疾病进展，记录在服的处方药、非处方药和补剂，判断疲乏是否由药物治疗或副作用引起、是否与药物的相互作用有关。对患者进行全面的系统回顾，评估是否存在器官功能障碍或感染。了解患者的社会支持情况、经济状况。

（3）可治疗因素的评估：评估患者的疼痛、心理健康（抑郁、焦虑等）、贫血、睡眠（失眠、嗜睡、呼吸睡眠暂停综合征、不宁腿综合征等）、营养状态（维生素、体重/能量摄入、电解质等）、功能状态（运动能力、心血管条件等）。要求患者自我评估疲乏的原因。如发现引起疲乏的可治疗因素，根据相关指南对症治疗。

（4）体格检查：包括步态、姿势和活动范围检查，眼部检查（结膜苍白提示贫血）和口腔检查（口唇干裂或以舌红伴磨损为表现口角炎而提示维生素缺乏）。

4. 评估量表　疲乏为患者的主观感受，临床诊断主要通过一系列量表完成，辅以其他相关信息进行系统评估。临床常用量表包括：

（1）单维度量表：用于测量疲乏程度，主要包括：简易疲乏量表（the brief fatigue inventory，BFI）、癌症治疗功能评估疲乏量表（function assessment of cancer therapy-fatigue，FACT-F）、疲劳问卷（fatigue questionnaire）、视觉模拟疲劳量表（visual analogue fatigue scale）等。其中，BFI 是最常用的单维度量表，该量表于 1998 年由美国 Anderson 恶性肿瘤中心疼痛研究小组研制，包括 9 个条目，评价患者当前和过去 24h 的疲乏程度、疲乏对生活不同方面（日常行为、情绪、行动能力、日常工作、人际关系、生活乐趣等）的影响。采用线段评分法，线段两端为 0 和 10。0 代表无，10 代表最严重，被测者在符合的数字下面做标记。1~3 分为轻度疲乏，4~6 分为中度疲乏，7~10 分为重度疲乏。该量表已在不同恶性肿瘤疾病中经过验证，有中文版译本，且信效度良好，但测量维度不包括生活质量方面的内容。

（2）多维度量表：信息量大于单维度量表，可测量疲乏性质、严重性及影响因素等，主要包括 Piper 疲乏修订量表（the revised piper fatigue scale，PFS-R）、疲乏症状量表（fatigue symptom inventory，FSI）、癌症疲乏量表（cancer fatigue scale，CFS）、多维度疲乏量表（multidimensional fatigue inventory，MFI）、多维度疲乏症状量表简表（multidimensional fatigue symptom inventory-short form，MFSI-SF）等。PFS-R 量表应用较为广泛，其中 22 个条目能从行为、感知、情感、认知四个维度反映患者的主观感受；另包含 1 个有关疲乏持续时间的条目和 4 个开放型条目。各条目用 0~10 的数字化表述，0 表示没有疲乏，10 表示疲乏最严重。总分为各维度得分的均值，得分越高代表疲乏越重。分级标准：<3 分为"无或轻度疲乏"，3~6 分为"中度疲乏"，>6 分为"重度疲乏"。该量表由中国香港学者于 2003 年翻译为中文版本，性能良好。

六、共患病

CRF 干扰患者的日常生活以及在家庭和社会中的角色，对患者的生活治疗产生负面影响。医师对 CRF 教育的缺乏等原因造成患者无法在出现 CRF 时启动积极的管理措施。持续的 CRF 会影响患者的心理健康，引起抑郁、睡眠模式异常如失眠和嗜睡等问题。

七、临床治疗

治疗的原则为首先对引起 CRF 的可治疗病因进行干预，即先解决医疗和药物所诱导致病因素，如疼痛、抑郁和/或焦虑、贫血、睡眠障碍、营养不良、药物副作用和合并症等。目前尚未通过循证医学手段发现对 CRF 有立竿见影的措施，然而疲乏的全程管理能有效改善症状。

（一）非药物治疗

包括运动、营养干预、改善睡眠质量、心理社会干预（包括认知行为疗法、压力管理或团体支持）、按摩和注意力恢复疗法等。建议治疗团队与患者商议如何对疲乏采取有效管理措施,帮助患者选择活动并安排活动的顺序。

1. 运动　增加身体活动或运动可以改善疲劳。目前运动是唯一基于随机对照试验(randomized controlled trail,RCT)分析后被认为值得推荐的干预措施,且支持证据最为充分。

(1)对所有患者均建议在治疗期间尽可能维持正常活动,进行适度体育锻炼,尝试保持最佳活动水平。排除禁忌证后,推荐所有患者在癌症治疗期间和结束后进行中等强度运动。目前缺乏最佳运动时间的证据,推荐每次运动时间30min,一周中大多数时间应每日锻炼,并持续运动锻炼计划。可进行的中等强度的运动包括有氧运动(如快走、慢跑、自行车运动或游泳等)和负重训练,推荐有氧运动。

(2)对积极抗肿瘤治疗者,推荐瑜伽运动。

(3)对完成肿瘤治疗者,在条件允许下建议体育锻炼。瑜伽运动方案的制订必须个体化,必须考虑个体的实际情况,将年龄、性别、癌症种类、疾病阶段、治疗措施、治疗前活动水平和合并症等因素纳入考量范畴,充分权衡风险和收益后制订个体化运动处方。还需考虑患者有无骨转移、血小板减少、贫血、发热或活动性感染并行跌倒风险评估,如存在以上特殊情况,建议采用经过改良的运动处方以避免运动带来的伤害。对于中重度疲乏患者,建议将不必要的活动延后。

2. 心理及社会干预　认知行为治疗(cognitive-behavioral therapy,CBT)可改善患者的疲乏,能重塑影响患者行为的消极思维模式。

对完成抗肿瘤治疗的患者,推荐接受心理社会干预(包括CBT/BT、正念减压、心理教育治疗和支持性表达疗法)。

（二）药物治疗

1. 针对癌症及治疗相关症状的药物　对合并化疗引起贫血的患者,促红细胞生成素和达贝泊汀可改善CRF,但最佳剂量、治疗时间尚无定论。癌性疼痛、胃肠道反应等根据相应指南对症治疗。

2. 针对癌性疲乏的药物

(1)神经兴奋类药物:神经兴奋类药物不作为CRF首选措施。对积极抗肿瘤的患者,在排除其他原因引起的疲乏后,考虑使用哌甲酯,老年患者应根据情况减量。该推荐同样适用于完成抗肿瘤治疗的患者。终末期患者可谨慎使用哌甲酯。

(2)其他:不推荐使用孕激素类药物和抗抑郁药。但若确诊为抑郁症,且为CRF的诱因之一,应根据临床实践予抗抑郁治疗。皮质类固醇(泼尼松或地塞米松)仅考虑应用于终末期患者。

（三）转诊

对正在接受抗肿瘤治疗的中重度患者及抗肿瘤治疗结束后的长期随访患者,可考虑转诊至相关科室(如职业治疗、物理治疗、心理科、精神科等)。临床团队成员应明确何时需要进行转诊,所转至科室医疗人员需接受过CRF治疗的相关培训。

八、康复治疗

（一）作业治疗

1. 能量保存(energy conservation)　能量保存的目标是维持休息与活动间的平衡,使推荐优先开展的活动更有可能被完成。方法依个人情况而定,如:

(1)日常活动区分主次,调整期望值;

（2）调整日常活动的节奏，写活动日记；

（3）在一天中精力最旺盛的时候安排活动；

（4）减少非必要活动，每天午休时间<1h且不影响夜间睡眠质量；

（5）转移注意力：如游戏、听音乐、阅读、参加社交活动。

2. 肌肉松弛训练　渐进性肌肉松弛训练可能为有效的支持疗法措施，但可操作性较差，仅少部分患者有能力学习并常规训练。

（二）健康教育

健康教育是CRF管理中必不可少的环节，应在所有癌症患者中开展关于CRF及其自然病程变化规律的健康教育。

1. 健康教育的时间　在疾病早期阶段或抗肿瘤治疗之前对患者进行普及性教育及与CRF相关的特定教育。疾病治疗过程中，若未诊断为CRF，仍需继续进行预普及性教育。自CRF诊断明确之日起，对患者进行与CRF有关的特定教育，同时提供管理疲劳的策略和建议。

2. 健康教育的内容　包括应对策略、咨询和支持、疲劳管理的指导，并提供患者所需的相关信息。应告知患者及家属在患者接受放化疗、生物治疗过程中可能会出现中度至重度的疲乏，向患者描述疲乏的表现模式和可能持续的时间。应告知患者疲乏并不代表治疗无效或疾病进展，以及如何应对应激、处理与疲乏有关的抑郁和焦虑。对成年人而言，推荐增加关于行为改变方面的教育。

（三）传统中医治疗

中医药治疗CRF缺乏高质量证据，证据来源主要为低质量荟萃分析和小样本RCT研究。

1. 中药治疗　RCT研究显示可改善CRF的药物包括参麦注射液、康艾注射液、参附注射液、参芪扶正注射液、康莱特注射液等。推荐根据辨证结果选择相应药物。

2. 针灸治疗　针灸和穴位按压对CRF有益，红外线灸和经皮穴位电刺激可减轻患者疲乏。其他可供选择的方法包括麦粒灸、热敏灸等。

3. 其他治疗　对积极抗肿瘤治疗的患者，可推荐推拿疗法，气功和太极亦或有助于减轻疲劳。

九、康复护理

鉴于CRF在肿瘤患者中的普遍性，在疾病的早期和治疗过程中建议所有患者均预先接受相关教育和支持性护理。

（游　捷　史会梅　唐礼瑞）

第三节　癌　痛　康　复

1995年美国疼痛学会主席James Campbell提出将疼痛列为体温、脉搏、呼吸、血压之外的第五大生命体征。慢性疼痛作为一种比较普遍的社会病，严重影响患者的生活质量，给社会造成巨大损失，因此受到了越来越高的关注。相关调查显示，有慢性疼痛经历的人占世界总人口的20%~30%，疼痛患者的失眠率达27%，社交失能率为49%，抑郁发病率为

60%。

疼痛也是恶性肿瘤患者最常见和难以忍受的症状之一。研究表明，约 1/4 新诊断恶性肿瘤的患者，1/3 正在接受治疗的患者以及 3/4 晚期肿瘤患者合并疼痛，因此镇痛在癌症治疗过程中具有非常重要的价值。

本指南在一定程度上参照了国家卫生健康委员会《癌症疼痛诊疗规范（2018 年版）》、美国国家综合癌症网络（national comprehensive cancer network，NCCN）《NCCN 成人癌痛指南》及欧洲肿瘤内科学会（european society for medical oncology，ESMO）制定的癌痛治疗指南。

一、定义与术语

（一）定义

世界卫生组织（world health organization，WHO）和国际疼痛研究协会把疼痛定义为：疼痛是组织损伤或潜在组织损伤所引起的不愉快感觉和情感体验。2016 年有学者建议将疼痛定义更新为"疼痛是一种与实际或潜在的组织损伤相关联的包括了感觉、情绪、认知和社会成分的痛苦体验"。

目前关于癌痛的定义尚未达成统一，根据中国抗癌协会和中华中医药学会的相关指导意见，癌痛是指由肿瘤本身或肿瘤治疗相关因素所导致的疼痛，是中晚期癌症患者最常见的症状。

（二）术语表达

目前我国对于癌痛的术语表达较统一，常称为"癌性疼痛"或者"癌痛"。根据其临床表现和古代医籍的描述，癌痛属于中医"痛症"范畴。

二、流行病学

研究显示，约 70% 的恶性肿瘤患者会在疾病的某一个阶段出现疼痛，首诊恶性肿瘤患者的疼痛发生率约为 25%，即使临床治愈，仍有 1/3 的患者存在疼痛。而晚期恶性肿瘤患者的疼痛发生率可高达 60%~80%，其中 1/3 为重度疼痛。

三、病因与病理生理

（一）病因

癌痛产生的原因大致可以分为以下三类：

1. 肿瘤直接侵犯、压迫或转移局部组织及神经所致；

2. 抗肿瘤治疗或临床操作所致；

3. 伴发疾病或非肿瘤引起的疼痛。

（二）病理生理

伤害感受性疼痛是完整的伤害感受器受到有害刺激引起的反应，多表现为尖锐痛、钝痛、酸痛、咬痛、跳痛等，分为躯体痛（somatic pain）和内脏痛（visceral pain）。躯体痛常因外科手术操作或肿瘤骨转移引起，表现为锐痛、搏动性疼痛，其定位常较明确；内脏痛常由肿瘤导致的周围脏器的浸润或空腔脏器的扩张引起，表现为钝痛或绞痛。

神经病理性疼痛是由于神经纤维受损或神经系统因创伤或疾病发生异常改变时产生自发冲动，引起的痛感会投射到神经起源部位。神经病理性疼痛通常定位较差，多表现为烧灼样、刺痛、枪击样、电击样，或表现为感觉迟钝、感觉麻木、感觉过敏或感觉异常。

四、诊断

（一）临床诊断标准

疼痛是患者的一种主观感受，由于尚无准确反映疼痛程度的指标，患者是否疼痛及疼痛严重程度主要依据患者的主诉，相信患者确实处于疼痛状态。

癌痛诊断包括了解疼痛的原因、部位、程度、癌痛加重或减轻的相关因素、癌痛治疗的效果和不良反应等。

（二）分型分类

1. 根据疼痛持续时间和性质，可分为急性疼痛和慢性疼痛，慢性疼痛又可分为慢性非癌痛和慢性癌痛。急性疼痛指短期存在，少于3个月，通常发生于伤害性刺激后的疼痛。慢性疼痛常持续3个月以上，导致患者产生心理痛苦，对身心造成极大伤害。

2. 根据病理学特征，疼痛可分为伤害感受性疼痛和神经病理性疼痛。癌症疼痛常表现为伤害感受性疼痛和神经病理性疼痛同时并存。

3. 根据疼痛与肿瘤及治疗的关系，WHO将癌症患者的疼痛分为四类，分别为肿瘤侵犯所致疼痛、抗肿瘤治疗所致疼痛、与肿瘤相关的疼痛以及与肿瘤或治疗无关的疼痛。

五、康复评定

（一）评估原则

癌痛评估基本原则为"常规、全面、量化、动态"。

（二）评估内容

综合评估癌痛的症状是癌痛处理的第一重要环节。在进行癌痛评估时，要相信患者关于疼痛的主诉，详细询问患者的疼痛史，评估患者的心理状态，进行详细的体格检查和神经系统查体等。

可以从疼痛病史、社会心理因素、医疗史、体格检查和相关实验室及影像学资料等四个方面来评估癌症疼痛。

1. 疼痛病史

（1）疼痛发作时间及频率：了解是持续性、间断性发作还是突发性疼痛。

（2）疼痛强度：通常使用的是数字分级法（numerical rating scale，NRS）、面部表情评估量表法以及主诉疼痛程度分级法（verbal rating scale，VRS），止痛治疗过程中反复评估疼痛程度有助于安全用药。

（3）疼痛部位及范围：了解疼痛发生的部位及范围，有无放射痛及牵涉痛。

（4）疼痛性质：皮肤、肌肉、骨骼的躯体痛常表现为酸痛、刺痛、跳痛和压痛；内脏器官的内脏痛常表现为钝痛、锐痛、咬痛、绞痛、痉挛性痛；神经损伤引起的神经病理性疼痛常表现为刀割样痛、麻木感、封闭痛、枪击痛。

（5）疼痛发作相关因素：评估与疼痛发作、加重及缓解的相关因素，有助于进行个体化综合镇痛治疗。

（6）疼痛对生活质量的影响：包括疼痛对生理、心理、精神、社会活动和交往的影响。

（7）疼痛治疗史：详细了解患者既往及目前的疼痛治疗计划，包括药物和非药物治疗。药物治疗史包括药物种类、剂型、剂量、给药途径、用药间隔、镇痛治疗效果及不良反应等。

（8）与疼痛相关的特殊问题：了解疼痛对患者及家属的影响，询问患者及家属对疼痛相关知识的了解和看法，了解社会文化对患者疼痛认识的影响，了解患者对疼痛治疗的目标和期望，了解患者对舒适度的要求和功能要求。

2. 社会心理因素　评估患者的心理痛苦水平、目前的精神状况、获得家庭和社会支持的程度；了解疼痛控制不佳的风险因素，如药物滥用史、神经病理性疼痛等。

3. 医疗史　了解患者肿瘤的发病和诊断治疗过程。

4. 体格检查及相关检查　包括神经系统检查和医学影像学检查，以对患者情况进行全面的评估。骨转移是癌症疼痛最常见的原因，因此应重视癌症患者骨骼系统的检查。

（三）评估方法

癌痛全面评估：一般使用《简明疼痛评估量表（brief pain inventory，BPI）》，评估癌痛对患者活动能力、情绪、食欲、日常生活、行走能力、与他人交往等生活质量的影响以及睡眠。

癌痛量化评估：通常使用 NRS、面部表情评估量表法以及 VRS，着重评估最近 24h 内患者最重和最轻的疼痛程度，以及平时疼痛程度。量化评估需在患者入院 8h 内完成。

NRS 将疼痛程度分为：轻度疼痛（1~3）、中度疼痛（4~6）、重度疼痛（7~10）。

面部表情疼痛评分量表法适用于表达困难的患者，如儿童、老年人、存在语言文化差异或其他交流障碍的患者，由医护人员根据患者疼痛时的面部表情状态，对照《面部表情疼痛评分量表》进行疼痛评估分级（图 7-3-1）。

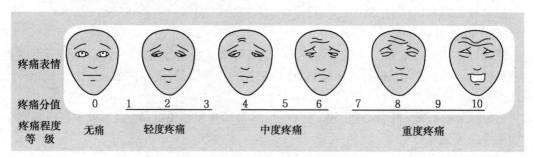

图 7-3-1　面部表情疼痛评分量表

VRS：主要是根据患者对疼痛的主诉，可将疼痛程度分为轻度、中度、重度三类。

（1）轻度疼痛：有疼痛，可忍受，可正常生活，睡眠不受干扰。

（2）中度疼痛：疼痛明显，难以忍受，要求服用镇痛药物，睡眠受到干扰。

（3）重度疼痛：疼痛剧烈，难以忍受，需应用镇痛药物，睡眠受到严重干扰，可伴有自主神经功能紊乱或被动体位。

六、康复治疗

（一）治疗原则

20 世纪 80 年代初 WHO 总结出一套通俗易懂符合规范的三阶梯癌痛治疗原则。

1. 按阶梯给药　根据疼痛的轻、中、重采取不同的方案进行治疗，镇痛药应从低级向高级顺序提高，弱化中度镇痛药的使用是目前趋势。

2. 口服给药或无创给药　是首选的给药途径，口服用药时药物吸收缓慢，峰值较低，尤其对于强阿片类药物，极少产生成瘾及耐药。除口服给药途径外，其他无创性途径给药的应用也日趋广泛,如芬太尼透皮贴剂、阴道给药、直肠给药。

3. 按时给药　即按规定的间隔时间给药,而不是按需给药。如每隔 12h 一次,无论给药当时患者是否发作疼痛,这样可保证疼痛持续缓解。如果患者突发剧痛,可按需给予止痛药解救。

4. 个体化给药　对麻醉药品的敏感度个体间差异很大,所以阿片类药物并无标准剂量。凡能使疼痛得到缓解并且不良反应最低的剂量都是最佳剂量。

5. 注意具体细节　对用止痛药物的患者要注意监护,密切观察其反应,目的是既要患者获得疗效,又要使不良反应最小,并及时采取必要措施。

NCCN 指南强调全面的止痛治疗,包括全面评估并量化疼痛、疼痛再评估和随访,必须提供社会心理支持以及对患者的教育;对复杂的止痛治疗给出具体指导,包括药物治疗的选择、阿片类药物应用的基本原则、剂量调整、不良反应防治、特殊疼痛问题、介入治疗策略等。

ESMO 指南在强调遵循三阶梯治疗基本原则的同时,对三阶梯药物进行了更新和补充,指导临床止痛治疗的操作性更强;重视难治性疼痛、终末期患者的癌痛治疗,提议使用低剂量氯胺酮和镇静剂;把放疗、外科治疗作为止痛综合治疗的重要手段。

在镇痛治疗前,要首先明确患者是否存在肿瘤急症,如骨折、脑转移、硬膜外转移、感染所致疼痛、内脏器官梗阻或穿孔等,对肿瘤急症所致的疼痛应先进行针对性的治疗,如手术、激素、放疗、抗生素等,同时开展有效的镇痛治疗。药物控制不理想的癌痛,建议多学科会诊。

（二）药物治疗

1. 镇痛药物选择　药物止痛治疗的第一步是选择镇痛药,第二步是选择辅助镇痛药物。合理综合应用镇痛药物和辅助药物,有利于最大限度地缓解癌症患者的疼痛,减少止痛治疗的不良反应,提高患者的生活质量。

（1）非甾体类抗炎药物和对乙酰氨基酚:此类药物对轻度疼痛,尤其对骨及软组织疼痛治疗效果肯定,同时对骨膜受肿瘤机械性牵拉、肌肉或皮下等软组织受压或胸膜腹膜受压产生的疼痛也有效果,并可作为合并用药从而增强阿片类镇痛药作用。

非甾体类抗炎药常见的不良反应包括消化性溃疡、消化道出血、血小板功能障碍、肝肾功能损伤以及心脏毒性等。当其用量达到一定剂量水平时,增加用药剂量不增加镇痛效果,反而会明显增加不良反应。因此,如果有长期使用非甾体类抗炎药或对乙酰氨基酚的需要,或日用剂量已达到限制性用量时,应考虑更换为单用阿片类止痛药物;如果为联合用药,则可只增加阿片类止痛药用药剂量,不得增加非甾体类抗炎药物和对乙酰氨基酚剂量。

（2）阿片类药物:是中、重度癌痛治疗的首选药物。对于慢性癌痛治疗,推荐选择阿片受体激动剂类药。长期使用阿片类止痛药,首选口服给药,有明确指征时则可选用透皮吸收途径给药或临时皮下注射用药,必要时可选择自控镇痛给药。

2. 阿片药物剂量滴定　阿片类药物根据半衰期的长短可分为两大类,短半衰期的药物作用时间为 3~4h,较长半衰期的药物作用时间 8~12h,作用时间最长者可达 72h。应用阿片类药物需考虑许多因素,如年龄、性别、全身情况、癌症类型及疼痛严重程度和广泛程度。药物应用有很大的个体差异,通常由小剂量开始,根据临床经验进行个体剂量滴定,尽快达到无痛。

（1）初始剂量滴定:对于初次使用阿片类药物的癌痛患者,建议按照以下原则进行滴定：使用吗啡即释片进行治疗；根据疼痛程度，拟定初始固定剂量 5~15mg，口服，Q4h 或按需给药；用药后疼痛不缓解或缓解不满意，应于 1h 后根据疼痛程度给予滴定剂量（表 7-3-1），密切观察疼痛程度、疗效及药物不良反应。第 1 天治疗结束后，计算次日药物剂量：次日总固定量 = 前 24h 总固定量 + 前日总滴定量。次日治疗时，将计算所得的次日总固定量分 6 次口服，次日滴定量（处理爆发痛的剂量）为前 24h 总固定量的 10%~20%。依法逐日调整剂量，直到疼痛评分稳定在 0~3 分。如果出现不可控制的药物不良反应，疼痛强度<4，应考虑将滴定剂量下调 10%~25%，并且重新评价病情。

表 7-3-1　剂量滴定增加幅度参考标准

疼痛强度（NRS）	剂量滴定增加幅度
7~10	50%~100%
4~6	25%~50%
2~3	观察或≤25%

对于未曾使用过阿片类药物的中、重度癌痛患者，推荐初始用药应选择短效阿片类止痛药，且需要测定个体化滴定用药剂量；当用药剂量调整到理想止痛及安全的剂量水平后，可选择换用等效剂量的长效阿片类止痛药。

对于已经使用阿片类药物治疗疼痛的患者，可以根据患者的疗效和疼痛强度，参照表 7-3-1 的要求进行滴定。

对于疼痛病情相对稳定的患者，可以考虑使用阿片类药物缓释剂作为背景给药，在此基础上备用短效阿片类药物，用于治疗爆发性疼痛。阿片类药物缓释剂的剂量调整参考表 7-3-1。

（2）维持用药：我国常用的长效阿片类药物有吗啡缓释片、羟考酮缓释片和芬太尼透皮贴剂等。在应用长效阿片类药物期间，应备用短效阿片类止痛药，用于爆发性疼痛。当患者因病情变化，长效止痛药物剂量不足时，或发生爆发性疼痛时，立即给予短效阿片类药物，用于解救治疗及剂量滴定。解救剂量为前 24h 用药总量的 10%~20%。每日短效阿片解救用药次数≥3 次时，应当考虑将前 24h 解救用药换算成长效阿片类药按时给药。

阿片类药物之间的剂量换算，可参照换算系数表（表 7-3-2）。换用另一种阿片类药时，仍然需要仔细观察病情变化，并且个体化滴定定用药剂量。

表 7-3-2　阿片类药物剂量换算表

药物	非胃肠给药	口服	等效剂量
吗啡	10mg	30mg	非胃肠道：口服 =1∶3
可待因	130mg	200mg	非胃肠道：口服 =1∶1.2
			吗啡（口服）：可待因（口服）=1∶6.5
羟考酮	10mg		吗啡（口服）：羟考酮（口服）=1.5~2∶1
芬太尼透皮贴剂	25μg/h（透皮吸收）		芬太尼透皮贴剂 μg/h，q72h 剂量 =1/2 × 口服吗啡 mg/d 剂量

如需减少或停用阿片类药物,应该采用逐渐减量法,一般情况下阿片剂量可按照 10%～25%/d 剂量减少,直到每天剂量相当于 30mg 口服吗啡的药量,再继续服用两天后即可停药。

3. 阿片类药物不良反应及处理　阿片类药物的常见不良反应,包括恶心、便秘、呕吐、嗜睡、瘙痒、头晕、谵妄、尿潴留、认知功能障碍及呼吸抑制等。除了便秘的症状之外,大多数不良反应是暂时性的或可耐受的。应当把预防和处理阿片类止痛药物的不良反应作为止痛治疗计划和患者宣教的重要组成部分。恶心、呕吐、嗜睡以及头晕等不良反应,大多出现在未曾使用过阿片类药物的患者初始用药时的最初几天。初用阿片类药物的数日内,可考虑给予阿片类药物的同时给予甲氧氯普胺(胃复安)等止吐药来预防恶心、呕吐等症状,必要时可采用 5- 羟色胺 3 受体拮抗剂类药物或抗抑郁药物。便秘症状通常持续发生于阿片类药物止痛治疗的全过程,多数患者需要使用缓泻剂来防治便秘,因此,在应用阿片类药物止痛的同时宜常规给予应用缓泻剂。如果出现过度镇静、精神异常等不良反应,应当注意其他因素的影响,包括肝肾功能不全、代谢异常、高血钙症以及合用精神类药物等;同时,需要减少阿片类药物的用药剂量,甚至选择停用或更换止痛药。

4. 精神科药物的应用　精神科药物在癌痛管理中也有重要作用,联合应用能够提高阿片类药物的疗效,可以在三阶梯的全部阶梯中使用。

(1)抗抑郁药:有证据表明,抗抑郁药对管理慢性神经痛以及非神经病理性疼痛综合征具有特定的止痛作用。常见抗抑郁药包括三环类(如阿米替林、多虑平等)和 SNRI 类抗抑郁药(文拉法辛和度洛西汀),临床上通常与阿片类药物联合使用,处理中重度癌痛。

(2)精神兴奋剂:精神兴奋剂可以提高阿片类药物的止痛作用,并减轻其不良反应,成为潜在的止痛联合药物。有研究表明,每天早晨 10mg 哌甲酯,中午 5mg 哌甲酯可以显著改善镇静不良反应。

(三)非药物治疗

1. 心理治疗　心理治疗针对癌痛患者的目标是提供支持、信息和技能。教会患者新的应对技能如放松、认知重建、止痛药的使用、自我观察、记录、判断以及沟通技巧。对于终末期癌痛患者,心理治疗主要在于积极倾听,可以有一些支持性言语,以及少量的解释。

2. 认知 - 行为技术　可用于癌痛管理,包括意向性想象、认知分离与认知关注。在有良好的医患信任关系基础上可采用此干预方式,治疗目标为指导患者体验控制疼痛的感受,对轻、中度疼痛患者,可以获得预期的收益。

3. 放松技术　多项技术可使精神与躯体达到放松状态,减轻疼痛。包括被动式放松、渐进性肌肉放松、冥想放松技术等。其他技术还包括放松与认知的技术包括催眠、生物反馈、音乐治疗等。一旦患者处于放松状态,可以使用意向性想象技术来诱导患者进行更深入的放松,并使患者将注意力从癌症相关症状中分离开来。

4. 骨转移局部野放射治疗　局部疼痛是骨转移瘤的常见症状,放射治疗是常用的治疗骨转移瘤疼痛的方法。

5. 神经丛阻滞治疗　在临床治疗中,三阶梯止痛方法的止痛效果往往不能带来令人满意的效果。微创介入治疗是 20 世纪 60 年代开始发展起来的一门影像科和临床治疗学科相结合的新兴学科,其中 CT 引导下的神经丛介入消融技术用以治疗顽固性癌痛是一种可行的、正在推广使用的安全、有效的止痛方法。

（四）中医治疗

1. 中药治疗

（1）风寒闭阻证——小活络丹、消风散加减；

（2）气机郁结证——四逆散或柴胡疏肝散加减；

（3）痰湿凝结证——葶苈大枣泻肺汤加减；

（4）热毒凝结证——如意金黄散或龙胆泻肝汤加减；

（5）瘀血阻滞证——桃红四物汤或复元活血汤加减。

（6）虚寒疼痛证——桂枝加芍汤或人参加芍药甘草汤。

2. 中药外治法　临床上多采用具有散结祛瘀、攻毒止痛作用的中药(川草乌、细辛、川椒、丹参、急性子、姜黄、丁香、蟾酥、制马钱子、毛麝香、徐长卿、冰片、罂粟壳、延胡索、莪术、乳香、没药、赤芍、白芍、红花、薏苡仁等)配伍制成膏、酊、贴等外用剂型进行外敷、涂擦。

3. 针灸疗法　针灸通过疏通经络，调整阴阳，扶正祛邪治疗癌痛。取穴以足三里、三阴交、阿是穴与循经取穴为主。但仍缺乏多中心大样本的数据来证明针灸在治疗成人癌痛方面是否有效。

（五）其他治疗

病因治疗。即针对引起癌痛的病因进行治疗。癌痛的主要病因是癌症本身和／或癌症并发症等引起；需要给予针对性的抗癌治疗，包括手术、放疗、化疗、分子靶向治疗、免疫治疗及中医药物治疗等，有可能减轻或解除癌症疼痛。

七、宣教与随访

（一）健康宣教

有针对性地开展止痛知识宣教，告知患者应当在医师指导下进行止痛药物的选择与应用，规律服药，不宜自行调整止痛方案和药物；确保吗啡及其同类药物妥善放置，保证安全；止痛治疗时，要密切观察、记录疗效和药物的不良反应，及时与医务人员沟通交流，调整治疗目标及治疗措施；定期复诊或遵嘱随访。

（二）患者随访

建立健全癌痛患者随访制度，开展健康指导，注重人文关怀，最大限度地满足患者的镇痛需要，保障其获得持续、合理、安全、有效的治疗。随访内容主要包括患者当前疼痛及疼痛缓解情况、服用镇痛药情况、药物不良反应。如果疼痛控制不良需再次进行全面评估，以确定是否存在镇痛不足、服药时间和方法不正确、药物不良反应不能耐受等问题，根据具体情况给予相应指导或安排就诊。建议患者记录疼痛日记，记录居家期间的疼痛变化、服药情况以及药物不良反应的程度，以便接受随访时向医护人员提供准确信息。

（陈小兵　柳江　何毅　陈泉）

参 考 文 献

[1] Limat S, Daguindau E, Cahn JY, et al.Incidence and risk-factors of CHOP/R-CHOP-related cardiotoxicity in patients with aggressive non-Hodgkin's lymphoma.J Clin Pharm Ther, 2014, 39: 168-174.

[2] Eschenhagen T, Force T, Ewer MS, et al.Cardiovascular side effects of cancer therapies: a position statement

from the Heart Failure Association of the European Society of Cardiology.Eur J Heart Fail, 2011, 13: 1-10.

［3］ Moja L, Tagliabue L, Balduzzi S, et al.Trastuzumab containing regimens for early breast cancer.Cochrane Database Syst Rev, 2012, 4: CD006243.

［4］ Bowles EJ, Wellman R, Feigelson HS, et al.Risk of heartfailure in breast cancer patients after anthracycline and trastuzumab treatment: a retrospective cohort study.J Natl Cancer Inst, 2012, 104: 1293-1305.

［5］ Cameron D, Brown J, Dent R, et al.Adjuvant bevacizumab-containing therapy in triple-negative breast cancer (BEATRICE): primary results of a randomised, phase 3 trial.Lancet Oncol, 2013, 14: 933-942.

［6］ Lendvai N, Devlin S, Patel M, et al.Biomarkers of cardiotoxicity among multiple myeloma patients subsequently treated with proteasome inhibitor therapy.Blood, 2015, 126: abstract 4257.

［7］ Armstrong GT, Joshi VM, Ness KK, et al.Comprehensive echocardiographic detection of treatment-related cardiac dysfunction in adult survivors of childhood cancer: results from the St.Jude Lifetime Cohort Study.J Am Coll Cardiol, 2015, 65: 2511-2522.

［8］ Drafts BC, Twomley KM, D'Agostino R Jr, et al.Low to moderatedose anthracycline-based chemotherapy is associated with early noninvasive imaging evidence of subclinical cardiovascular disease.JACC Cardiovasc Imaging, 2013, 6: 877-885.

［9］ Yeh ET, Bickford CL.Cardiovascular complications of cancer therapy: incidence, pathogenesis, diagnosis, and management.J Am Coll Cardiol, 2009, 53: 2231-2247.

［10］ Tamargo J, Caballero R, Delpon E.Cancer chemotherapy and cardiac arrhythmias: a review.Drug Saf, 2015, 38: 129 -152.

［11］ Lecumberri R, Marques M, Panizo E, et al.High incidence of venous thromboembolism despite electronic alerts for thromboprophylaxis in hospitalised cancer patients.Thromb Haemost, 2013, 110: 184-190.

［12］ Hutten BA, Prins MH, Gent M, et al.Incidence of recurrent thromboembolic and bleeding complications among patients with venous thromboembolism in relation to both malignancy and achieved international normalized ratio: a retrospective analysis.J Clin Oncol, 2000, 18: 3078-3083.

［13］ De Bruin ML, Dorresteijn LD, van't Veer MB, et al.Increased risk of stroke and transient ischemic attack in 5-year survivors of Hodgkin lymphoma.J Natl Cancer Inst, 2009, 101: 928-937.

［14］ National Comprehensive Cancer Network(nccn).NCCN Clinical Practice Guidelines in Oncology: Cancer-Related Fatigue.Ver.2.2018.Fort Washington, PA: nccn, 2018.

［15］ Henry DH, Viswanathan HN, Elkin EP, et al.Symptoms and treatment burden associated with cancer treatment: results from a cross-sectional national survey in the U.S.Support Care Cancer, 2008, 16(7): 791-801.

［16］ Wang XS, Zhao F, Fisch MJ, et al.Prevalence and characteristics of moderate to severe fatigue: a multicenter study in cancer patients and survivors.Cancer, 2014, 120(3): 425-432.

［17］ Storey DJ, McLaren DB, Atkinson MA, et al.Clinically relevant fatigue in recurrence-free prostate cancer survivors.Ann Oncol, 2012, 23(1): 65-72.

［18］ Cleeland CS, Zhao F, Chang VT, et al.The symptom burden of cancer: Evidence for a core set of cancer-related and treatment-related symptoms from the Eastern Cooperative Oncology Group Symptom Outcomes and Practice Patterns study.Cancer, 2013, 119(24): 4333-4340.

［19］ Barsevick A, Frost M, Zwinderman A, et al.I'm so tired: biological and genetic mechanisms of cancer-related fatigue.Qual Life Res, 2010, 19(10): 1419-1427.

［20］Glaus A.Cancer-related fatigue：new theories？Support Care Cancer，2008，16（3）：215-216.

［21］Andrykowski MA，Donovan KA，Laronga C，et al.Prevalence，predictors，and characteristics of off-treatment fatigue in breast cancer survivors.Cancer，2010，116（24）：5740-5748.

［22］Abrahams HJ，Gielissen MF，Schmits IC，et al.Risk factors，prevalence，and course of severe fatigue after breast cancer treatment：a meta-analysis involving 12 327 breast cancer survivors.Ann Oncol，2016，27（6）：965-974.

［23］Xiao C.The state of science in the study of cancer symptom clusters.Eur J Oncol Nurs，2010，14（5）：417-434.

［24］Howell D，Keller-Olaman S，Oliver TK，et al.A pan-Canadian practice guideline and algorithm：screening，assessment，and supportive care of adults with cancer-related fatigue.Curr Oncol，2013，20（3）：e233-246.

［25］Mitchell SA，Hoffman AJ，Clark JC，et al.Putting evidence into practice：an update of evidence-based interventions for cancer-related fatigue during and following treatment.Clin J Oncol Nurs，2014，18 Suppl：38-58.

［26］Williams AC，Craig KD.Updating the definition of pain.Pain，2016，157（11）：2420-2423.

［27］国家卫健委医政医管局.癌症疼痛诊疗规范（2018版）.临床肿瘤学杂志，2018，23（10）：1-2.

［28］NCCN.NCCN Clinical Practice Guidelines in Oncology：Adult Cancer Pain.National Comprehensive Cancer Network，2019.

［29］Kaasalainen S.Pain assessment in order adults with dementia using behavioural observation methods in clinical practice.J Gerontol Nurs，2007，33（6）：6-10.

［30］Hanks GW，Conno FD，Cherny N，et al.Morphine and alternative opioids in cancer pain：the EAPC recommendations.British Journal of Cancer，2001，84（5）：587-593.

［31］Scarborough BM，Smith CB.Optimal pain management for patients with cancer in the modern era.CA：A Cancer Journal for Clinicians，2018，68（3）：182-196.

［32］佟小强.疼痛介入治疗图谱.北京：北京大学医学出版社，2006.

［33］林洪生，李萍萍，薛冬，等.肿瘤姑息治疗中成药使用专家共识（2013版）.中国中西医结合杂志，2016（3）：269-279.

［34］中华中医药学会.肿瘤中医诊疗指南.北京：中国中医药出版社，2008.

［35］Vadivelu N，Kai AM，Kodumudi G，et al.Pain and Psychology-A Reciprocal Relationship.Ochsner Journal，2017，17（2）：173-180.

［36］Darnall BD.Pain Psychology and Pain Catastrophizing in the Perioperative Setting：A Review of Impacts，Interventions，and Unmet Needs.Hand Clinics，2016，32（1）：33-39.

第八章

营养与肿瘤康复

第一节　放化疗期营养康复

恶性肿瘤由于疾病本身的高代谢状态导致人体细胞对营养素需要量增加,以及放化疗药物对患者消化系统的影响导致营养素吸收减少,极易导致营养不良,甚至出现"恶病质"。肿瘤患者如果在放化疗过程中缺少营养物质支持,将导致细胞和组织修复功能下降,机体治疗耐受性降低,引起治疗剂量不足、治疗间断甚至中止,加大不良预后风险。另有大量研究结果表明,营养不良可导致机体免疫功能降低、感染率增加等,使患者住院天数、住院费用及死亡率增加。因此,加强早期营养干预对改善肿瘤患者的生存质量和预后具有重要意义。

在患者放化疗期间,应当遵循基础性营养、调节性营养、针对性营养的原则,为患者进行系统的营养补充。以容易消化的膳食为主,同时给予特定的膳食营养补充剂,以补充无法通过日常饮食得到满足的营养素。这将有利于患者器官功能的修复,增强抗病力、自愈力,明显提升生存质量,促进患者康复。

一、定义与术语

临床上所谓的放化疗期,主要是指患者从接受放疗或化疗起至单个治疗疗程结束的过程。而营养康复即指根据不同患者的营养缺失情况,量身定制针对性的支持治疗方案拟补充相对应缺失的营养物质以进行干预的规范治疗。严重营养不良可发展为恶病质。

二、流行病学

恶性肿瘤的生物学特征之一是在维持机体正常生理功能时需要消耗更多的营养。目前,30%~50% 肿瘤患者经历过营养不良,三分之一或更多的患者在接受放化疗前存在营养不良,计划接受化疗的老年癌症患者营养不良率更是高达83%。

三、营养治疗目标

1. 预防和治疗营养不良或恶病质;
2. 提高对放化疗的耐受性与依从性;
3. 控制放化疗的副作用;
4. 改善生活质量。

四、营养评估、筛查

美国肠外肠内营养学会(American Society of Parenteral Enteral Nutrition, ASPEN)指南(2011)指出,对患者进行营养筛查、营养评估与营养干预,是营养诊疗的三个关键步骤。

2002 年欧洲肠外肠内营养学会(European Society of Parenteral Enteral Nutrition, ESPEN)

在基于对 128 个临床随机对照试验、共 8 944 例研究对象进行 Meta 分析的基础上，推出了一种用于成年住院患者的营养筛查工具营养风险筛查简表（nutritional risk screening，NRS-2002），其对风险的定义综合考虑了机体本身的营养状态，并结合因临床疾病代谢性应激等因素所造成的营养功能障碍。

患者主观整体评估指标（patient-generated subjective nutrition assessment，PG-SGA）首先由患者或家属完成体重、近期饮食模式、营养相关症状和功能状态等问题的填写，然后医疗人员评估患者体重、疾病状态、代谢应激，完成营养相关的体检，据此衡量患者营养状态，根据量化指标给出营养干预方案，并给予指导和随访。

五、营养治疗

营养不良被认为是死亡率提高、住院时间延长、继发感染和医疗费用增加的独立危险因素，而放化疗引起的恶心和呕吐（chemotherapy-induced nausea and vomiting，CINV）又对患者膳食摄入，营养不良的风险和生活质量产生不利影响。尽管 CINV 主要通过药物治疗，但营养师在 CINV 相关并发症的管理中（如减少相关膳食摄入）发挥重要作用。

医学营养治疗（medical nutrition therapy，MNT）是营养师根据患者个人需要和情况量身定制的一种干预治疗方法。其适应证为：

1. 经过营养风险筛查与评估，对于已存在营养不良或营养风险的患者推荐给予营养治疗。体重丢失≥20%、PG-SGA 定性评估为重度营养不良、PG-SGA 评分≥9 分的非终末期患者是营养治疗的绝对指征；体重丢失 10%~19%、PG-SGA 定性评估为中度营养不良、PG-SGA 评分 4~8 分者是营养治疗的相对指征。

2. 放化疗严重影响摄食，并预期持续时间大于 1 周且放化疗不能中止，或即使中止后在较长时间仍然不能恢复足够饮食者；每日摄入能量低于每日能量消耗 60% 的情况超过 10d 的化疗患者；营养摄入不足导致近期内非主观因素引起体重丢失超过 5% 的患者。

3. 营养状态良好，无营养风险的化疗患者，NRS 2002 评分<3 分者，在其住院期间每周筛查 1 次，暂不需要常规营养治疗。

美国营养与饮食学会（Academy of Nutrition and Dietetics，AND）的肿瘤学指南指出，目前已有证据表明 MNT 能够改善在医院接受化学治疗或放射治疗患者的治疗效果并降低不良反应。而澳大利亚饮食协会在循证实践指南中表明，化疗期间 MNT 直接引起患者治疗结果相对改善的证据目前尚不充分，仅作为 CINV 管理的一部分，初步支持使用 MNT。

两项随机对照试验研究了结直肠癌患者和接受放射治疗的头颈癌患者的饮食咨询或营养补充剂的使用情况，发现接受饮食咨询的参与者中 CINV 的发病率和严重程度降低；在接受放射治疗的患者中，发生恶心、呕吐的相关途径也与 CINV 相似。这些研究为出现这些症状的患者的饮食咨询提供了初步支持，但仍需要进一步研究化疗期间使用 MNT 控制 CINV 对临床治疗结果如生存期、住院时间和生活质量的影响。

此外有初步临床数据表明，混合膳食，特别是富含蛋白质的膳食可能会改善各种恶心刺激（包括化疗）引起的恶心和呕吐症状，提示蛋白质补充可能是 CINV 降低的主要原因。

ASPEN、ESPEN、CSPEN（Chinese society of parenteral enteral nutrition，中国肠外肠内营养学会）的恶性肿瘤患者营养治疗临床指南，以及中国恶性肿瘤营养治疗专家共识均表明：放化疗患者营养治疗的途径选择应遵循"只要肠道功能允许，应首先使用肠道途径"的原则，优先选择肠内营养（enteral nutrition，EN）；符合营养治疗指征，但不能耐受肠内营养，或存在消化道梗阻、化疗所致严重黏膜炎、肠道功能紊乱等情况，以及仅通过经口摄食和肠内营养途径，患者仍无法获得足够的营养时，可给予胃肠外营养（parenteral nutrition，PN），一般为短期治疗。

EN 首先鼓励口服，增加饮食频次或选择高能量密度食品，口服不足或不能时，用管饲补充或替代。食管通畅的患者如需长时间营养治疗，主张实施经皮内镜下胃造瘘（percutaneous endoscopic gastrostomy，PEG）、经皮内镜下空肠造瘘（percutaneous endoscopic jejunostomy，PEJ）。食管梗阻时，则主张实施经皮影像引导下胃造瘘（percutaneous radiologic gastrostomy，PRG）、穿刺导管空肠造瘘（needle catheter jejunostomy，NCJ）或手术胃造瘘、手术空肠造瘘。

近期一项针对年龄<21 岁年轻人及儿童化疗患者的研究表明，PN 并不优于 EN。但如患者存在化疗相关性胃肠道黏膜损伤，短期采用 PN 较 EN 更有效，易为患者接受并利于胃肠道功能恢复。

六、预后

头颈部肿瘤和食管癌患者在放化疗期间因黏膜炎导致的体重下降可通过营养支持治疗得到有效预防。多项前瞻性和回顾性研究也证实，与常规饮食相比，经口和经管营养治疗可以更有效地减少体重丢失。

（姚庆华　任莉莉　张　波　蔡　鹄）

第二节　居家期营养康复

随着诊疗技术和方法的不断进步，恶性肿瘤正逐步成为一种可控可治的慢性疾病，患者生存质量问题日益凸显。目前，早期营养干预对改善肿瘤患者生存质量和预后的重要意义已经得到证实。住院期间，医护人员可根据患者的具体情况采取合理、及时的营养干预手段以改善其症状，但就现实情况而言，围放化疗期中患者居家时间相对多于住院时间，除医生针对每位患者制订不同的营养治疗方案以外，更多需要患者在居家期规范并坚持自身的营养支持治疗。近年有文献报道，肿瘤患者家庭肠内营养（home enteral nutrition，HEN）治疗和家庭肠外营养（home parenteral nutrition，HPN）治疗能改善患者的营养状态。由于不同国家和地区、不同文化背景及社会因素等，虽然目前针对肿瘤患者家庭营养治疗仍缺少高级别循证医学证据的支持，但国内外发表的相关指南已经对该部分内容给予关注。

一、定义与术语

临床上所谓的居家期，主要是指患者从结束一个放疗或化疗疗程起至下个治疗疗程开始的过程。而营养康复即根据不同患者的营养缺失情况，量身定制针对性的支持治疗方案拟补充相对应缺失的营养物质以进行干预的规范治疗。在这期间，常发生的不良反应有化疗引起的相关性恶心呕吐（chemotherapy-induced nausea and vomiting，CINV）。

二、流行病学

据报道，美国癌症患者的 5 年生存率约 68%，2016 年美国癌症幸存者的数量已经达到

1 100万,并且稳步增长。在我国,癌症幸存者更是一个相当庞大的群体。当肿瘤患者完成放化疗后,相关症状及放化疗所导致的副作用随着机体的恢复逐渐减少,部分急性不良反应经过几周或几个月的时间可得到完全恢复,但仍有部分并发症可持续存在,如疲劳、咀嚼或吞咽困难、周围神经病变、味觉改变等,有的表现为持续性消化道反应(如腹泻或便秘),对患者的营养状态和生活质量具有严重影响。

三、营养治疗目标

肿瘤患者家庭营养治疗目标应与肿瘤营养治疗目标一致,主要包括:①预防和治疗营养不良或恶病质;②提高抗肿瘤治疗的顺应性;③控制抗肿瘤治疗的不良反应;④改善生活质量。肿瘤患者家庭营养治疗应遵循五阶梯治疗原则(图8-2-1):首先选择饮食 + 营养教育,然后依次向上晋级选择饮食 + 口服营养补充(oral nutritional supplements, ONS)、全肠内营养(total enteral nutrition, TEN)、部分肠内营养(partal enteral nutrition, PEN)、部分肠外营养(partial parenteral nutrition, PPN)、全肠外营养(total parenteral nutrition, TPN)。参照ESPEN指南建议,当下一阶梯不能满足60%目标能量需求3~5d时,应该选择上一阶梯。

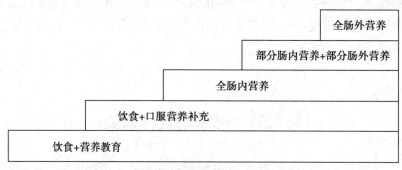

图 8-2-1　营养不良患者营养干预五阶梯模式

四、营养评估与筛查

CSPEN推荐将NRS 2002用于肿瘤患者的营养风险筛查。而PG-SGA是专门为肿瘤患者设计的肿瘤特异性营养评估工具,其中简化患者主观整体评估(abridged version of the PG-SGA, abPG-SGA)在门诊放化疗肿瘤患者营养评估中具有一定的优势,其敏感性和特异性均已得到证实,为居家肿瘤患者的营养评估提供了便捷工具。为保证营养筛查和评估的可靠性,同时为便于检验及测量,推荐患者最好定期至医院进行营养评估。在有条件的情况下,医护人员可到患者住处并结合相关医学检查进行营养评估。

针对需要进行家庭营养治疗的肿瘤患者,国外医疗机构规定必须由营养专业小组来选择并决定。同时,对患者及其家属必须进行专业营养知识教育。在疗效评价过程中,可通过营养门诊、电话或APP等方式定期进行营养监测与随访,但必须由经过培训后熟练掌握其专业技术的医护人员进行评价。如果医疗机构有营养支持小组(nutrition support team, NST),则可以通过NST对患者进行家庭营养治疗管理。

五、营养治疗途径

对于居家生活并接受过放化疗的肿瘤患者,如果经过营养筛查和评估,存在营养风险并有营养治疗指征者可考虑给予营养治疗。

HEN 应遵循住院肿瘤患者的 EN 原则，只要患者能够经口进食，肠内营养制剂或匀浆饮食是简便、经济、安全的选择方式。口服营养补充（ONS）作为一种常见的日常饮食外的营养补充手段，已广泛运用于肿瘤患者营养治疗。研究证实 ONS 能够缓解放化疗患者体重的进一步减轻，改善营养状况，提高抗肿瘤耐受性及生活质量。ESPEN 在发布的肿瘤肠内营养指南中，强烈推荐将 ONS 作为肿瘤患者营养支持的有效途径。对于居家放化疗患者，由于 ONS 更接近于自然的进食过程，其依从性更高，易被患者接受。中国肿瘤营养治疗指南亦强烈推荐 ONS 作为胃肠功能正常的肿瘤患者接受肠内营养的首先途径，认为 ONS 对存在营养不良和处于营养不良风险中的居家肿瘤患者是有益的，且对于 BMI<18.5kg/m^2 的患者比 BMI>20kg/m^2 的患者获益更多。对于不能经口进食的患者，可采用管饲的方式进行肠内营养治疗，包括鼻胃管、鼻空肠管、空肠造瘘管等。对于在家进行管饲肠内营养的患者，由于多采用间歇推注或缓慢推注的方法进行营养治疗，可导致患者出现腹泻、反流、胃潴留等不良反应。因此，对患者及其家属进行相关营养知识的宣教至关重要，需要掌握营养液保存、输注速度等相关知识。部分亚急性/慢性放射性肠病患者需要长期（家庭）肠外营养，文献报道 HPN 对肿瘤患者的生活质量、营养状况及功能状态等方面具有改善作用。肿瘤患者HPN 治疗原则与住院患者 PN 原则一致，但其在实施过程中存在诸多困难，如导管感染并发症的防治、管路的放置与管理、肠外营养制剂的获取与使用、相关指标的监测等。因此，对需要长期肠外营养的患者，是否给予 HPN，需要医生、患者及家属进行有效的沟通，在全面评估患者身体及精神情况、家庭经济情况、医疗保险等实际情况后作出最佳选择。对于行HPN 的患者，应严格按照成人家庭肠外营养中国专家共识进行科学合理实施，确保肿瘤患者家庭营养的顺利进行。

六、营养治疗方案

肿瘤患者家庭营养治疗方案的选择应根据患者的具体情况，在营养专业技术医护人员的指导下实施，包括 HEN 和 HPN。对于居家生活并接受过放化疗的肿瘤患者，经过营养筛查和评估，明确其属于可疑或轻度营养不良者推荐给予营养教育，主要以保持理想体重，合理健康饮食为目标，防止患者营养素缺乏，尽量减少营养相关副作用，从而最大限度地提高抗肿瘤疗效及改善生活质量。即使无营养不良的肿瘤患者，健康的饮食也是最基本的要求。应对居家患者的体重管理、膳食结构、食材选择、食物安全等进行指导。

（一）体重管理

1. 努力维持健康的体重，保持 BMI 在 18.5~25kg/m^2 的正常范围。每 2 周定时称重（早晨起床排便后空腹）并记录。任何不明原因（非自主性）的体重丢失>2% 时，需及时至医院进一步检查。

2. 如果超重或肥胖，限制高热量食物及饮料的摄入，增加体力活动，以期保持正常体重。

（二）膳食结构

研究证实不同饮食模型及习惯会影响肿瘤的发生发展。因此，每日摄入的蛋白质、脂肪及碳水化合物应保持一个适当的比例，不仅能降低肿瘤的复发风险，同时有助于慢性疾病的管理。膳食结构的具体方案如下：

1. 能量 一般按照 20~25kcal/（kg·d）（非肥胖患者的实际体重）来估算卧床患者的能量，30~35kcal/（kg·d）（非肥胖患者的实际体重）来估算能下床活动患者的能量，再根据患者的年龄、应激状况等调整为个体化能量值。

2. 脂肪　占总能量的 20%~35%，其中饱和脂肪酸的摄入小于 10%，反式脂肪酸的摄入限制在总能量摄入的 3% 以内（推荐摄入富含 omega-3 脂肪酸的食物，如鱼、核桃等）。

3. 蛋白　控制在总能量的 10%~35%，或者至少摄入 0.8g/(kg·d)（满足蛋白质的最佳选择是来自饱和脂肪含量低的食物，如鱼、瘦肉、家禽、鸡蛋、脱脂和低脂乳制品、坚果和豆类）。

4. 碳水化合物　控制在 45%~65%（健康的碳水化合物主要来源于植物类物质，如蔬菜、水果、全谷物类和豆类）。

5. 水（饮水和食物中所含水）　一般按 30~40ml/(kg·d) 给予，使每日尿量维持在 1 000~2 000ml。有心、肺、肾等脏器功能障碍的患者特别注意防止液体过多。

6. 矿物质及维生素　参考同龄、同性别正常人的矿物质及维生素每日推荐摄入量给予。在没有缺乏的情况下，不建议额外补充。

（三）膳食指导

1. 每天摄入 5 份或更多种类的蔬菜和水果（要求色彩缤纷，种类繁多；深绿色和橙色蔬果通常含有较多的营养素；新鲜、冷冻、罐装、生的、熟的或干的蔬菜和水果都含有丰富的营养物质和其他生物活性成分；烹饪蔬菜和水果时，选择蒸汽的方式优于水煮，该方式能更好地保持蔬果中水溶性营养素，促进患者的吸收）。

2. 谷类和薯类　保持每天适量的谷类食物摄入，选择全谷物类，优于加工类谷物，成年人每天摄入 200~400g 为宜。在胃肠道功能正常的情况下，注意粗细搭配。

3. 动物性食物　适当多吃鱼、禽肉、蛋类，减少红肉摄入。对于放化疗胃肠道损伤患者，推荐制作软烂细碎的动物性食品。

4. 豆类及豆制品　每日适量食用大豆及豆制品。推荐每日摄入约 50g 等量大豆，其他豆制品按水分含量折算。

5. 蔬菜和水果　推荐蔬菜摄入量 300~500g，建议各种颜色蔬菜、叶类蔬菜。水果摄入量 200~300g。

6. 油脂　使用多种植物油作为烹调油，每天在 25~40g。

7. 其他　避免乙醇摄入；限制烧烤（火烧、炭烧）/腌制和煎炸的动物性食物；肿瘤患者出现明确的矿物质及维生素等营养素缺乏时，在寻求医学治疗的同时，可考虑膳食强化以补充部分营养素。

（四）针对放化疗导致的相关症状，具体饮食方式

1. 食欲下降　食用富含营养的食物，通过少食多餐的方式增加食物摄入，充分利用患者具有食欲的时间段。

2. 吞咽困难　调整食物质地，少量食用来缓解吞咽不适或疼痛感，避免误吸；选择恰当的体位有利于食物的蠕动；避免食物堆积在口腔。若患者对固体吞咽困难，可食用质地柔软的食物；若对液体吞咽困难，摄食改为胶状或乳脂类的为主。

3. 口腔黏膜炎　保持口腔清洁；食用常温食物，细嚼慢咽；摄入质地柔软、光滑或者捣碎的混合有水分的食物；避免食用辛辣刺激性食物。

（五）食物安全操作

1. 进餐前用肥皂和水洗手；

2. 保持食物清洁干净，清洗食物及水果之前洗手；

3. 在处理生肉、鱼、家禽、蛋时要特别小心；

4. 保持炊具、容器、菜板、洗碗布等厨房用品清洁干净，未加工的生肉与加工后的熟食炊具保持分开；

5. 烹饪温度适当。肉类、家禽和海鲜等肉类应烹饪后熟食，饮料(牛奶和果汁)应该巴氏消毒灭菌；

6. 食物贮藏应冷藏于不适于细菌生长的低温处(<4℃)；

7. 餐馆进餐时，避免吃容易受细菌污染的食物，如沙拉、寿司、生肉或未经烹饪煮熟的肉、禽和蛋类食物；

8. 避免食用生蜂蜜、生牛奶和未经高温消毒的果汁，应选择巴氏杀菌处理后的食物。

(姚庆华　卓文磊　孙　晓)

参 考 文 献

[1] Caillet P, Liuu E, Simon AR, et al.Association between cachexia, chemotherapy and outcomes in older cancer patients: a systematic review.Clinical Nutrition, 2016, 36(6): 1473.

[2] Ravasco P.Dietary counseling improves patient outcomes: a prospective, randomized, controlled trial in colorectal cancer patients undergoing radiotherapy.Journal of Clinical Oncology, 2005, 23(7): 1431-1438.

[3] Paccagnella A, Morassutti I, Rosti G.Nutritional intervention for improving treatment tolerance in cancer patients.Current Opinion in Oncology, 2011, 23(4): 322-330.

[4] 中华医学会.临床诊疗指南.肠外肠内营养学分册: 2008 版.北京: 人民卫生出版社, 2009.

[5] Mueller C, Compher C, Ellen DM.A.S.P.E.N.clinical guidelines: nutrition screening, assessment, and intervention in adults.Jpen Journal of Parenteral & Enteral Nutrition, 2011, 35(1): 16-24.

[6] Kondrup J, Rasmussen Henrik Højgaard, Hamberg O, et al.Nutritional risk screening(NRS 2002): a new method based on an analysis of controlled clinical trials.Clinical Nutrition, 2003, 22(3): 321-336.

[7] CSCO 肿瘤营养治疗专家委员会.恶性肿瘤患者的营养治疗专家共识.临床肿瘤学杂志, 2012, 17(1): 59-73.

[8] Liang X, Jiang ZM, Nolan MT, et al.Comparative survey on nutritional risk and nutritional support between Beijing and Baltimore teaching hospitals.Nutrition, 2008, 24(10): 969-976.

[9] Langius JAE, Doornaert P, Spreeuwenberg MD, et al.Radiotherapy on the neck nodes predicts severe weight loss in patients with early stage laryngeal cancer.Radiotherapy & Oncology, 2010, 97(1): 80-85.

[10] Van d BMGA, Rasmussen-Conrad EL, Wei KH, et al.Comparison of the effect of individual dietary counselling and of standard nutritional care on weight loss in patients with head and neck cancer undergoing radiotherapy.British Journal of Nutrition, 2010, 104(06): 872-877.

[11] Bryant AK, Banegas M, Martinez ME, et al.Trends in radiation therapy among cancer survivors in the United States, 2000-2030.Cancer Epidemiol Biomarkers Prev, 2017, 26(6): 963-970.

[12] Rock CL, Doyle C, Demark-Wahnefried W, et al.Nutrition and physical activity guidelines for cancer survivors.CA Cancer J Clin, 2012, 62(4): 243-274.

[13] 中国抗癌协会肿瘤营养与支持治疗专业委员会组织编写.中国肿瘤营养治疗指南.北京: 人民卫生出版社, 2015.

[14] 石汉平, 许红霞, 李苏宜, 等.营养不良的五阶梯治疗.肿瘤代谢与营养电子杂志, 2015, 2(01): 29-33.

［15］Mayne ST, Playdon MC, Rock CL.Diet, nutrition, and cancer: past, present and future.Nat Rev Clin Oncol, 2016, 13(8): 504-515.

［16］Shahvazi S, Onvani S, Heydari M, et al.Assessment of nutritional status using abridged scored patient-generated subjective global assessment in cancer patient.J Cancer Res Ther, 2017, 13(3): 514-518.

［17］方玉, 辛晓伟, 王艳莉, 等.肿瘤患者家庭肠内营养治疗的规范化管理.肿瘤代谢与营养电子杂志, 2017, 4(01): 97-103.

［18］黄迎春, 王新颖, 彭南海.营养支持小组在家庭肠内营养中的应用.肠外与肠内营养, 2009, 16(03): 191-192.

［19］Arends J, Bachmann P, Baracos V, et al.ESPEN guidelines on nutrition in cancer patients.Clin Nutr, 2017, 36(1): 11-48.

［20］Gavazzi C, Colatruglio S, Valoriani F, et al.Impact of home enteral nutrition in malnourished patients with upper gastrointestinal cancer: A multicentre randomised clinical trial.Eur J Cancer, 2016, 64: 107-112.

［21］de van der Schueren M, Laviano A, Blanchard H, et al.Systematic review and meta-analysis of the evidence for oral nutritional intervention on nutritional and clinical outcomes during chemo(radio)therapy: current evidence and guidance for design of future trials.Ann Oncol, 2018, 29(5): 1141-1153.

［22］Zietarska M, Krawczyk-Lipiec J, Kraj L, et al.Chemotherapy-Related Toxicity, Nutritional Status and Quality of Life in Precachectic Oncologic Patients with, or without, High Protein Nutritional Support.A Prospective, Randomized Study.Nutrients, 2017, 9(10): E1108.

［23］Cereda E, Cappello S, Colombo S, et al.Nutritional counseling with or without systematic use of oral nutritional supplements in head and neck cancer patients undergoing radiotherapy.Radiother Oncol, 2018, 126(1): 81-88.

［24］吴国豪, 谈善军.成人家庭肠外营养中国专家共识.中国实用外科杂志, 2017, 37(04): 406-411.

［25］Kiss N.Nutrition support and dietary interventions for patients with lung cancer: current insights.Lung Cancer (Auckl), 2016, 7: 1-9.

［26］Doyle C, Kushi LH, Byers T, et al.Nutrition and physical activity during and after cancer treatment: an American Cancer Society guide for informed choices.CA Cancer J Clin, 2006, 56(6): 323-353.

［27］Grosso G, Bella F, Godos J, et al.Possible role of diet in cancer: systematic review and multiple meta-analyses of dietary patterns, lifestyle factors, and cancer risk.Nutr Rev, 2017, 75(6): 405-419.

［28］Schwingshackl L, Schwedhelm C, Galbete C, et al.Adherence to Mediterranean Diet and Risk of Cancer: An Updated Systematic Review and Meta-Analysis.Nutrients, 2017, 9(10): 1063.

第九章

运动与肿瘤康复

运动预防癌症和慢性病的作用使人受益终生。在儿童和人生早期形成健康的运动模式非常重要，而且在任何年龄段合理的体育锻炼都有很大的健康益处。流行病学研究表明，有规律的运动不仅能降低罹患高血压和糖尿病的风险，降低心血管疾病的死亡率，而且还能降低癌症的发病率。

在肿瘤患者康复过程中，体育运动也是不可缺少的重要手段，能够促进患者各种功能的恢复和提高。对癌症幸存者锻炼问题的初步研究结果令人振奋：抗癌治疗期间科学合理的身体锻炼不仅安全而且有效；通过运动干预，可以减轻癌症治疗常见副作用，改善患者生活质量，缓解癌症相关性疲劳以及降低癌症复发的风险。

一、定义与术语

（一）定义

运动康复（exercise rehabilitation）是对伤病或者伤残者采用各种运动方法，使其在身体功能和精神上获得全面恢复，重返社会。

（二）术语表达

体育运动是指各种锻炼身体、增加体能的活动。体育锻炼是指有计划、有组织、反复进行的身体活动，其目的是增强或保持体质和健康水平，属于身体活动的一种。是人们根据身体需要自我选择，运用各种体育手段，并结合自然力（日光、空气、水）和卫生措施，以发展身体、增强体质，增进健康，调节精神，丰富文化生活和支配余暇时间为目的的体育活动。适当的体育锻炼可通过改善新陈代谢而对人体产生良性影响，这种影响通过人体自我调节机制的充分发挥得以实现，从而维持身心健康。

运动、体育运动和体育锻炼可表达类似的含义。

二、流行病学

2016 年，美国国家癌症研究所等机构在美国和欧洲开展了 12 项前瞻性队列研究，随访中位数时间为 11 年。通过分析 26 种恶性肿瘤发生风险与运动之间的存在关联性，发现业余时间体育锻炼水平的增加，与 13 种恶性肿瘤发生风险的降低存在显著相关性；其中运动量排名前 10% 的受试者与排名后 10% 者相比，有 7 种癌症患病风险降低 20% 及以上，这 7 种癌症即为：食管腺癌、肝癌、肺癌、肾癌、胃癌、子宫内膜癌以及粒细胞性白血病。此外，运动与肾癌发生率关系的研究发现，运动可以降低肾癌发生风险，并且不受体重指数（body mass index，BMI）、高血压、糖尿病、长期吸烟等已知肾癌危险因素的影响。运动和消化系统肿瘤也具有相关性，每天进行 30~60min 的合理运动可以降低结肠直肠癌的发病率，这在欧洲、亚洲及北美的人群试验中已得到证实。另外，中等强度的运动（如步行）可以降低胰腺癌的发生率，合理的运动可以有效降低女性患乳腺癌、卵巢癌和子宫内膜癌的危险性，并与男性前列腺癌的发病率呈明显负相关。尽管关于其他癌症的证据有限，但是运动与癌症之间的关联客观存在。

2019 年，美国运动医学会（American College Sports Medicine，ACSM）举办了体育运动、静坐少动行为、癌症防控专家圆桌会，并认为目前有充分证据表明高水平的体育运动可以降低以下恶性肿瘤的发病风险：结肠癌、乳腺癌、肾癌、子宫内膜癌、膀胱癌、胃癌以及食管腺癌。另外，报告还指出静坐少动行为可增加子宫内膜癌、结肠癌以及肺癌的发生风险；即使在调整了中高强度体育锻炼之后，静坐时间的延长仍可使子宫内膜癌的发病风险提高 30%。值得注意的是，体育运动与黑色素瘤的发生风险呈正相关，这可能与户外运动和紫外线照射有关。除此之外，报告还指出，针对乳腺癌和结肠癌患者而言，确诊前后增强体育锻炼，均可延长生存期；数据还显示，相比在确诊前进行体育锻炼，患者在确诊后进行体育锻炼生存期获益更显著。另有证据表明，前列腺癌患者确诊后，体育锻炼与全因死亡率呈负相关。

三、运动抑制肿瘤生长的机制

1. 调节激素水平　性激素能促进细胞增殖，而适当的运动能调节体内激素水平。对肿瘤细胞的增殖具有抑制作用。

2. 增强抗氧化防御能力　运动能使体内超氧化物歧化酶、谷胱甘肽过氧化物酶等抗氧化酶的表达及活性增强，从而减少机体内氧化性损伤，降低肿瘤发生风险。

3. 抑制胰岛素样生长因子　高胰岛素血症会使循环系统中胰岛素样生长因子（insulin like growth factor-l，IGF-1）增多，导致 IGF-1 的生物利用度增加，而 IGF-1 通常被认为具有致癌作用，运动可通过降低 IGF-1 水平、改善胰岛素抵抗抑制肿瘤发生。

4. 调节脂肪细胞因子　运动能升高体内脂联素水平，降低白细胞介素 -6 和肿瘤坏死因子 -α 等炎症因子而抑制肿瘤。

5. 调控增殖、侵袭相关基因表达　动物实验表明，运动可通过调控增殖、侵袭相关基因的表达而抑制肿瘤生长和转移。

6. 调节肿瘤血管生成　动物实验中发现，锻炼可通过恢复肿瘤血管结构异常，增加肿瘤组织内的灌注和氧合，从而改善细胞毒性化疗药物的体内运输，提高治疗效果，抑制肿瘤增长。

四、运动处方

（一）运动前准备

在开始实施运动方案之前，患者应做全面体检，有血象异常（如白细胞降低、出血倾向等）或有相应严重并发症时，例如上呼吸道感染、发热、腹泻等，不建议立即开始运动。40 岁及以上男性、50 岁及以上女性、患有慢性疾病的和已被确认有心血管疾病风险的人群，需要在开始进行剧烈运动前咨询医生。

（二）运动原则

科学训练，量力而行，循序渐进，贵在坚持。

（三）常见运动类型

有氧运动：是以糖和脂肪有氧代谢方式提供能量的运动。运动时心率在 120~150 次 /min，大强度的有氧运动心率也会超过 150 次 /min，而且会有无氧代谢参与部分供能。例如健步走、跑步、游泳、骑自行车、慢跑等。

抗阻运动：也称为抗阻训练或力量训练，通常指身体克服阻力以达到肌肉增长和力量增加的过程。例如举哑铃或沙袋、使用阻力带等。

（四）运动量推荐

2018 年美国运动指南（Physical Activity Guidelines for Americans）指出，为达到一定的健康益处，推荐，除日常活动外，普通成人每周至少进行 150~300min 的中等强度有氧运动，或者至少 75~150min 的高强度有氧运动，或将两者进行等效组合；且最好将有氧运动的时间平均分配到一周里的每一天。为获得额外的健康益处，成人每周可进行 2 次或以上的中高强度抗阻训练，用以锻炼所有主要肌肉群。但值得注意的是，即使低于推荐的最低运动量，低水平锻炼依然具有健康效益，因此鼓励日常积极进行体育活动，避免静坐少动行为。针对老年人，体育锻炼除了有氧和抗阻训练以外，也应包含平衡训练。有证据表明，更多的身体活动量可以降低癌症发生的危险性。接近或超过每周 300min 中等强度的活动，或每周 150min 高强度的活动可能对抗癌提供额外的保护。

同年，世界癌症研究基金会 / 美国癌症研究中心（World Cancer Research Fund/American Institute for Cancer Research）的最新报告指出，为预防癌症，运动量越大，获益越大；建议成人每天 45~60min 中高强度的体育锻炼，每日运动超过 60min 可获得额外的健康益处。中等强度的体育锻炼包括骑自行车、走路、干家务、跳舞、游泳等；高强度运动包括跑步、快速游泳、快速骑自行车、团队运动等。报告还指出，越来越多的证据表明，通过体育锻炼降低体重，可改善乳腺癌患者的预后情况；不仅是乳腺癌患者，对于其他恶性肿瘤患者而言，规律的运动都可为其带来健康益处；因此在自身可承受的运动强度下，建议每天进行规律运动。

独立于运动量因素以外，静坐时间的增加，会增加肥胖、2 型糖尿病、心血管疾病、结肠癌、子宫内膜癌、肺癌和全因死亡率的可能性。减少"屏幕时间"和采取多种方式限制静坐的时间，有助于维持健康的体重，并可降低乳腺癌、结肠癌、子宫内膜癌及其他癌症的发病风险。

美国运动医学学院指出，前列腺癌、结肠癌、血液系统肿瘤患者应与一般人群共用抗阻力训练指南，即 18~64 岁患者每周应进行至少 2 次涉及所有主要肌肉群的中等或中等强度以上的抗阻力训练。澳大利亚运动科学中心（exercise and sport Australia, ESSA）指出，运动频率为每周 1~3 次，每次训练间至少需要间隔 1d，运动量为 50%~80% 最大重复次数（repetition maximum, RM）或者重复 6~12 次，每次 6~10 组训练，每个肌肉群 1~4 次。

（五）靶心率及运动强度

靶心率（target heart rate, THR），是指通过有氧运动提高心血管循环系统的功能时有效而安全的运动心率。靶心率范围在 60% 与 80% HRmax（最大心率）之间。它是判断有氧运动的重要依据（表 9-1-1, 9-1-2）。

靶心率的计算公式：$[（220-\text{年龄}）-\text{静态心率}] \times （60\%~80\%）+\text{静态心率}$

$$220-\text{年龄}=\text{最大心率}$$

$$\text{最大心率}-\text{静态心率}=\text{贮备心率}$$

表 9-1-1　运动目标与靶心率区

靶心率区 /%	运动强度	跑步运动目标
80~100	高强度	巅峰状态
70~80	中强度	促进心脏健康
60~70	低强度	促进体态健美

表 9-1-2　有氧运动强度分级

运动强度	运动方式	代谢方式	供能物质	心率/(次/min)	呼吸情况
低	步行	有氧	脂肪和糖	<120	容易
中	慢跑	有氧	糖和脂肪	120~150	轻松交谈
高	跑	有氧/无氧	糖和脂肪	>150	讲话困难

为了安全和简便起见,中老年或慢性病人群,靶心率大致控制在(170– 年龄)~(180– 年龄)。对刚刚开始采用运动干预的患者,心率应控制在 90% 靶心率左右。如果有条件,事先通过运动试验,得到针对个人的有氧运动靶心率数据,更安全有效。每次有氧运动中维持适宜心率时间应该超过 10min,最好能够持续 30min 以上,而且至少隔天运动 1 次,每周 5~7 次,才会产生良好的累积效应。

（六）肿瘤患者锻炼注意事项

1. 肿瘤患者应选择相对较为和缓的方式运动。

2. 有氧运动对早期肿瘤患者的生存有益,不适合有恶病质且预期生存期很短的患者。

3. 肿瘤患者一般以全身运动为主,对于局部截肢或伴有脑血管病的患者,还应配合相应的局部运动和功能锻炼。

4. 循序渐进,逐渐加大运动量。特别是长期卧床肿瘤患者,要想恢复原来的体力活动,一般需要经过相当一段时间。

5. 运动对肿瘤的康复具有一定效果,但亦并非一日之功,只有长期坚持才能收到预期效果。

6. 对于接受化疗或放疗的癌症生存者,需要降低锻炼强度。

7. 免疫力低下的肿瘤患者,在血细胞计数未恢复到正常水平之前,应避免到公共体育场所锻炼。

8. 对于接受过放射治疗的肿瘤生存者,应避免长期到含有氯化物消毒剂的游泳池锻炼。

9. 骨转移患者运动要注意骨折风险,需要医生提供高度专业化的建议。

10. 运动时注意保持身体平衡,避免跌倒。

（七）运动障碍因素

癌症患者在明确诊断后,面临身体功能下降的风险,与非癌症群体相比,体育锻炼可能更少。据美国全国健康普查数据,癌症患者自我报告的体育锻炼情况,仅有 33% 符合有氧运动的推荐意见(即每周从事 ≥150min 的中度到剧烈运动)。根据美国癌症协会的数据显示,仅有 29.6%~47.3% 的癌症患者符合运动推荐量。不同国家之间数据存在差异,挪威报道高达 45%,加拿大数据显示仅为 27%;而英国报道只有 23% 的癌症患者达到了推荐的运动量,另有 31% 的患者完全不积极参与体育锻炼。因此,促进癌症患者体育锻炼,需要认识到其中的障碍因素和应对策略。

影响癌症患者体育锻炼的主要障碍因素包括疾病或其他健康问题、关节僵硬、疲劳和疼痛等,应对策略和改进措施参见表 9-1-3。

表 9-1-3　癌症患者体育锻炼的障碍因素及应对策略

障碍因素	应对策略和注意事项
疲乏	明确运动顺序、周期,选择体力最好的时间段安排体育锻炼,以保存体力
	筛查贫血患者,若存在严重贫血应避免体育锻炼
	避免过度训练
	从缓慢运动开始,循序渐进
	预留好体育锻炼时间
疼痛	根据身体耐受情况调整活动安排;尝试每次 5~10min 的间歇性活动
	调整运动方式以尽可能地将疼痛降到最低程度(例如进行非负重活动)
	建议癌症患者向专业人员咨询疼痛管理相关知识
周围神经病变;平衡障碍	使用跑步机进行锻炼时要注意抓稳扶手
	避免在不平的地面上锻炼
	参加体育锻炼以增强自信和力量
手术或放射原因导致的关节活动度下降	修订运动处方,将不舒适感降到最低
	选择合适的无阻力关节活动度训练
	建议癌症患者咨询专业人员转诊到专业康复机构
造瘘术,造口及疝气风险(如结直肠癌患者)	选择宽松的运动服,参加合适的体育活动
	开始可以选择较为隐秘的锻炼场所,直到能够在锻炼时有信心管理好造口
	锻炼前应先排空造口袋
	避免可能引起腹压过大的活动
	避免接触水和参加身体接触性运动
	可以尝试佩戴一种带有造口袋的腰带
	在进行可能引起腹部压力增加的项目时,应佩戴腹部支具或支架
	遵医嘱选择体育活动,避免参加那些禁忌项目
	遵守预防感染相关指南
	考虑在训练有素的运动专家监督下进行运动康复(特别是负荷训练)
口干和/或气道分泌物(如头颈癌患者)	锻炼时就近准备一杯饮用水
骨折风险(骨质疏松、骨转移)	降低跌倒风险,避免过度扭动
	选择骨折风险小的体育活动
免疫功能低下	根据身体耐受情况调整运动处方
	避免使用公共健身设施
	避免游泳
淋巴水肿	穿着适合水肿部位的紧身衣
	穿着紧身衣时,应选择在有控温装置或凉爽的环境下进行锻炼
	穿着宽松、合适的运动服
胃肠道反应(如:恶心、呕吐、腹泻)	若症状严重,避免锻炼,建议患者及时就医
	若症状轻微,可以在家里进行每次 5~10min 的间歇性锻炼
身体耐力差,合并或未合并心脏或肺功能不全	进行缓慢的、循序渐进的锻炼
	若有必要,在训练有素的运动专家监督下进行
	根据身体情况,调整锻炼进程

五、运动宣教

除以上影响患者运动的障碍因素以外,为提高患者的运动水平,改善其自主运动的意识也极为关键。这首先需要医护工作者意识到运动为患者带来的健康益处,并积极鼓励患者进行合理的运动或推荐患者参与运动康复项目。有证据显示,超过80%的患者对肿瘤医疗小组提出的生活方式建议非常感兴趣。但多项研究表明,肿瘤临床医生很少给予运动建议,且仅有19%~23%的肿瘤临床医生为患者推荐运动康复项目,这可能是他们运动意识低下的原因之一。医生不给予运动建议的原因较多,可能是缺乏了解运动对癌症患者潜在的健康价值,或是担忧运动的安全性和适宜性,也可能是认为运动推荐并不属于自己的职责范围。但实际上,临床医生是患者较为信赖的信息来源,医生提出的建议接受度也较高,因此医护工作者应增强运动宣教,鼓励肿瘤患者在自身可承受的运动强度下,规律锻炼,并避免久坐不动的习惯;对具有高风险的患者,可建议参加运动康复训练,在专业人士的帮助下进行体育锻炼。

(丛明华 姚庆华 卓文磊 田梅梅 赵一琼)

参 考 文 献

[1] National Center for Chronic Disease Prevention and Health Promotion, Physical Activity and Health: A Report of the Surgeon General.Health Sciences, 2008.

[2] Penny S, Folsom A R, Lisa H, et al.The association of physical activity with lung cancer incidence in a cohort of older women: the Iowa Women's Health Study.Cancer epidemiology, biomarkers & prevention, 2006,15 (12): 2359-2363.

[3] Steindorf K, Friedenreich C, Linseisen J, et al.Physical activity and lung cancer risk in the European Prospective Investigation into Cancer and Nutrition Cohort.Int J Cancer, 2006, 119(10): 2389-2397.

[4] Bak H, Christensen J, Thomsen BL, et al.Physical activity and risk for lung cancer in a Danish cohort.Int J Cancer, 2005, 116(3): 439-444.

[5] Alfano CM, Klesges RC, Murray DM, et al.Physicalactivity in relation to all-site and lung cancer incidence and mortality in current and former smokers.Cancer Epidemiol Biomarkers Prev, 2004, 13(12): 2233-2241.

[6] Kubik A, Zatloukal P, Tomasek L, et al.Interactions between smoking and other exposures associated with lung cancer risk in women: diet and physicalactivity.Neoplasma, 2007, 54(1): 83-88.

[7] Samad AK, Taylor RS, Marshall T, et al.A meta-analysis of the association of physical activity with reduced risk of colorectal cancer.Colorectal Dis, 2005, 7(3): 204-213.

[8] Michaud DS, Giovannucci E, Willett WC, et al.Physical activity, obesity, height, and the risk of pancreatic cancer.JAMA, 2001, 286(8): 921-929.

[9] Calton BA, Lacey JV, Schatzkin A, et al.Physicalactivity and the risk of colon cancer among women: aprospective cohort study(United States).Int J Cancer, 2006, 119(2): 385-391.

[10] Biesma RG, Schouten LJ, Dirx MJ, et al.Physical activity and risk of ovarian cancer: results from the Netherlands Cohort Study(The Netherlands).Cancer Causes Control, 2006, 17(1): 109-115.

[11] Hannan LM, Leitzmann MF, Lacey JV, et al.Physical activity and risk of ovarian cancer: a prospective cohort study in the United States.Cancer Epidemiol Biomarkers Prev, 2004, 13(5): 765-770.

[12] Voskuil DW, Monninkhof EM, Elias SG, et al.Physical activity and endometrial cancer risk, a systematic review of current evidence.Cancer Epidemiol Biomarkers Prev, 2007, 16(4): 639-648.

[13] Friedenreich C, Cust A, Lahmann PH, et al.Physical activity and risk of endometrial cancer: the European prospective investigation into cancer andnutrition.Int J Cancer, 2007, 121(2): 347-355.

[14] Torti DC, Matheson GO.Exercise and prostate cancer.Sports Med, 2004, 34(6): 363-369.

[15] Hayes SC, Spence RR, Galvão DA, et al.Australian Association for Exercise and Sport Science position stand: Optimising cancer outcomes through exercise.Journal of Science & Medicine in Sport, 2010, 12(4): 428-434.

[16] Galvao DA, Newton RU.Review of exercise intervention studies in cancer patients.J Clin Oncol, 2005, 23(4): 899-909.

[17] Kirshbaum MN.A review of the benefits of wholebody exercise during and after treatment for breast cancer.J Clin Nurs, 2007, 16(1): 104-121.

[18] Courneya KS, Friedenreich CM.Physical activity and cancer control.Semin Oncol Nurs, 2007, 23(4): 242-252.

[19] Spaner D, Radvanyi L, Miller RG.Immunology related to cancer // Tannock IF, Hill RP.The Basic Science of Oncology.3rd ed.New York: McGraw-Hill, 1998: 240-262.

[20] Westerlind KC, Mccarty HL, Gibson KJ.Effect of exercise on the rat mammary gland: implications forcarcinogenesis.Acta Physiol Scand, 2002, 175(2): 147-156.

[21] Doyle C, Kushi LH, Byers T, et al.Nutrition and physical activity during and after cancer treatment: an American Cancer Society guide for informed choices.CA Cancer J Clin, 2006, 56(6): 323-353.

[22] Ahmed RL, Thomas W, Yee D, et al.Randomized controlled trial of weight training and lymphedema in breast cancer survivors.J Clin Oncol, 2006, 24(18): 2765-2772.

[23] Friedenreich C, Cust A, Lahmann PH, et al.Physical activity and risk of endometrial cancer: The European prospective investigation into cancer and nutrition.Int J Cancer, 2007, 121(2): 347-355.

[24] Physical activity guidelines for Americans.Washington DC: US Department of Health and Human Services, 2008.

[25] Patel AV, Callel EE, Bernstein L, et al.Recreational physical activity and risk of postmenopausal breast cancer in a large cohort of US women.Cancer Causes Control, 2003, 14(6): 519-529.

[26] Shephard RJ, Futcher R.Physical activity and cancer: how may protection be maximized? Crit Rev Oncog, 1997, 8(2-3): 219-272.

[27] Schmitz KH, Courneya KS, Matthews C, et al.American College of Sports Medicine Roundtable on Exercise Guidelines for Cancer Survivors.Medicine & Science in Sports & Exercise, 2010, 42(7): 1409-1426.

[28] Schmitz KH, Campbell AM, Stuiver MM, et al.Exercise is medicine in oncology: Engaging Clinicians to Help Patients Move Through Cancer.CA Cancer J Clin, 2019, doi: 10.3322/caac.21579.

[29] Patel AV, Friedenreich CM, Moore SC, et al.American College of Sports Medicine roundtable report on physical activity, sedentary behavior, and cancer prevention and control.Med Sci Sports Exerc, 2019, 51(11): 2391-2402.

[30] World Cancer Research Fund/American Institute for Cancer Research.Diet, Nutrition, Physical Activity and Cancer: A Global Perspective.Continuous Update Project Expert Report.World Cancer Research Fund/American Institute for Cancer Research, 2018.

[31] 2018 Physical Activity Guidelines Advisory Committee.Physical Activity Guidelines Advisory Committee

Scientific Report // Services DoHaH.Washington, D.C., 2018.

[32] Moore SC, Lee IM, Weiderpass E, et al.Association of Leisure dy Time Physical Activity with Risk of 26 types of cancer in 1.44 million adults.JAMA Intern Med, 2016, 176(6): 816-825.

[33] Campbell KL, Winters-Stone K, Wiskemann J, et al.Exercise guidelines for cancer survivors: consensus statement from international multidisciplinary roundtable.Med Sci Sports Exerc, 2019, 51(11): 2375-2390.

[34] Blanchard CM, Courneya KS, Stein K.American Cancer Society's SCS, II.Cancer survivors' adherence to lifestyle behavior recommendations and associations with health-related quality of life: results from the American Cancer Society's SCS-II.J Clin Oncol, 2008, 26: 2198-2204.

[35] Webb J, Foster J, Poulter E.Increasing the frequency of physical activity very brief advice for cancer patients. Development of an intervention using the behaviour change wheel.Public Health, 2016, 133: 45-56.

[36] Department of Health.Quality of life of Cancer survivors in England-report on a pilot survey using patient reported outcome measures(PROMS).London: Crown Copyright, 2012.

第十章

肿瘤患者心理康复

第一节 肿瘤相关精神症状康复

癌症患者由于疾病本身以及治疗副作用存在严重的症状负担。研究表明 1/3 接受癌症治疗的患者报告存在 3 种或 3 种以上中重度症状。未能得到良好管理的症状会严重影响癌症患者的生活质量与日常功能，同样也会影响到患者对临床治疗的依从性，最终影响到患者的治疗结局。对于癌症患者来说，症状多数不会独立出现，而是以症状簇（symptom cluster）的形式出现，且大多数躯体症状合并精神症状。如疼痛同时合并焦虑、抑郁，疲乏伴随抑郁等，对于精神症状的管理也会让躯体症状获益。美国国立综合网络（national comprehensive cancer network，NCCN）疼痛管理指南指出，对于疼痛的管理必须评估和处理患者伴随的精神症状，且给予心理社会支持有助于改善疼痛。本节涉及肿瘤患者常见的焦虑、抑郁、谵妄、自杀等。焦虑抑郁在肿瘤患者中有相当高的发生率；谵妄是临床治疗过程中以及进展期患者中常见的器质性精神症状，需要精神科药物干预；自杀属于非正常死亡，不仅为患者家庭带来严重的影响，且目击的工作人员也会出现严重的应激反应。

一、焦虑障碍

（一）定义

焦虑障碍又称焦虑症或焦虑性疾病，是一组以焦虑情绪为主要临床相的精神障碍，当焦虑的严重程度与客观的事件或处境不相称或持续时间过长则为病理性焦虑，包括急性焦虑和慢性焦虑两种临床相，常伴有头晕、胸闷、心悸、呼吸困难、口干、尿频、尿急、出汗、震颤和运动不安等。

（二）流行病学

Linden 等调查了 10 153 名不同类型的恶性肿瘤患者，发现 19% 的患者存在有临床意义的焦虑症状，22.6% 存在亚临床焦虑。国内一项对 283 例肺部肿瘤术后患者焦虑的调查研究显示，53.4% 存在焦虑症状；国内另一项对 301 例恶性肿瘤患者的调查研究显示，焦虑发生率为 21.6%。

（三）病因

1. 心理社会因素　国内外许多研究表明，癌症的诊断、治疗不良反应及家庭和经济上的压力都能引起患者的焦虑情绪，导致心理痛苦水平增高。

2. 疾病因素　癌症患者的一些共患病可以引起焦虑症状，如充血性心力衰竭、肺水肿、肺栓塞、心肌梗死、甲状腺功能亢进等；电解质紊乱如低钠血症可以引起焦虑，特别是有中枢神经系统损害的患者；神经内分泌肿瘤如嗜铬细胞瘤、小细胞肺癌、甲状腺癌，也可引起焦虑。

3. 药物因素　多种常用药物可以引起不同程度的焦虑。例如：干扰素可以导致焦虑和惊恐发作；类固醇激素短期应用可以引起情绪不稳和躁动不安；某些止吐药物（如异丙嗪和甲氧氯普胺）、抗精神病药物（如氟哌啶醇、氯丙嗪、利培酮）可引起静坐不能；精神兴奋药（如哌甲酯）、免疫抑制剂（如环孢素）、支气管扩张剂（如沙丁胺醇气雾剂）等都可引起焦虑症状。周期性化疗中会出现预期性焦虑、恶心或呕吐。突然停用大剂量乙醇、麻醉性镇痛剂、镇静催眠剂，也会导致焦虑。

（四）诊断

在国际疾病分类第10版（international classification of diseases-10，ICD-10）的诊断里，肿瘤患者常见的是惊恐障碍（间歇性发作性焦虑）、广泛性焦虑障碍以及社交恐怖，它们可以出现在肿瘤诊断之前、诊断肿瘤时或者接受治疗时。

1. 惊恐障碍 惊恐障碍（panic disorder，PD）基本特征是严重焦虑（惊恐）的反复发作，焦虑不局限于任何特定的情境或某一类环境，因而具有不可预测性。惊恐障碍可以在癌症患者中出现，没有明确的情境或者恐惧的物体。

ICD-10中惊恐障碍的诊断要点：

（1）在大约1个月之内存在几次严重的植物性焦虑；

（2）发作出现在没有客观危险的环境；

（3）不局限于已知的或可预测的情境；

（4）发作间期基本没有焦虑症状（尽管预期性焦虑常见）。

2. 广泛性焦虑障碍 广泛性焦虑障碍（generalized anxiety disorder，GAD）的基本特征为泛化且持续的焦虑，不局限于甚至不是主要见于任何特定的外部环境（即"自由浮动"）。

ICD-10中GAD的诊断要点：一次发作中，患者必须在至少数周（通常为数月）内的大多数时间存在焦虑的原发症状，这些症状通常应包含以下要素：

（1）恐慌（为将来可能出现的不好的事情而烦恼，感到"忐忑不安"，注意困难等）；

（2）运动性紧张（坐立不安、紧张性头痛、颤抖、无法放松）；

（3）自主神经活动亢进（头重脚轻、出汗、心动过速、呼吸急促、上腹不适、头晕、口干等）。

3. 社交恐怖 社交恐怖（social phobia）的中心症状围绕着害怕在小团体（与人群相对）中被人审视，导致对社交情境的回避。回避往往十分明显，可引起完全的社会隔离。肿瘤患者手术瘢痕、放疗后皮肤灼伤、面部或肢体残缺、体形变化都会加重患者的社交焦虑。

ICD-10中社交恐怖的诊断要点：

（1）心理、行为或自主神经症状必须是焦虑的原发发现，而不是继发于妄想或强迫症状等其他症状；

（2）焦虑必须局限于或主要发生在特定的社交情境；

（3）对恐怖情境的回避必须是突出特征。

（五）康复评定

1. 医院焦虑抑郁量表 医院焦虑抑郁量表（hospital anxiety and depression scale，HADS）具有良好的信度和效度，广泛应用于综合医院患者焦虑和抑郁情绪的筛查和研究，在我国综合医院中已经得到广泛应用。研究显示，以9分为分界点，焦虑和抑郁的准确率为73.89%和77.66%，不同病种患者的应用中具有较好的一致性和稳定性。Mitchell等于2010年对45个短或超短评估工具进行了综述分析，结果显示，HADS既能保证评估结果的有效性，又能确保临床应用的可接受性。

2. 广泛性焦虑自评量表 广泛性焦虑自评量表（general anxiety disorder-7，GAD-7）包含

7 个条目，每个条目评分为 0~3 分；制定者推荐 ≥5 分、≥10 分和 ≥15 分，分别代表轻、中和重度焦虑。我国综合医院普通门诊患者的研究中以 10 分为临界值，灵敏度和特异度分别为86.2% 和 95.5%，具有较好的信效度。肖水源等研究发现，GAD-7 在恶性肿瘤患者的应用中有较好的信效度，能有效地筛查和评估恶性肿瘤患者中广泛性焦虑的状况。

3. 汉密尔顿焦虑量表　汉密尔顿焦虑量表（Hamilton anxiety scale, HAMA）由 Hamilton于 1959 年编制，用于评定焦虑症状的严重程度。HAMA 不是患者自评量表，是精神科临床和科研领域对焦虑症状进行评定的应用最广泛的他评量表，具有良好的信效度，广泛应用于肿瘤临床。

（六）康复治疗

对恶性肿瘤患者焦虑最有效的干预应包含心理干预和药物干预。Traeger 等 2012 年对恶性肿瘤患者进行一项 Meta 分析，结果发现，基于证据的文献均支持使用社会心理和精神药理的干预方式来预防或减轻焦虑症状。

1. 心理社会干预　针对焦虑障碍的心理社会干预方式包括心理治疗、压力管理以及支持性心理咨询；患者教育和心理治疗包括认知行为和支持表达疗法，是心理社会干预的重要组成部分。国内研究发现，与常规健康教育相比，认知行为干预模式在减轻或消除乳腺癌化疗患者的焦虑情绪方面效果明显。

认知行为治疗对抑郁、焦虑、创伤后应激障碍有效，对肿瘤早期的患者尤其有用，对于一些进展期和晚期患者也有效。

正念减压训练可以改善广泛性焦虑障碍，社交障碍。正念减压训练中的正念练习包括静坐冥想、身体扫描、瑜伽和非正式的正念练习。

放松和引导想象技术也应用于患者出现的、与医疗操作相关的心理痛苦治疗中。例如，有些患者有针头恐惧或者其他医疗操作相关的焦虑病史，患有幽闭恐惧症或有惊恐发作病史的患者会难以忍受一些坚持过程，如磁共振成像扫描，放松和引导想象对于这些患者是有效的。

支持表达性团体治疗的作用是帮助肿瘤患者表达他们的担心和情感，无论是积极的还是消极的，特别鼓励负性情感的表达，例如恐惧、愤怒和悲伤。

2. 其他非药物干预　一些研究显示音乐治疗、运动疗法以及使用虚拟现实装置等都可以减轻患者的焦虑。

3. 药物干预　轻度焦虑患者使用支持性治疗或行为治疗已足够，但对于持续恐惧和焦虑的患者则需要药物治疗，药物治疗疗效显著且起效较快。应用抗焦虑药时需考虑抗焦虑药物和恶性肿瘤治疗药物之间可能存在的相互作用，药物从小剂量开始服用，如果耐受良好再逐渐增加剂量。由于恶性肿瘤患者的代谢状态发生了改变，药物维持剂量要比健康个体低。

（1）苯二氮䓬类药物：苯二氮䓬类药物（benzodiazepine drugs）有抗焦虑、镇静催眠、抗惊厥和松弛骨骼肌作用，是治疗焦虑障碍的主要药物。但有肺功能损害的患者和使用中枢神经系统抑制剂的患者可能会引发呼吸抑制，对危重患者应用这类药物时应谨慎，因为与其他药物合用会增加镇静作用，对癌症进展期或有中枢神经系统损害的患者也应慎重，可增加患者发生谵妄的危险性。长期应用可产生依赖，包括精神依赖和躯体依赖，骤然停药可引起戒断症状。长期使用苯二氮䓬药物的患者在停药时一般都采用剂量递减法，也可先让患者改服半衰期长的苯二氮䓬类药物如地西泮及氯硝西泮，然后逐步缓慢地减量，采取每

2~3d递减总量的10%,从而减少戒断症状的发生。

(2)抗抑郁药物:抗抑郁药可以作为慢性焦虑的维持药物治疗,长期应用耐受性好,可以避免苯二氮䓬类药物的不良反应和依赖性。新一代抗抑郁药选择性五羟色胺再摄取抑制剂(selective serotonin re-uptake inhibitors,SSRIs)和五羟色胺去甲肾上腺素再摄取抑制剂(serotonin-norepinephrine reuptake inhibitors,SNRI)是一线药物。米氮平也经常被用于治疗焦虑,特别是伴有失眠和厌食的患者。这些药物产生抗焦虑作用需要2~4周时间,需要应用短效苯二氮䓬类药物作为辅助药物,直到抗抑郁药物起效。

(3)抗精神病药物:如奥氮平、喹硫平适用于对苯二氮䓬类药物不良反应敏感、存在认知损害、有药物依赖史的患者。

(4)抗焦虑:丁螺环酮、坦度螺酮属于无镇静作用的非苯二氮䓬类抗焦虑药物,对广泛焦虑症或惊恐障碍均有效,但是起效时间需要2~3周。

(5)抗惊厥药:有研究显示,加巴喷丁也可用于改善患者焦虑症状。

(6)阿片类药物:主要适应证是控制疼痛,其他的一些用途包括:改善心肺系统导致的呼吸困难及相关焦虑;当呼吸窘迫不是最主要问题时,阿片类药物只作为镇痛使用,应该加用抗焦虑药(如苯二氮䓬类药物)来控制伴随的焦虑。

(唐丽丽　汪　艳)

二、抑郁障碍

(一)定义

抑郁障碍以显著而持久的心境低落为主要临床特征,是心境障碍的主要类型。临床可见心境低落与其处境不相称,情绪的消沉可以从闷闷不乐到悲痛欲绝,自卑抑郁,甚至悲观厌世,可有自杀企图或行为;甚至发生木僵;部分病例有明显的焦虑和运动性激越;严重者可出现幻觉、妄想等精神病性症状。每次发作持续至少2周以上,长者甚或数年,多数病例有反复发作倾向,每次发作大多数患者可以缓解,部分可有残留症状或转为慢性。

抑郁是伴随负性生活事件(如肿瘤诊断和治疗应激)的正常心理体验,但如果人们不能良好地应对肿瘤这个疾病,肿瘤就会明显影响他们的生活、工作和社会功能,从而导致抑郁的发生。肿瘤相关性抑郁(cancer-related depression,CRD)是指由肿瘤诊断、治疗及其合并症等导致患者失去个人精神常态的情绪病理反应。研究发现,心理社会因素在肿瘤发生发展中占重要地位,两者相互促进,互为协同,严重影响患者的生活质量。

(二)流行病学

最新数据显示,心境障碍在中国成人中的终生患病率为7.4%,在肿瘤人群中患病率更高。研究显示,25%~45%的肿瘤患者在不同的病程和疗程中并发抑郁性障碍。我国学者利用诊断性访谈调查发现,肿瘤患者抑郁的患病率为25.9%(21.9%~29.9%),不同地区的肿瘤类型分布不同,因此抑郁的患病率也有所不同。抑郁性障碍的发生与肿瘤的发展进程相关,相比早期肿瘤,进展期肿瘤患者更易出现抑郁。此外,不同诊断或评估工具得出的患病率也有差异。

(三)康复评定

目前临床主要使用的诊断标准是ICD-10中精神和行为障碍的分类。诊断中需要注意,抑郁障碍的临床症状与临床疾病本身的症状很相似,一些自主神经功能症状(如食欲缺乏、胃肠功能紊乱、性欲下降等)可能为肿瘤本身引起,而非抑郁障碍的症状。除下丘脑-垂体-

肾上腺素轴的相关激素外,某些抗癌药物也可以引起抑郁障碍,如干扰素、白介素-2和类固醇激素等。

抑郁障碍的诊断有赖于精神科医生的访谈,但也有一些工具可以用来评估症状的有无和严重程度。目前还没有明确的适用于肿瘤临床的评估工具,临床或科研中常采用的筛查评估工具是医院焦虑抑郁量表(hospital anxiety depression scale,HADS),具有良好的信效度,可以推荐用于晚期癌症或姑息治疗的患者。HADS共14个条目,焦虑和抑郁各占7条,总分均为21分,一般以8分或9分为症状临界点,如果超过这个临界值,则需要专业医生进一步评估症状的严重程度。

贝克抑郁自评量表(Beck depression rating scale,BDI)被广泛运用于临床流行病学调查,它更适用于不同癌症类型和不同分期的癌症患者,能更好地用于筛查出患有抑郁的患者。

患者健康问卷-9(patient health questionnaire-9,PHQ-9)内容简单且操作性强,被广泛用于精神疾病的筛查和评估,国内肖水源等将该量表用于恶性肿瘤患者的抑郁筛查,证实该量表具有良好的信效度,是可操作性强、简单方便的抑郁筛查量表。

PHQ-9共有9个条目,总分27分,超过4分则提示有轻微抑郁症状,分值越高代表抑郁症状越严重,如果第9个条目得分大于1时,需要特别关注。

抑郁自评量表(Zung's self-rating depression sacle,SDS)也被广泛用于抑郁的评定,这是一个包含20个条目的自评量表,简便实用,能直观地反映患者主观感受和变化,包含精神-情感条目2个,躯体性障碍条目8个,精神运动性障碍条目2个,抑郁性心理障碍条目8个。评分为四级评分,其中10个条目为正向计分,10个条目为反向计分。总粗分80,乘以1.25得出标准分。按照中国常模,SDS标准分分界值为53分,53~62分为轻度抑郁,63~72分为重度抑郁,超过73分为重度抑郁。

需要特别注意的是,量表测评结果不能直接得出抑郁症的诊断,必须由精神科医生评估后方可给出诊断。治疗过程和再次评估也必须由医生来进行,自行测评的结果不能作为停止治疗的依据。

(四)康复治疗

抑郁障碍的标准治疗为精神药物治疗联合心理治疗。对于轻到中度抑郁障碍可选择心理治疗,而重度抑郁障碍则首选药物治疗。大多数情况下,可选择二者联合来治疗抑郁障碍。

1. 药物治疗 临床上,抗抑郁治疗药物已经被广泛用来治疗各种躯体疾病伴发的抑郁障碍,而且研究表明抗抑郁药物对肿瘤相关性抑郁同样有效。选择性5-羟色胺(5-hydroxytryptamine,5-HT)再摄取抑制剂是近年临床上广泛应用的抗抑郁药,主要药理作用是选择性抑制5-HT再摄取,使突触间隙5-HT含量升高而达到治疗抑郁障碍的目的,具有疗效好,不良反应少,耐受性好,服用方便等特点。主要包括氟西汀、舍曲林、帕罗西汀、西酞普兰和艾司西酞普兰。Fisch MJ等一项随机双盲对照研究,163名伴有抑郁症状的晚期癌症患者分别服用氟西汀(20mg/d)和安慰剂治疗12周,结果发现氟西汀可以提高患者的生活质量,减轻抑郁症状,且氟西汀的耐受情况良好。此外,Morrow GR等进行的一项随机双盲对照研究发现,帕罗西汀能改善癌症患者的抑郁情绪,但对化疗患者的疲乏没有显著改善。

新型抗抑郁药文拉法辛、度洛西汀和米氮平可以作用于5-HT和去甲肾上腺素(norepinephrine,NE)多种神经递质的释放或调节过程,达到抑制神经递质再摄取过程,从而改善抑郁症状。Cankurtaran 等的一项研究对米氮平和丙米嗪的疗效进行了对比,将伴有重度抑郁障碍的癌症患者分为 3 组,分别给予米氮平、丙米嗪及安慰剂治疗,结果发现米氮平可以有效地改善癌症患者的抑郁和失眠,其疗效优于丙米嗪。此外,部分学者研究发现,米氮平还能改善癌症患者恶病质、恶心和潮红等症状。肿瘤患者常用的抗抑郁药见表 10-1-1。

表 10-1-1 肿瘤患者常用的抗抑郁药物

药物	起始剂量	维持剂量	主要不良反应及作用
选择性 5-HT 再摄取抑制剂(SSRIs)			
舍曲林 Sertraline	25~50mg 早餐	50~150mg/d	恶心、镇静作用较强
氟西汀 Fluoxetine	10~20mg 早餐	20~60mg/d	恶心、性功能障碍
帕罗西汀 Paroxetine	20mg 早餐后	20~60mg/d	恶心、镇静作用较强
西酞普兰 Citalopram	20mg 早餐后	20~60mg/d	恶心、疲乏
艾司西酞普兰 Escitalopram	10mg 早餐后	10~20mg/d	恶心、疲乏
三环类抗抑郁药(TCAs)			
阿米替林 amitriptyline	6.25~12.5mg 睡前	12.5~25mg/d	强度镇静,抗胆碱能不良反应,主要用于神经病理性疼痛
其他药物			
文拉法辛 Venlafaxine	18.75~37.5mg	75~225mg/d	恶心、对神经病理性疼痛、潮热有效
度洛西汀 Duloxetine	20~30mg	60~120mg/d	恶心、对神经病理性疼痛有效
米氮平 Mirtazapine	15mg	15~45mg/d	镇静、促进食欲、止吐
曲唑酮 Trazodone	25~50mg	50~400mg/d	头晕、恶心
安非他酮 Bupropion	50~75mg	150~450mg/d	无性功能障碍,禁用于癫痫
哌甲酯 Methylphenidate	5mg(早上和中午各 2.5mg)	10~60mg/d	起效快,需监测血压

2. 心理治疗 对于肿瘤患者的抑郁障碍,可采取个体心理治疗或团体心理治疗的方式。常用的心理治疗方法有:支持性心理治疗、认知行为治疗等。一般而言,支持性心理治疗可适用于所有就诊对象,各类抑郁障碍患者均可采用,帮助患者减少孤独感,学习应对技巧。认知行为治疗可以缓解患者特殊的情绪、行为和社会问题,以获得减轻焦虑、抑郁和痛苦。国内的团体心理治疗也比较成熟,研究发现团体心理治疗可以明显改善乳腺癌、肺癌、胃癌、早中期结直肠癌患者的情绪状况及生活质量。

除上述治疗以外,目前针对终末期癌症患者的 CALM 治疗(managing cancer and living meaningfully,"癌症疾病管理与有意义的生活")也取得了证据支持。CALM 治疗是一种应用于预计生存期大于 6 个月的晚期疾病患者的短程个体心理治疗模式。该治疗可以改善处于肿瘤或其他疾病终末期患者的抑郁情绪和心理状态。CALM 为医疗系统的症状管理提供支持,并为患者提供了一个机会来谈论他们的想法和情绪,关注患者在当下疾病阶段仍然可能的心理成长。

(唐丽丽 李金江)

三、谵妄

(一) 定义与术语

1. 定义　谵妄是一种病因学上非特异的脑器质性综合征,其特点为意识障碍,此时意识清晰度水平降低,同时产生大量的错觉和幻觉,以幻视为多,言语性幻听较为少见。幻觉内容多为生动而逼真的、形象性的人物或场面。在这些感知觉障碍影响下,患者多伴有紧张、恐惧等情绪反应和相应的兴奋不安、行为冲动、杂乱无章。思维方面则言语不连贯。对周围环境定向可丧失。多在夜间加重,持续数小时至数日不等,一般与病情变化有关。

谵妄与共病率和死亡率密切相关。同时还会导致一系列负性结局,如医疗花费增加、住院时间延长、长期认知功能下降,导致患者、家属以及工作人员的心理痛苦。

2. 术语表达　"谵妄"的英文为 delirium,这个词源自拉丁语 de lira,是"脱离轨道"的意思。尽管对于谵妄的描述已经有了数个世纪,第一次正式定义是在 DSM-Ⅲ 中出现,目前仍存在很多语义上的歧义,很多词语用于描述谵妄,如"可逆性痴呆""器质性脑综合征""急性意识混乱状态"等。在肿瘤临床中特别是终末期的患者,"终末期躁动"或"终末期激越"使用得较广泛,这些不一致的描述导致临床工作人员对谵妄识别困难。

(二) 流行病学

谵妄在老年患者中很常见,国外研究表明,住院患者谵妄的发生率为 11%~42%。癌症住院患者的谵妄发生率在 10%~30% 之间,而在生命终末期癌症患者谵妄发生率可达 85%。

(三) 病因与病理生理

1. 病因　在癌症患者中,谵妄十分常见,病因通常为多因素的,近 50% 的患者无法明确病因。常见原因有:年龄超过 80 岁,既往存在痴呆,共患有严重疾病,癌症晚期,应用镇痛麻醉药,伴发感染、代谢紊乱、肝肾功能损伤,使用化疗药(如异环磷酰胺、胺甲叶酸、胞嘧啶、阿拉伯糖苷)、生物制剂(如白细胞介素 2、α 干扰素)及脑部放射等。

2. 病理生理　谵妄由显著的生理障碍导致。对于癌症患者,谵妄一是源自癌症对于中枢神经系统的直接作用,或是由于疾病或治疗对中枢神经系统的间接作用。此外,癌症治疗药物,如化疗和免疫治疗药物,以及在癌症支持治疗中使用的药物(如阿片类药物、止吐药以及苯二氮䓬类药物)可能加速癌症患者的谵妄。其中阿片类药物、认知功能下降、肝肾功能损害被认为是晚期癌症患者谵妄的主要危险因素。尽管谵妄的病因很多,但是其核心症状却往往是固定的。

(四) 诊断

1. 临床诊断标准　ICD-10 对谵妄的诊断标准如下。

(1)意识和注意损害:从混浊到昏迷;注意的指向、集中、持续和转移能力均降低。

(2)认知功能全面紊乱:知觉歪曲、错觉和幻觉;抽象思维和理解能力损害,可伴有短暂的妄想;典型者往往伴有某种程度的言语不连贯;即刻回忆和近记忆受损,但远记忆相对完好;时间定向障碍,较严重的患者还可出现地点和人物定向障碍。

(3)精神运动紊乱:活动减少或过多,并且不可预测地从一个极端转变成另一个极端;反应时间增加;语流加速或减慢;惊跳反应增强。

(4)睡眠 - 觉醒周期紊乱:失眠,严重者完全不眠,或睡眠 - 觉醒周期颠倒;昼间困倦;夜间症状加重;噩梦或梦魇,其内容可作为幻觉持续至觉醒后。

(5)情绪紊乱:如抑郁、焦虑或恐惧、易激惹、欣快、淡漠或惊奇困惑。

谵妄往往迅速起病,病情每日波动,总病程不超过 6 个月。

2. 分型　谵妄分为三个亚型,兴奋型、淡漠型、混合型。兴奋型谵妄可表现为易激惹、定向障碍、幻觉和妄想,这种类型患者的表现需与精神分裂症等精神疾病与激越型的痴呆相鉴别;淡漠型谵妄则表现为情感淡漠、过于安静和定向障碍等意识模糊状态,老年患者多合并此种类型,且不容易被感知,易被误诊为认知能力下降、抑郁或痴呆。以往认为淡漠型谵妄患者缺乏相关的情感体验,并且认为通常是不可逆的。但最近研究表明,淡漠型谵妄患者其实也是存在难以理解的感受、强烈的情绪体验以及恐惧的感受;混合型谵妄的表现在兴奋型和淡漠型之间波动,在不同时期可有不同表现。

（五）康复评定

最为常用的是简易精神状况检查(Mini-Mental State Examination, MMSE)。MMSE 简单且评分容易,但是它不能区分痴呆和谵妄,而且 MMSE 存在较高的假阴性率,尤其是针对局部脑外伤和轻度认知功能障碍者。文化程度和 MMSE 得分成正相关,即文化程度越低,MMSE 得分越低。

谵妄量表(Delirium Scale, D-Scale)用于谵妄综合征的诊断和研究。该量表包括 58 个条目,13 个分项,约需 40min 完成,可有效地进行认知、精神活动状态及情感状态的评分及总体评价。

谵妄症状评定量表(Delirium Rating Scale, DRS)可用于对谵妄的筛查和严重程度分级。DRS 包括 10 条,由检测者根据与患者的临床晤谈、精神检查、病史等提供的信息进行评分。

（六）康复治疗

1. 非药物干预主要原则

（1）检查药物以避免过度用药;

（2）控制疼痛;

（3）保持良好睡眠模式与睡眠节律;

（4）密切监测水电解质紊乱;

（5）监测营养状况;

（6）监测感知缺陷,提供视觉和听觉帮助:如眼镜、眼罩、助听器等;

（7）鼓励活动(尽可能减少使用尿管、静脉输液以及躯体限制);

（8）监测肠道及膀胱功能;

（9）经常为患者定向(如告知患者时间\地点\人物等);

（10）鼓励认知刺激性活动(如读报\画画等)。

2. 药物治疗　首先应尽可能纠正谵妄的病因,如抗感染治疗、纠正代谢紊乱、调整抗癌治疗方案等,对乙醇戒断导致的谵妄可给予氯硝西泮治疗,疼痛用阿片类药物治疗。但是,阿片类药物和苯二氮䓬类药物通过降低警觉性也可引起谵妄,如果怀疑是阿片类药物或苯二氮䓬类药物引起的谵妄,应逐步撤除阿片类药物和苯二氮䓬类药物,突然撤除可引起过度警觉,也导致谵妄。

（1）抗精神病药物:当患者过度激越、精神症状突出或者对自身及他人有潜在危险时,应予药物治疗。氟哌啶醇是最常用的抗精神病药物,有报道表明,新型抗精神病药物利培酮、奥氮平等对谵妄亦有效。

1）氟哌啶醇:起始剂量多为 1~2mg/ 次,每日 2 次,必要时可以每隔 4h 重复给药 1 次,给药形式可以通过口服、肌内注射、静脉注射,静脉注射途径是口服途径药物作用的 2 倍。氟哌啶醇耐受性较好,但有静坐不能及锥体外系的不良反应,可用苯二氮䓬类及其他药物治疗。静脉注射可减少锥体外系反应的发生率,但会增加心血管不良反应的危险。老年患者应从小剂量开始,推荐0.25~1mg,每日2次,必要时可以每隔4h重复给药1次。

2)氯丙嗪:较氟哌啶醇的精神抑制作用更强,也可以同样的方式给药。通常,氯丙嗪给药剂量为每6~12h口服或静脉注射25~50mg。对于兴奋型谵妄患者快速镇静时,予50~100mg肌内注射或静脉注射。氯丙嗪有显著的精神抑制及α-肾上腺素拮抗作用,可用于严重患者或老年易患高血压的患者。

3)利培酮:其优点为有多种剂型(如口服液、片剂和针剂)可供临床选择,对治疗轻度谵妄有效,特别是对老年患者,比口服氟哌啶醇不良反应少。利培酮不用于急性兴奋型谵妄患者,但由于其锥体外系反应等不良反应,有学者认为其在谵妄治疗中的临床应用推广价值可能不大。利培酮起始剂量为0.5mg/d,平均治疗剂量在1~2mg/d,加量时需谨慎,因为不良反应与剂量相关。

4)奥氮平:镇静作用较强,耐受性好于氟哌啶醇,但对淡漠型谵妄效果差。其优点在于其多受体作用,可能会改善患者焦虑、失眠等症状,并可有一定程度的止痛功能,对于癌症患者所发生的谵妄治疗具有特别意义与效果,但缺点是治疗老年患者效果不佳,特别是年龄>70岁。奥氮平起始剂量为2.5mg,可酌情加量至5mg/d。

5)喹硫平:其优点在于,患者若同时服用其他多种药物时,合用喹硫平安全性较高;另外,利培酮、氟哌啶醇治疗效果不佳时可尝试换用经不同代谢通道代谢的喹硫平。不良反应较少,主要为过度镇静,与剂量相关。喹硫平起始剂量为12.5mg,可酌情加量至50mg/d。

(2)苯二氮䓬类药物:关于苯二氮䓬类药物对治疗谵妄的作用,目前仍有争议。一些人认为,对于轻中度患者,可以给予低剂量苯二氮䓬类药物,对于重度患者,可以予苯二氮䓬类药物和抗精神病药物合并治疗。另一些学者则认为,苯二氮䓬类药物会加重认知损害,可能会使谵妄变得更重,只能用于乙醇或药物戒断所致的谵妄患者。劳拉西泮与氟哌啶醇同时服用可快速控制急性兴奋型谵妄患者。可每30min调整劳拉西泮及氟哌啶醇的剂量直到镇静。如果单独服用苯二氮䓬类药物,将加重谵妄患者的认知损害,严重时还会出现逆转兴奋作用,即兴奋型谵妄患者使用苯二氮䓬类药物,不但没有起到镇静的作用,反而出现更加兴奋、激越的症状,临床中需要特别注意。

(3)其他药物:丙泊酚是一种短效麻醉药,可达到快速镇静。对ICU的患者通常持续静滴。丙泊酚没有地西泮药物特性。

(唐丽丽 何 毅)

四、自杀

(一)定义与术语

1. 定义 世界卫生组织(2004)定义自杀为自发完成的、故意的行动后果,行为者本人完全了解或期望这一行动的致死性后果。

2. 术语表达 按自杀行为的结局分为自杀未遂和自杀死亡。根据国内学者肖水源提出的定义,自杀死亡是指采取了伤害自己生命的行动,该行动直接导致了死亡的结局。死者在采取行动时,必须有明确的死亡愿望,才能认为是自杀死亡。自杀未遂是指采取了伤害自己生命的行动,但该行动没有直接导致死亡的结局。自杀未遂者通常存在躯体损伤,但躯体损害不是自杀未遂的必备条件。

自杀行为包括四个心理过程，分别是自杀意念、自杀计划、自杀准备、自杀行动。自杀意念是指有了明确的伤害自己的意愿，但没有形成自杀的计划，没有行动准备，更没有实际的伤害自己的行动。自杀计划是指有自杀的想法，考虑了什么时候、什么地点用什么方法自杀，有了明确的伤害自己的计划，但没有进行任何实际的准备，更没有采取任何实际的行动。自杀准备是指做了自杀行动的准备，但没有采取导致伤害生命的行动。需要注意的是，有自杀意念的人只有很小一部分最终会自杀。自杀意念产生以后，不一定有清晰的计划和准备过程，有可能在冲动的情况下采取自杀行动。

（二）流行病学

国外研究显示癌症患者自杀的危险性是普通人群的 2 倍。美国普通人群年自杀率为 16.7/10 万，癌症患者年自杀率为 31.4/10 万。目前缺乏癌症患者的自杀率数据。北京大学肿瘤医院的一项调查显示北京市癌症患者有自杀意念的患者比例为 16.6%，住院癌症患者的自杀意念比例为 15.3%，而中国普通人群的自杀意念比例只有 3.9%。中国妇科癌症患者的自杀意念比例为 18.1%，卵巢癌患者自杀意念比例高达 30.16%。

（三）病因与病理生理

传统上曾主要将自杀看成是人类社会、心理问题，然而自杀的生物学性质或疾病基础正越来越被重视。一篇纳入 27 项研究包含 3 275 例自杀死亡者的 Meta 分析显示，87.3% 的人在自杀前患有精神疾病，且往往患有不止一种，最常见的两种精神疾病为情感障碍（包括抑郁、双相障碍）和物质使用障碍。

一些学者认为自杀行为可能有其自身的遗传规律及相对独立的神经生物学机制，影响较为广泛的是应激 - 易感模型，认为社会心理环境因素（特别是早期应激刺激因素）及遗传生物因素对于自杀意念及行为的产生、发展都起了重要作用。易感基因研究主要集中于与大脑 5- 羟色胺（5-hydroxytryptamine，5-HT）能神经系统有关的基因，中枢 5-HT 能神经系统功能减退可能与自杀行为产生有关，大脑前额叶的功能不足或调控作用减弱，可能促成自杀行为的发生，中枢 NE 能神经系统、下丘脑 - 垂体 - 肾上腺皮质（the hypothalamic-pituitary-adrenal，HPA）系统、中枢多巴胺（dopamine，DA）能神经系统等可能也起了一定作用。

（四）评估

1. 评估工具

（1）护士用自杀风险评估量表（nurses' global assessment of suicide risk，NGASR）：由英国学者 Cutcliffe 等在临床实践的基础上编制的用于精神科评估自杀风险的他评量表。该量表根据自杀相关的危险因素筛选出 15 项自杀风险预测因子，并且根据各自杀因子与自杀的相关性给予其不同的权重赋值。测试时只要个体存在预测因子就给予表格中的相应得分，根据总分评估决定自杀风险的严重程度以及应采取的相应处理等级。

（2）简明国际神经精神访谈（mini-international neuropsychiatric interview，MINI）：自杀筛选问卷 MINI 是由美国和欧洲的精神病学家和临床医生发明，是针对《美国精神障碍诊断与统计手册（第 4 版）》和《国际疾病分类（第 10 版）》中精神疾病的一种简式结构式诊断访谈问卷。

2. 评估原则　自杀风险是指一个人采取自杀行动的可能性大小。对患者自杀风险进行评估是预防自杀的重要环节和组成部分，其主要目的是筛查出自杀意念的高危人群，从而进行相应的预防干预。对个体自杀危险性的评估包括对自杀危险因素的评估、自杀意念和采取自杀行为的可能性大小评估，以及对自杀态度的评估。根据评估可将自杀分为：

①高度危险:有强烈自杀的意念和严重的自杀行为;②中高度危险:事情已安排妥,计划好要自杀,随时都有危险性;③中度危险:只是计划时间上的跨度,还没有机会去实施;④低度危险:只有想法暂无行动。

3. 评估内容　对于癌症患者的自杀企图和自杀意念的评估,一般采用开放式的临床访谈收集资料。

(1)自杀意念的访谈:①询问患者是否有自杀意念:很多患者都会有消极(或自杀)的想法,这是可以理解的。你是否觉得活着没意思? ②询问自杀意念的频度:最近几天,你也在这么想吗? 想得多不多? ③询问自杀意念的强度:你这种想法是不是很强烈? 强烈到什么程度呢? ④自杀方法的评估:你是否想过要用什么方法自杀? 你是不是为此做了准备?

(2)与疾病和治疗相关评估:评估患者癌症的预后,是否存在治疗前景不乐观,是否存在尚未控制的躯体症状如慢性疼痛或持续的剧烈疼痛、疲乏,是否并发谵妄,癌症或相关治疗是否导致功能损害或丧失,是否导致毁形、毁容,是否造成严重的经济负担。

(3)情绪和精神状况的评估:评估患者的情感特征,是否符合抑郁症诊断,是否有精神病性症状;有无社交、睡眠、饮食、学习、工作习惯的改变,有无拒绝接受帮助。

(4)行为的评估:评估患者是否存在以下与自杀相关的行为:向他人表达悲观厌世,或明确表示要自杀,拒绝接受治疗和帮助,拒绝交流自己的自杀想法,交代和安排后事,突然减少和家人、朋友以及医务人员的交流,准备可能用于自杀的物品。

(5)个人特征的评估:一般从以下几个方面评估患者的个人特征:有无自杀未遂史、自杀家族史,个人的价值观念,个性特征,个人经历,近期生活事件,以前是否患有精神疾病。高度重视有自杀未遂史和自杀家族史的患者。

(6)社会资源的评估:可从患者可能获得的有效社会支持,患者对社会支持的利用,患者所处社会文化的影响来评估。

(五)干预

对有自杀意念的患者,应进行危机干预。危机干预的目的是通过适当释放蓄积的情绪,改变对危机性事件的认知态度,结合适当的内部应对方式、社会支持和环境资源,帮助当事人获得对生活的自主控制,度过危机,预防发生更严重及持久的心理创伤,恢复心理平衡。针对不同危险度的患者有不同的策略。

危机干预步骤包括:

1. 建立信任关系　应充分利用各种条件尽快与患者建立一定的关系,取得患者信任,理解患者感受,不试图说服患者自杀是不好的行为,而是努力提高患者解决问题的能力,提高对癌症疾病的应对能力,不要过多地提建议,更多的时候要去倾听患者。

2. 危机评估,并确保安全　迅速确定事件、危机的严重程度;患者对目前危机的应付状况;是否需要用药等其他医学措施,确定需要紧急处理的问题,提供必要的保证和支持,确保患者的生理、心理安全。

3. 制订干预目标　干预的最高目标是帮助患者度过危机,恢复心理健康,并促进患者成长。但在具体制订干预目标时,应根据患者的具体情况,制订切合实际的、可操作、可实现的目标。

4. 实施干预　在具体实施干预之前,需要患者理解对问题的解决和度过危机需要患者的积极配合与共同努力;在激发动机的前提下,帮助患者了解接受创伤性事件的含义所需要的时间及可能面临各种困难等。

5. 实现目标与随访　在实施干预时要根据不断了解到的情况、患者的反应及干预的进程对干预目标进行验证和必要的调整，并调整干预策略。在患者取得一定进步时，要善于及时总结回顾。

（六）预防

1. 一级预防　主要是预防个体自杀倾向的发展。普及心理健康知识，增强患者对癌症的应对能力；提高医务人员对抑郁症等精神疾病的识别与防治能力，对癌症患者进行心理痛苦筛查工作；加强对高危患者的心理护理，加强对自杀的防范。

2. 二级预防　主要是指对处于自杀边缘的个体进行危机干预。对临床肿瘤医护人员进行培训，建立自杀预防小组，或及时请精神科或心理科会诊；减少自杀工具的获得；对于有抑郁症或谵妄的癌症患者，评估自杀风险，从而采取必要的防范措施。

3. 三级预防　主要是指采取措施预防曾经有过自杀未遂的人再次发生自杀。建立自杀急诊救治系统；发现和解决自杀未遂者导致自杀的原因；同情和理解有自杀行为者，提供情感支持。

（唐丽丽　宋丽莉　何双智）

第二节　肿瘤相关躯体症状精神科管理

癌症本身及治疗会引起多种症状负担，对于症状的管理倡导通过多学科的手段，为患者和家属提供全方位的照护。躯体症状不仅仅会影响到患者的身体功能，对精神心理状态影响也较为严重。同时，精神科管理对于躯体症状的改善起着非常重要的作用。睡眠障碍会使癌症患者的病情加重，影响康复效果，疾病易于复发，降低生活质量，给患者带来躯体和精神上的痛苦。厌食是晚期癌症患者的常见症状，常和恶病质同时出现，降低患者的生活质量，缩短患者生存期，影响抗癌治疗的疗效，增加医疗费用，甚至直接造成至少 20% 癌症患者的死亡。精神科药物在上述两类症状处理中已得到广泛应用，且所使用药物已被列入世界卫生组织缓和医疗基本药品目录中。

一、失眠

（一）定义

失眠指患者对睡眠时间和 / 或质量不满足，并持续相当长一段时间，影响其日间社会功能的一种主观体验。

（二）流行病学

失眠是癌症患者常见的症状之一。研究发现，癌症患者在病程的各个阶段都常常伴随着不同程度的睡眠障碍，失眠是发生在癌症患者中最为常见的睡眠障碍，患病率为 17%~57%，是普通人群的 2~3 倍。

（三）病因

失眠的原因十分复杂，包括躯体因素、环境因素、精神心理因素和药物因素等。躯体症状如疼痛、喘憋等以及治疗的副作用等均有可能引起失眠。癌症患者普遍存在的对癌症的恐惧心理可能发展为焦虑、抑郁等情绪反应也会影响睡眠。焦虑患者多为入睡困难和频繁觉醒，抑郁患者多为清晨早醒为主。许多药物如苯丙胺、哌甲酯、咖啡因、麻黄碱、氨茶碱、异丙肾上腺素、柔红霉素、地塞米松、泼尼松等均可能引起失眠,一些镇静催眠药的撤药反应也会引起反跳性失眠。

（四）诊断

1. 临床诊断标准

（1）临床表现:入睡困难（入睡时间超过 30min）、睡眠维持障碍（多梦、易醒、整夜觉醒次数≥2 次、觉醒持续时间延长）、早醒（比往常早醒 2h 以上和日间瞌睡增多）、睡眠质量下降、睡眠后不能恢复精力以及总睡眠时间减少（通常少于 6h）。

（2）诊断标准:根据 ICD-10 精神与行为障碍分类,非器质性失眠症（F51.0）诊断标准如下:

1）主诉或是入睡困难,或是难以维持睡眠、或是睡眠质量差;

2）这种睡眠紊乱每周至少发生三次并持续一月以上;

3）日夜专注于失眠,过分担心失眠的后果;

4）睡眠量和／或质的不满意引起了明显的苦恼或影响了社会及职业功能。

2. 分类

（1）根据病程分为

1）急性失眠:病程短于 4 周。睡眠障碍也与外界因素引起的紧张状态有关,常见原因有工作压力大、面临重要事件等。

2）亚急性失眠:病程超过 4 周,短于 6 个月。

3）慢性失眠:病程超过 6 个月。多由于各种慢性疼痛、某些精神障碍（重度抑郁等）、长期酗酒和药物依赖等所致。

（2）根据病因分为

1）原发性失眠:通常缺少明确病因,或在排除可能引起失眠的病因后仍存在失眠症状。

2）继发性失眠:包括由于躯体疾病、精神障碍、药物滥用等引起的失眠,以及与睡眠呼吸紊乱、睡眠运动障碍等相关的失眠。由于失眠常与其他疾病同时发生,有时很难确定这些疾病与失眠之间的因果关系,所以近年来将同时伴有其他疾病的失眠称为共病性失眠。

（五）评估

对于失眠的评估主要通过询问:①您是否有入睡困难或难以维持睡眠? ②您入睡大约需要多久时间? ③您平均每夜醒来多少次? ④您入睡困难或难以维持睡眠有多长时间? 并综合考虑患者情绪状况、药物、疼痛、疲乏等对睡眠的影响。

1. 评估量表

（1）匹兹堡睡眠质量指数（pittsburgh sleep quality index,PSQI）:主要用于评估最近一个月的睡眠质量。PSQI 由 19 个自评条目和 5 个他评条目组成,其中 18 个条目组成 7 个因子,每个因子按 0~3 分计分,累计各因子成分得分为总分,总分范围为 0~21,得分越高,表示睡眠质量越差。

（2）失眠严重程度指数量表（insomnia severity index,ISI）:共 7 个题目,每项按 0~4 评分,总分 28 分,用于评估最近两周失眠的严重程度。分数越高表示失眠越严重。0~7 分表示无失眠,8~14 分表示亚临床失眠,15~21 分表示中度失眠,22~28 分表示重度失眠。

2. 辅助检查　多导睡眠图监测（polysomnogram,PSG）:是在整夜睡眠过程中,连续并同步记录脑电、呼吸等 10 余项指标,记录次日由仪器自动分析后再经过人工逐项核实。可以为慢性失眠的诊断、鉴别诊断提供客观依据,为选择治疗方法及评估疗效提供重要参考信息。

(六)康复治疗

1. 药物治疗　常用药物分类及作用机制

(1)镇静催眠药物:根据专家共识,选择非苯二氮䓬类药物作为治疗失眠的一线药物。

1)非苯二氮䓬类药物:新型苯二氮䓬类受体激动剂(benzodiazepine receptor agonist, BZRA)主要包括唑吡坦、佐匹克隆、扎来普隆等药物,选择性拮抗 γ- 氨基丁酸—苯二氮䓬 (gamma aminobutyric acid-benzodiazepine receptor agonist, GABA-BZDA)复合受体,主要发挥催眠作用,增加总睡眠时间,而无镇静、肌松和抗惊厥作用。

2)苯二氮䓬类药物:非选择性拮抗 GABA-BZDA 复合受体,具有诱导入睡、镇静、抗焦虑、肌松和抗惊厥作用;通过改变睡眠结构延长总体睡眠时间,缩短睡眠潜伏期。该类药物不良反应及并发症较明确,包括:日间困倦、认知和精神运动损害、失眠反弹及戒断综合征等,长期大量使用会产生耐受性和依赖性(表10-2-1)。

(2)抗抑郁药物:某些抗抑郁药物兼具催眠作用,也可作为治疗失眠的药物,用于治疗抑郁或焦虑患者伴发的失眠。如米氮平、曲唑酮、阿米替林等。小剂量米氮平能缓解抑郁患者的失眠症状,并能起到改善食欲的作用。曲唑酮的抗抑郁作用较弱,但催眠作用较强,可以治疗失眠,也可用于停用催眠药物后的失眠反弹。阿米替林是三环类抗抑郁剂,具有较强的镇静作用,临床上常用于改善癌症患者的神经病理性疼痛,同时也可以改善癌症患者的失眠。此外,褪黑素受体激动剂也可改善患者的入睡困难等症状,阿戈美拉汀既是褪黑素受体激动剂,也是 5 羟色胺受体拮抗剂,具有抗抑郁和改善睡眠的双重作用。

(3)其他药物:新型抗精神病药物如喹硫平、奥氮平等也有较强的镇静催眠作用,小剂量使用可以改善癌症患者的入睡困难,延长睡眠时间。

表10-2-1　常用药物的用法及不良反应列表

非苯二氮䓬类药物		
药物	用法	不良反应
唑吡坦	5~10mg 睡前口服	可能出现头痛、头晕、嗜睡、健忘、噩梦、早醒、胃肠道反应、疲劳等。严重呼吸功能不全、呼吸睡眠暂停综合征、严重或急慢性肝功能不全、肌无力者禁用
佐匹克隆	3.75~7.5mg 睡前口服	可能出现嗜睡、口苦、口干、肌无力、遗忘、醉态、好斗、头痛、乏力等;长期服药后突然停药会出现戒断症状。呼吸功能不全、重症肌无力、重症睡眠呼吸暂停综合征的患者禁用
苯二氮䓬类药物		
药物	用法	不良反应
阿普唑仑	0.4~0.8mg 睡前口服	可能出现镇静、困倦、肌无力、共济失调、眩晕、头痛、精神紊乱等。 长期使用可能出现依赖或戒断症状,尤其是既往有药物依赖史的患者。 慎用于急性乙醇中毒、肝肾功能损害、重症肌无力、急性或易于发生的闭角型青光眼发作、严重慢性阻塞性肺疾病患者等
艾司唑仑	1~2mg 睡前口服	
奥沙西泮	7.5~15mg 睡前口服	
劳拉西泮	0.5~1mg 睡前口服	
地西泮	5~10mg 睡前口服	
氯硝西泮	1~2mg 睡前口服	

抗抑郁剂		
药物	用法	不良反应
米氮平	15~30mg 睡前口服	可能出现食欲及体重增加、镇静、嗜睡等。糖尿病、急性狭角性青光眼、排尿困难者应用时需注意
曲唑酮	25~50mg 睡前口服	可能出现嗜睡、疲乏、头晕、紧张、震颤、口干、便秘等。肝功能严重受损、严重的心脏疾病或心律失常者、意识障碍者禁用
阿米替林	12.5~25mg 睡前口服	可能出现视力减退、精神紊乱、心律失常、肌肉震颤、尿潴留等。严重心脏病、近期有心梗发作史、癫痫、青光眼、尿潴留、甲亢、肝功能损害者禁用
阿戈美拉汀	25~50mg 睡前口服	可能出现恶心、头晕等。乙肝或丙肝病毒携带者/患者、肝功能损害者禁用
新型抗精神病药		
药物	用法	不良反应
喹硫平	25~50mg 睡前口服	可能出现头晕、困倦、口干、便秘、心动过速等
奥氮平	2.5~5mg 睡前口服	可能出现食欲、体重增加,血糖、血脂升高。已知有窄角性青光眼危险的患者禁用

2. 心理行为治疗 针对失眠患者的有效行为治疗方法主要是认知行为治疗(cognitive behavioral therapy for insomnia, CBT-I),应在药物治疗的同时进行认知行为治疗。CBT-I 包括多个治疗部分,通常是认知治疗和行为治疗(如刺激控制疗法和睡眠限制疗法)的综合,也可以增加松弛疗法以及睡眠卫生教育。认知疗法侧重于改变患者对睡眠的错误认识和态度,通常连续治疗 6 周以上,与其他方法合用有助于失眠的治疗。认知行为疗法的基本内容主要有:保持合理的睡眠期望;不要把所有问题都归咎于失眠;保持自然入睡,避免过度主观的入睡意图(强行要求自己入睡);不要过分关注睡眠。不要因为一晚没睡好就产生挫败感;培养对失眠影响的耐受性。

（唐丽丽 李梓萌 何双智 王 莉）

二、厌食及恶病质

（一）定义与术语

1. 定义 厌食是指因食欲下降或消失,导致进食量下降和体重降低,是晚期癌症患者的常见症状。恶病质是指进行性发展的骨骼肌量减少(伴有或不伴脂肪量减少),常规营养支持治疗无法完全逆转,最终导致进行性功能障碍的一种多因素作用的综合征。

2. 术语表达 厌食和恶病质常同时出现,临床上也统称为癌症厌食恶病质综合征(cancer anorexia cachexia syndrome, CACS)。CACS 具有病因病理机制复杂、发病率高、危害大的特点,以癌症患者食物摄入减少、异常高代谢导致的负氮平衡及负能量平衡为病理生理特征。

（二）流行病学

新诊断的癌症患者中 50% 存在厌食,晚期患者中 70% 存在厌食。CACS 困扰着至少

50%~80% 的癌症患者,尤其常见于上消化道肿瘤,在胃癌、胰腺癌和食管癌中占 80%,在头颈部癌中占 70%,在肺癌、结直肠和前列腺癌中占 60%。癌症恶病质的总发生率在临终前 1~2 周可达 86%,在整个疾病过程中,45% 的患者丢失 10% 以上的体重。

（三）病因与病理生理

1. 病因　厌食受多种因素调节,严重疼痛、恶心呕吐、疲乏、味觉障碍、胃瘫、便秘和抑郁等都会导致癌症患者厌食,出现体重下降。肿瘤患者的厌食是由于肿瘤生长,产生大量代谢产物,如酮体、乳糖、多肽等物质,造成患者恶心。还有一些脑部肿瘤压迫下丘脑,也会反射性地引起食欲下降;大部分患者情绪紧张、焦虑容易引起食欲下降;放化疗的毒性也会引起厌食等。目前公认的调控肿瘤患者食欲下降的介质包括激素、下丘脑弓状核调节、细胞因子和神经递质,从而使肿瘤患者食欲减退,造成营养不良,成为恶病质发生的基础。

2. 病理生理　癌症恶病质的病理生理机制包括:①炎症:恶病质时炎症介质增加;②代谢和内分泌改变:糖代谢异常,瘦素水平降低,胃饥饿素升高等;③脂肪组织丢失:脂代谢异常;④骨骼肌丢失:肿瘤恶病质会导致明显的骨骼肌量减少,伴 75% 的蛋白量和 30% 的体重下降,而非肌肉类蛋白相对较稳定。蛋白合成减少及分解增加导致肌肉萎缩。

（四）诊断

1. 临床诊断　根据 2011 年欧洲姑息治疗研究协作组发布的国际专家共识提出了癌症恶病质的诊断标准:①无节食条件下,6 个月体重下降 >5%;② BMI<20kg/m^2 及体重下降 >2%;③四肢骨骼肌指数符合肌肉减少症(男性 <7.26kg/m^2;女性 <5.45kg/m^2)及体重下降 >2%。

2. 分型　癌症恶病质分期:①恶病质前期:体重下降 <5%,伴有厌食症、代谢改变;②恶病质期:6 个月内体重下降 >5% 或基础体重指数(body mass index,BMI)<20kg/m^2 者出现体重下降 >2%,或四肢骨骼肌指数与肌肉减少症相符(男性 <7.26kg/m^2;女性 <5.45kg/m^2)者出现体重下降 >2%;③恶病质难治期:晚期肿瘤患者出现分解代谢活跃,对抗癌治疗无反应,世界卫生组织(world health organization,WHO)体能状态评分低(3 或 4 分),预计生存期不足 3 个月。

（五）康复评定

1. 病情评估　国际恶病质专家共识建议,对恶病质患者要评估其营养状况、代谢情况、肌肉质量和力量,以及恶病质对患者的影响。首先,营养状况可以通过患者主观全面评估工具或埃德蒙顿症状评定量表等评估,了解患者的食欲及饮食摄入情况。通过筛查 C 反应蛋白可以监测系统性炎症反应,但恶病质有时无显性的系统炎性反应,则可以通过间接的方法如观察肿瘤对化疗的敏感程度和进展的速度来评估。目前尚无常规评估肌肉质量和力量的方法,也无相关共识。其次,评估患者厌食的原因,鉴别可干预的因素,分析恶病质的可能原因。最后,厌食和恶病质对患者的心理社会影响因素也应进行评估。

2. 功能评定　恶病质的全面评估应包括三方面内容:①身体成分:可以通过电子计算机断层扫描(computed tomography,CT)、磁共振成像(magnetic resonance imaging,MRI)、双能 X 线吸收法(dualenergyX-rayabsorptiometry,DXA)或生物电阻抗分析法(bioelectrical impedance analysis,BIA)来评估身体成分;②生活质量:可以采用生活质量评估量表;③生理功能:包括体能状况、手握力测定、起立行走计时测定、6min 步行测试、体动记录等。其中握力是评价肌力的重要指标,握力可有效应用于营养评估,一般以 kg 为单位,国际标准测量握力的工具是 Jamar 握力器。

（六）康复治疗

1. **治疗原则** 对于厌食患者根据预期生存期的不同，应给予不同的治疗指导，推荐早期和多模式干预。仅靠肿瘤医师是远远不够的，应该寻求包括疼痛麻醉学医师、姑息护理人员、营养师、理疗师以及其他相关专业的专家，共同制订最有效的治疗方案。临床常采用个体化多学科综合治疗模式，在针对可控病因进行治疗的基础上，给予营养治疗、药物干预，还可以给予健康宣教、心理治疗等。

2. **病因治疗** 首先评估并确定导致患者厌食的原因，针对可逆性原因进行治疗。疼痛、肿瘤治疗引起的恶心呕吐、疲乏等均会导致患者出现厌食，应积极控制疼痛，改善放化疗引起的恶心呕吐，改善疲乏等。评估患者是否伴有口腔问题，如口腔溃疡、口腔念珠菌感染，给予对症治疗。抑郁的患者会出现食欲减退，应转诊到精神科或请精神科医生会诊，若符合抑郁诊断标准应给予抗抑郁治疗。

3. **药物治疗** 药物治疗主要包括孕激素、糖皮质激素；还包括精神科药物米氮平、奥氮平和喹硫平。

（1）孕激素：是治疗癌症厌食和恶病质的一线药物，能有效减轻食欲下降，醋酸甲地孕酮是研究最广泛的黄体酮制剂。此类药物可能会增加癌症患者的体重，但并不增加肌肉重量或延长生存。

（2）糖皮质激素：也被用于刺激食欲，包括地塞米松、甲泼尼龙、泼尼松。因为长期使用糖皮质激素会导致一系列并发症，如库欣综合征、高血糖、肾上腺功能不全、感染、骨质疏松和神经心理症状如焦虑和抑郁，故推荐短期使用。

（3）米氮平：是一种四环类抗抑郁药。米氮平可以改善癌症恶病质患者的食欲和体重，常见的不良反应包括口干、日间困倦和便秘，米氮平的药物相互作用较少，但要避免联合增加五羟色胺综合征风险的药物使用。

（4）奥氮平：是一种非典型抗精神病药物。鉴于奥氮平良好的预防和治疗恶心呕吐的作用，被推荐用于治疗癌症恶病质，改善患者的恶心，增加食欲。奥氮平的不良反应包括短期的轻度镇静、体重增加，持续使用6个月以上患糖尿病的风险会增加。

（5）喹硫平：是一种非典型抗精神病药物。喹硫平可用于增加体重，常见的不良反应为困倦、头晕、口干、轻度无力、便秘、心动过速、直立性低血压及消化不良。

4. **健康教育** 癌症患者的心理痛苦和精神压力也会影响患者的食欲，导致患者缺乏兴趣和精力准备食物或者进食，出现厌食。厌食所致的体重下降会影响患者的外观，从而影响患者的自尊、自我形象和社会交往。医护人员应对厌食患者进行连续动态评估，包括厌食对患者心理状态的影响，对有抑郁或潜在抑郁的患者，及早干预。重视对患者家属或陪护的宣教，由于厌食患者通常只需要少量液体就能感觉舒服，应尊重患者意愿，选择是否进食，食物要多元化，不要强迫。末期患者的厌食并不会增加其不适感，可以鼓励患者进行量力而行的锻炼。

5. **心理治疗** 心理治疗师需要促进患者与家属的沟通，因为双方对食物的冲突是最常见也最令人痛苦的问题，常常碰到厌食的患者食欲缺乏，被家属催促进食而感到很有压力，家属会认为患者没有努力进食。心理治疗师需要帮助患者和家属认识在进食问题上的误区，可以建议患者到营养科进行饮食咨询。

对于终末期难治性恶病质患者，帮助患者和家属理解终末期肠外营养获益十分有限，而且存在感染、液体超负荷以及加速死亡的风险,帮助家属接受终末期撤除肠内外营养的决定。厌食或恶病质的患者因为体力状态差有时不方便来门诊接受心理治疗,需要多样化的治疗方式。可以通过音乐放松等方法来调节厌食患者恶心呕吐后的不良感受体验,同时帮助患者转移注意力,增强患者应对问题的能力。冥想可用来缓解厌食患者的焦虑情绪。

（唐丽丽　宋丽莉　何双智）

第三节　肿瘤患者心理社会干预

心理社会肿瘤学的临床重点是帮助每位患者在患病期间培养积极的应对方式,促进健康发展。目前,越来越多的专业精神科医生、心理治疗师和心理咨询师加入到了多学科团队中,但从事心理社会肿瘤学工作的人员大部分仍然是来自肿瘤临床的医生或者护士。不同角色或不同工作背景的人员可以从事不同方向的心理干预工作。

一、临床工作人员能做的心理干预

（一）支持性干预

支持性心理干预是一种间断的或持续进行的治疗性干预,旨在帮助患者处理痛苦情绪,强化自身已存在的优势,促进对疾病的适应性应对。它能在相互尊重与信任的治疗关系中,帮助患者探索自我,适应体像改变和角色转换。医护人员通过与患者建立信赖关系,以及对患者病情上的掌握和知识上的权威性,更容易为患者提供心理支持。支持性干预常常以团体的方式进行,最为常见的是作为团体干预的一个重要元素而出现,但一对一简单的支持性干预也能够起到积极作用。

有证据表明,支持性干预能够有效处理癌症患者的心理问题,缓解其焦虑抑郁情绪,帮助其更好地应对疾病。Hershbach 等发现 4 次认知行为治疗或者支持经验治疗,可以明显改善对于病情进展的恐惧以及焦虑和抑郁症状。Spigel 等发现一周一次、为期一年的支持性团体能够改善转移性乳腺癌女性的情绪,提高其应对能力,减轻恐惧。Cella 等在社区的癌症患者中组织了一个 8 周的支持团体。在最后一次治疗结束前患者自我报告的生活质量,比干预开始时的报告有了显著改善。周广美等对晚期伴疼痛的恶性肿瘤患者所做的随机对照研究(n=120)发现,与普通护理组相比,支持性心理干预能显著改善癌症患者疼痛,提高其生活质量,所使用的支持性心理干预方法包括疏泄、死亡教育以及对家属的心理支持。国内还有随机对照研究发现支持性心理干预能够减轻化疗期间患者的自我负担及焦虑抑郁情绪。

推荐医护人员在癌症患者全病程中都提供一般性心理支持,包括主动关心患者,了解患者的感受和需求,倾听并给予共情的反应,同时给予患者信息和知识上的支持,减轻其不确定感,特别是在患者的诊断期、治疗期以及晚期伴有严重躯体症状的时候给予支持性干预尤为重要。

建议临床医师采取团体干预的方式为患者提供心理支持,团体活动频率通常为一周一次,每次 90~120min,团体的领导者应包含了解疾病的医护人员,在团体活动中主要关注于患者遭遇的现实困难、对疾病的感觉和态度,以及与家庭成员的关系。对于晚期患者团体来说,讨论还应涉及对死亡的感受、将来的丧失(如躯体功能丧失等)以及对生存担忧等话题。

临床医师应该根据患者的具体情况决定支持性心理治疗的方式、地点、时间和频次。通过面对面、电话或书信、邮件方式,在心理治疗室、床旁甚至是患者家中,根据患者的精力、体力和需求来安排治疗时间和频次。

因为家庭是患者重要的支持来源,如果有可能,建议将整个家庭作为支持治疗的对象。

(二)教育性干预

教育性干预是指通过健康教育,提供信息来进行干预的方法。教育内容包括:疾病及治疗相关信息,行为训练,应对策略及沟通技巧以及可以利用的资源等。其中,行为训练即通过催眠、引导想象、冥想及生物反馈训练等教授患者放松技巧;而应对技巧训练则通过教授患者积极的应对方式和管理压力的技巧来提高患者应对应激事件的能力。

Jacobs 等对霍奇金淋巴瘤患者进行的随机对照研究发现,单纯的教育性干预不但能提升患者的知识水平,同时焦虑、抑郁和生活混乱的发生率也有所下降。结合咨询的教育项目同时对患者回归日常生活和户外活动的能力也有较大提升。Ali 和 Khalil 的研究表明,心理教育性干预可以改善膀胱癌患者术后三天及出院前的焦虑水平。Fawzy 还发现心理教育护理干预可以降低简明躯体化症状指数,运用无效的"被动顺从"应对策略的次数减少。Weisman 等研究发现,无论教授性干预是以教授患者认知技巧训练为内容,还是以教给患者澄清、表达情绪以及明确个人问题的方法为内容,均能够有效降低患者的心理痛苦。刘彦华等对我国肿瘤患者($n=112$)的随机对照研究发现,接受教育性干预的患者焦虑情绪显著改善,提供教育性干预的途径包括面对面谈话、电话咨询和发放教育宣传册。此外,很多关于癌症患者心理干预的研究都将教育性干预作为综合干预的一部分,普遍应用于处于各个疾病阶段的癌症患者,包括诊断期、手术期、康复期以及疾病晚期,帮助患者更好地管理疾病、管理症状、应对各类负性事件和负性情绪。

对于那些可能对疾病有误解,或者缺少相关知识,以及对询问这类信息抱有迟疑态度的患者,教育性干预不仅为他们提供了有关疾病诊断和治疗的具体信息,而且还增强了他们的应对技巧。因此,建议临床医师通过面对面咨询、电话访谈、团体干预以及发放宣传资料等方法给予患者教育性干预。教育干预的内容要根据患者人群的不同而有所区别,例如诊断期患者所需要的干预内容主要是诊断和治疗相关信息,关于疾病的一些基本术语的含义等;治疗期患者需要给予治疗选择、疗效、药物副作用及副作用处理的相关知识;康复期患者则需要提供康复相关的饮食、锻炼及心理应对方面的知识以及关于复查、自我监督和自我管理疾病的知识。如有条件,教育性干预除了信息和知识提供外,最好还能包括行为训练和应对技巧训练,以及结合支持性干预和其他的心理干预方法,以获得更好的疗效。

二、专业心理干预

专业的心理治疗师除了能够为患者提供教育性心理干预和支持性心理干预之外,还可以利用其他多种干预方法来帮助癌症患者。干预形式包括个体干预、团体干预、夫妻及家庭干预。而在某一干预形式下,又可以根据干预的理论依据而分成更细的类别(表 10-3-1)。

表 10-3-1 肿瘤临床中常用的心理干预方式

个体干预	团体干预	夫妻/家庭干预
·支持治疗	·支持表达性团体（SEGT）	·晚期癌症患者的夫妻治疗（聚焦亲密关系和生命意义）
·认知行为治疗（CBT）	·短期结构性心理教育团体	
·正念疗法	·意义中心团体	·性功能障碍的治疗
·叙事疗法	·夫妻团体	·哀伤辅导
·尊严疗法		
·写作情感宣泄疗法		

（一）认知行为治疗

认知行为治疗（cognitive behavioral therapy，CBT）是通过帮助来访者识别他们自己的歪曲信念和负性自动思维，并用他们自己或他人的实际行为来挑战这些歪曲信念和负性自动思维，以改善情绪并减少抑郁症状的心理治疗方法。研究显示，CBT能显著改善乳腺癌患者的疼痛和心理痛苦。美国精神病学会诊疗指南指出，在心理治疗中认知行为治疗和人际心理治疗是改善重度抑郁最有效的方法。而英国国家卫生与临床优化研究所通过文献综述也指出"对成年慢性疾病共病抑郁的患者来说，认知行为治疗的疗效是最有确切证据的"。

（二）正念减压训练

正念是指自我调整注意力到即刻的体验中，更好地觉察当下的精神活动，对当下的体验保持好奇心，并怀有开放和接纳的态度，不加评判。正念减压训练（mindfulness-based stress reduction，MBSR）是所有正念疗法中研究最多的，也是最成熟的一种治疗方法，该疗法能够帮助患者缓解压力，因为不需要太多操作，只需要从认知上完完全全地接纳自己，因此适用于所有类别和分期的癌症患者。大量研究表明，坚持正念减压训练的癌症患者免疫功能达到更健康的水平，焦虑、抑郁等症状得到改善。

（三）叙事疗法

叙事疗法是在叙事理论的基础上形成的，叙事疗法关注来访者带到治疗过程中的故事、观点和词汇以及这些故事、观点和词汇对患者本人及周围人的影响。叙事治疗的基本方法可以在个体、夫妻和团体干预中应用。叙事治疗师通过引导叙事的方式将患者的问题外化，并整合患者的资源，找寻解决契机。

（四）尊严疗法

尊严是一种有价值感、被尊重或尊敬的生活状态，对于濒死的患者来说，尊严还意味着要维持躯体舒适、功能自主、生命意义、灵性慰藉、人际交往和归属关系。尊严疗法是对生存期已很短暂的人们所面临的现实困难和心理社会痛苦施予的帮助，其独特性在于鼓励患者追忆生命中重要的、难忘的事件，并以此提高他们的生活质量。尊严治疗更多是在接受姑息治疗的晚期癌症患者中进行的。第一项尊严治疗的临床研究约在2001—2003年间进行，入组100例患者，绝大部分是晚期患者，中位生存时间51d。91%的患者对尊严治疗感到满意或很满意，86%认为治疗有帮助或很有帮助，76%认为他们的尊严感得以强化，68%的患者目标感更强了，67%认为活着的意义更大了，47%报告活着的信念增加了，那些认为尊严治疗已经帮助或将能帮助他们家庭成员的患者更多地感受到了生命的意义和目标，痛苦程度也较低。对于家庭成员来说，78%认为尊严治疗时留下的记录有助于他们度过居丧期，并延续成一份慰藉的源泉。

（五）写作情感宣泄疗法

又称为表达性写作干预（expressive writing intervention，EWI），是让参与者将自己有关创伤最深的想法和感受写下来，尤其是那些自己之前从未对别人谈起的想法和感受。Frattaroli 的一篇 Meta 分析，发现男性、身体状况较差且应激水平较高、创伤性事件发生时间较近的参与者更有可能在该疗法中获益。虽然文献普遍认为，该疗法有利于促进心理和身体健康，但也有研究得出了不同的结论，甚至有些研究发现这样做会加重某些症状。

（六）支持 - 表达性团体心理干预

支持 - 表达性团体心理干预（supportive-expressive group psychotherapy，SEGT）最初是为转移性乳腺癌患者设计的，主要目的是帮助这些患者应对生存危机的严峻考验。目前该疗法除了主要被应用于乳腺癌患者外，也被应用于其他类型的癌症患者，是一种密集的、每周一次的团体心理治疗，处理癌症患者所面临的最基本的生存、情绪及人际关系问题。部分研究支持 SEGT 改善患者的心理痛苦和创伤应激症状。

（七）意义中心团体治疗

意义中心团体（meaning-centered group psychotherapy，MCGP）本质上是一种教育性团体，通过让患者学习 Frankl 关于意义的概念，并将意义来源转化为自己应对晚期癌症时的一种资源，其目的是改善患者的灵性幸福和意义感，并减少焦虑和对死亡的渴求。该治疗主要适用于预后不良的晚期癌症患者，且身体状况允许患者参加团体活动。如果患者有中等强度及以上的心理痛苦（如心理痛苦温度计评分大于 4），且主要为情绪问题和灵性 / 信仰问题，该疗法尤为适用。2015 年发表的一篇关于意义中心疗法的大样本随机对照研究显示，该疗法能够显著改善晚期癌症患者的心理痛苦、生存痛苦和灵性痛苦，且干预效果显著优于支持性团体。

（八）夫妻团体

这项干预的主要目的是帮助夫妻处理认知、情感及社会问题，促进配偶双方的心理调适，同时增进夫妻间的亲密度。该活动适用于经过积极治疗的早期患者，已婚或者有稳定的伴侣关系。干预包括 6 个单元，每次 90min，每个团体包含 3~5 对配偶。因为时间短暂，严格来说这并不是一项治疗，不适于有严重心理痛苦的夫妻关系。已有大样本（$n=238$）的随机对照研究证实了该干预能够显著缓解患癌夫妻的心理痛苦。

（九）晚期癌症患者的夫妻治疗

夫妻关系的质量与每个人的心理适应能力密切相关，包括能否适应临终阶段，能否平稳进入居丧期。如果这个过程中夫妻之间是相互支持并且无话不谈的，这种状态对于双方来说都是至关重要的心理痛苦缓冲剂。研究证实夫妻干预可以提高夫妻关系质量，减少误解，并促进夫妻之间的相互支持，处理情感互动中的分歧。夫妻干预的效果至少不低于单单针对患者或患者配偶一方的干预，而且有证据表明夫妻干预能强化双方的心理社会适应。

（十）性功能障碍的干预

早在 1981 年，Derogatis 和 Kourlesis 就已报道，癌症治疗后多数患者会有性方面的问题。癌症患者治疗相关的性功能障碍常由于性行为的生理、心理和社会维度的改变和性反应周期一个或多个阶段的中断引起。性功能障碍干预的第一步是性教育，另外，一些辅助的药物或工具会对患者有帮助。Schover 报道患者往往更喜欢从医护人员那里获取知识，而不是被转诊到性专家那里。证据表明，在谈及性问题后，医护人员、患者及其伴侣之间建立起了更为亲密的联系。如果性生活对他们很重要的话，患者愿意尝试使用任何能够改善性功能的方式。如果干预无效，他们也会对有人曾试图帮助他们而心存感激。

（十一）哀伤辅导

最为常用的是以家庭为中心的哀伤疗法（family focused grief therapy，FFGT）模型，这一模型特别适用于功能不良的家庭。该干预适用于两种功能失调家庭和中度功能家庭，其中一种是敌对家庭，其特点是高冲突、低凝聚力和低表达力，且往往拒绝帮助；另一种是沉闷家庭，这种家庭在沟通、凝聚力和解决冲突方面也存在障碍，但他们的愤怒是无声的，且他们寻求帮助。而中度功能家庭则表现出适度的凝聚力，但在丧亲的压力下家庭功能趋于恶化。FFGT组的患者在患者去世后13个月时的哀伤感明显减轻。基线时症状和抑郁量表分值较高的个体的哀伤和抑郁程度均有明显改善。中度功能和沉闷的家庭倾向于整体各个方面的改善，然而在功能严重失调（敌对）的家庭中治疗对抑郁的影响相对较小。

（十二）CALM治疗

癌症疾病管理与有意义地生活（managing cancer and living meaningful，CALM）治疗是一种专为进展期癌症患者及其亲人设计的半结构化、有手册指导的个体心理治疗。CALM治疗的理论基础包括关系理论、依恋理论和存在理论，包含3~6个治疗单元，每个单元时长为45~60min，在3~6个月内完成。如果有临床症状，也可以增加治疗单元。治疗涉及4个主题：①症状控制及与医护人员的沟通；②自我改变及与亲人关系的改变；③意义感和目标感；④未来和死亡。

过去十年的研究证实了CALM对于晚期或转移性癌症患者是可行、可接受且有效的治疗方法，接受CALM治疗的患者更少表现出严重抑郁症状。参与者表示"（CALM）能让我在保持尊严的同时表达我的恐惧"，"让我有地方敞开地交谈，而无需一直保持积极乐观"，"（让我能够）在医疗系统中被看成是一个完整的人"，减少了对服用必要止痛药物和接受他人帮助的担忧，以及"（使我）减轻了对死亡的害怕"。

（唐丽丽　庞　英　李金江）

参 考 文 献

［1］Tammy T.Hshieh, Jirong Yue, Esther Oh, et al.Effectiveness of multicomponent nonpharmacological delirium interventions：a meta-analysis.Jama Internal Medicine, 2015, 175（4）：512-520.

［2］Gagnon P, Allard P, Gagnon B, et al.Delirium prevention in terminal cancer：assessment of a multicomponent intervention.Psychooncology, 2012, 21（2）：187-194.

［3］van den Boogaard M.Haloperidol prophylaxis in critically ill patients with a high risk for delirium.Critical Care, 2013, 17（1）：R9.

［4］Wang W, Li H, Wang DX, et al.Haloperidol prophylaxis decreases delirium incidence in elderly patients after noncardiac surgery：a randomized controlled trial.Critical Care Medicine, 2012, 40（3）：731-739.

［5］Al-Aama T, Brymer C, Gutmanis I, et al.Melatonin decreases delirium in elderly patients：a randomized, placebo-controlled trial.International.Journal of Geriatric Psychiatry, 2011, 26（7）：687-694.

［6］Annemarieke de Jonghe, Barbara C.van Munster, Carel Goslings, et al.Effect of melatonin on incidence of delirium among patients with hip fracture：a multicentre, double-blind randomized controlled trial.Canadian Medical Association Journal, 2014, 186（14）：547-556.

［7］Boettger S, Friedlander M, Breitbart W, et al.Aripiprazole and haloperidol in the treatment of delirium.

Australian & New Zealand Journal of Psychiatry, 2011, 45（6）: 477-482.

［8］Sun JL, Chiou JF, Lin CC.Validation of the Taiwanese Version of the Athens Insomnia Scale and Assessment of Insomnia in Taiwanese Cancer Patients.J Pain Symptom Manage, 2011, 41（5）: 904-914.

［9］Irwin MR.Depression and insomnia in cancer: prevalence, risk factors, and effects on cancer outcomes.Curr Psychiatry Rep, 2013, 15（11）: 404.

［10］李萍萍.肿瘤常见症状中西医处理手册.北京:中国中医药出版社,2015: 106-115.

［11］唐丽丽,王建平.心理社会肿瘤学.北京:北京大学医学出版社,2012: 70-72.

［12］中华医学会神经病学分会睡眠障碍组.中国成人失眠诊断与治疗指南.中华神经科杂志,2012,45（7）: 534-540.

［13］黄金月.高级护理实践.北京:人民卫生出版社,2014.

［14］王建荣,罗莎莉.肿瘤疾病护理指南.北京:人民军医出版社,2011.

［15］Denlinger CS, Ligibel JA, ARE M, et al.Survivorehip: sleep disordsers, version 1.2014.J Natl Compr Canc Netw, 2014, 12（5）: 630-642.

［16］Lester J, Schmitt P.Cancer rehabiliation and surivorship: Transdisciplinary Approaches to Personalized Care. Pittsburgh: Oncology nursing socety, 2011.

［17］Linden W, Vodermaier A, Mackenzie R, et al.Anxiety and depression after cancer diagnosis: prevalence rates by cancer type, gender, and age.Journal of Affective Disorders, 2012, 141（2-3）: 343-351.

［18］Traeger L, Greer JA, Fernandez-Robles C, et al.Evidence-based treatment of anxiety in patients with cancer. Journal of Clinical Oncology, 2012, 30（11）: 1197-1205.

［19］Faller H, Schuler M, Richard M, et al.Effects of psycho-oncologic interventions on emotional distress and quality of life in adult patients with cancer: systematic review and meta-analysis.Journal of Clinical Oncology, 2013, 31（6）: 782-793.

［20］Watson M, Kissane DW,著.唐丽丽,主译.癌症患者心理治疗手册.北京:北京大学医学出版社,2016.

［21］Zhao L, Li X, Zhang Z, et al.Prevalence, correlates and recognition of depression in Chinese inpatients with cancer.Gen Hosp Psychiatry, 2014, 36（5）: 477-482.

［22］Wakefield CE, Butow PN, Aaronson NA, et al.Patient-reported depression measures in cancer: a meta-review. Lancet Psychiatry, 2015, 2（7）: 635-647.

［23］Laoutidis ZG, Mathiak K.Antidepressants in the treatment of depression/depressive symptoms in cancer patients: a systematic review and meta-analysis.BMC Psychiatry, 2013, 13: 140.

［24］Lo C, Hales S, Jung J, et al.Managing Cancer And Living Meaningfully（CALM）: phase 2 trial of a brief individual psychotherapy for patients with advanced cancer.Palliat Med, 2014, 28（3）: 234-242.

［25］Tammy T.Hshieh, Jirong Yue, Esther Oh, et al.Effectiveness of multicomponent nonpharmacological delirium interventions: a meta-analysis.Jama Internal Medicine, 2015, 175（4）: 512-520.

［26］Hui D, De La Rosa A, Wilson A, et al.Neuroleptic strategies for terminal agitation in patients with cancer and delirium at an acute palliative care unit: a single-centre, double-blind, parallel-group, randomised trial. Lancet Oncol, 2020, 21（7）: 989-998.

［27］张叶宁,李金江,汪艳,等.北京市城六区癌症患者抑郁及自杀意念调查与相关因素分析.医学与哲学,2016,37（15）: 46-49.

［28］Zhong BL, Li SH, Lv SY, et al.Suicidal ideation among Chinese cancer inpatients of general hospitals: prevalence and correlates.Oncotarget, 2017, 8（15）: 25141-25150.

［29］Cao XL, Zhong BL, Xiang YT, et al.Prevalence of suicidal ideation and suicide attempts in the general population of China: A meta-analysis.Int J Psychiatry Med, 2015, 49: 296-308.

［30］Irwin MR.Depression and insomnia in cancer: prevalence, risk factors, and effects on cancer outcomes.Curr Psychiatry Rep, 2013, 15(11): 404.

［31］中华医学会神经病学分会, 中华医学会神经病学分会睡眠障碍学组. 中国成人失眠诊断与治疗指南（2017 版）. 中华神经科杂志, 2018, 51(5): 324-335.

［32］Johnson JA, Rash JA, Campbell TS, et al.A systematic review and meta-analysis of randomized controlled trials of cognitive behavior therapy for insomnia(CBT-I)in cancer surviviors.Sleep Med Rev, 2015, 27: 20-28.

［33］Fearon K, Strasser F, Anker SD, et al.Definition and classification of cancer cachexia: an international consensus.Lancet Oncology, 2011, 12(5): 489- 495.

［34］Anderson LJ, Albrecht ED, Garcia JM.Update on Management of Cancer-Related Cachexia.Current Oncology Reports, 2017, 19(1): 3.

［35］石汉平, 李薇, 陈公琰, 等. 肿瘤恶病质. 北京: 人民卫生出版社, 2015.

［36］Watson, Maggie Kissane, David W.Handbook of Psychotherapy in Cancer Care.New York: John Wiley & Sons, 2011.

［37］Breitbart W, Rosenfeld B, Pessin H, et al.Meaning-centered group psychotherapy: an effective intervention for improving psychological well-being in patients with advanced cancer.Journal of Clinical Oncology Official Journal of the American Society of Clinical Oncology, 2015, 33(7): 749-754.

［38］Rodin G, Lo C, Rydall A, et al.Managing Cancer and Living Meaningfully(CALM): A Randomized Controlled Trial of a Psychological Intervention for Patients With Advanced Cancer.Journal of Clinical Oncology, 2018, 36(23): 2422-2432.

第十一章

肿瘤康复护理

第一节　社会家庭支持

20 世纪 70 年代,社会支持这一名词在精神病学文献中首次提出,但迄今为止,各学科间乃至学科内部对社会支持的定义仍未形成一致认识。1970 年,Capian 等学者认为社会支持是多种形式的扶助或者援助,比如朋友、邻居、家庭成员和他人给予的认知上、物质上和情感上的各种支持。1990 年,Sarason 等学者提出社会支持是一种客观的存在,或者可以被个体感知,可以与他人进行一定程度的交流,是一种能被个体接纳、爱护、关心的感受,也包括个体所获得的不同形式的帮助。1987 年,国内学者肖水源指出,社会支持除了包含对支持的一种主观体验以及实际的客观支持以外,也应当把个体对所获得支持的利用状况考虑在内。社会支持的心理保健功能已得到广泛认可,同时其在促进机体健康、降低压力对机体的影响、满足人们的社会需求和帮助人们有效应对压力等方面,均起到至关重要的作用。对于肿瘤患者来说,由于疾病的特殊性,负性情绪的发生率明显高于普通人群,若缺乏有效的社会支持和干预,会严重影响患者的生活质量和家庭社会功能,需要医护人员持续关注。

一、情感支持

情感支持属于精神健康工作中的一部分,是一种创新性的护理措施,能够在治疗过程中解决或疏导患者的情感及精神问题。该护理措施是以心理咨询为切入点,比心理咨询更注重人生观、幸福观和价值观的引导,有助于恢复患者的人际交往,并且凭借家属、朋友和护理人员的行动,对患者的心理行为造成正面影响,从而促进患者康复;另一方面,情感支持还能够使患者有意识地进行行为活动,促使患者理智看待自我,有助于不良情绪的宣泄和抒发。

临床护理工作中,给予患者持续的情感支持,包括细心倾听患者诉说,正确引导患者摆脱对疾病的恐惧不安,对患者的痛苦给予安慰,对取得的疗效给予鼓励,以关怀、接纳的态度让患者感觉到受尊重、被理解。由于肿瘤患者的社会和家庭支持主要源于亲属,做好家属的思想工作,使患者获得情感上的支持,亲属的态度和行为会直接影响患者治疗时的情绪反应,甚至会引起躯体反应,良好的家庭环境可以减轻和释放患者的负性情绪,通过教育性干预、行为性干预、支持性心理治疗、音乐疗法等方法,使其心理上得到安慰,积极配合治疗。

(一)家庭支持

家属特别是配偶和子女是患者的情感寄托和精神支柱,在整个治疗、护理环节中最为关键。在疾病的诊治过程中,家属积极配合医护人员,根据患者心理特点,抚慰鼓励,克服消极恐惧心理,帮助患者度过疾病诊断初期的恐慌无助阶段。参加一些有益的社团活动,例如抗癌联谊会,在与其他患者的交流中增加积极的抗病信息。癌症患者在疾病过程中会出现疼痛、衰弱等不适,家属在配合医生做好止痛和对症治疗的同时,还可根据患者的不同需要，满足他们的未了心愿，如宗教信仰的要求，要见的人和要交代的事等。家属和朋友在癌症患者治疗、康复的漫长过程中，应做到不离不弃，给予患者尽可能多的家庭温暖与亲情关爱，让患者感到在抗击病魔的艰难岁月中不是孤单无助的。

患者发病后，会出现强烈的自卑感，并且会有意识地躲避朋友和亲戚的关注，因此护理人员应嘱咐患者朋友、家属不要过分关注患者，应像对待正常人那样邀请患者聊天、参与活动，从而缓解患者的负性情绪，并增强其体质，帮助患者树立起积极、正面的生活态度。值得注意的是，情感支持的目的在于使患者感到舒适，是一种促进情感的过程，因此在实施前，应营造出舒适、安全的交流环境，并与患者保持较为亲密的社交距离、姿势和表情。在交流中应鼓励患者说出自身的真实感受，使其能够意识到情感支持的重要性。

（二）护理支持

护理人员应对患者的心理体验进行适时回应，从而产生情感共鸣，因为建立在共鸣、理解基础上的交流会更加顺畅与和谐，也能够使患者的沟通积极性被充分调动起来。另一方面，护理人员还应及时指出患者潜在的不良心理以及可能造成的不良影响，积极引导患者发现生活中的美好事物，肯定患者的优点，促进患者的正性改变，并坚定对治疗的信心，提高其配合度和依从性。为缓解患者的不良情绪，还应积极帮助患者转移其注意力。护理人员可通过播放轻音乐等方式缓解患者的焦虑、抑郁心理，并根据患者的个人喜好对音乐进行选择。此外，若患者爱好听戏、下棋等，护理人员也应适时地将其穿插于患者的护理过程中。

二、信息支持

信息支持是指护理人员在患者住院期间，从生理、心理、社会等方面满足其信息需求，包括疾病诊断、检查、治疗、预后及康复保健等方面的信息。癌症患者为了适应疾病，在各种需求中占据首位的是信息需求，也是需要最多帮助的需求。信息支持可以缓解患者的心理压力、提高患者对疾病的认识、缓解焦虑和改变应对方式、提高自我护理的能力。信息支持的具体策略如下：

1. 重视与患者的有效沟通　沟通被认为是护理的重要构成部分，在疾病的诊断和治疗阶段，构建信任的医患关系是提供心理支持的基础。通过一系列沟通技巧的应用，以共情、宣泄等治疗性的沟通模式，了解患者信息需求，给予支持和陪伴，鼓励患者表达内心的需求。

2. 提供在职护士沟通教育培训　患者作为独特个体存在，文化程度不同，对疾病和治疗的观点不同。护士可以通过在职沟通教育培训，改变对患者需求的洞察力，针对所受教育程度不同的患者，提供专业的、个性化信息支持。解释医学术语时尽量使用通俗易懂的语言，给予清晰和具体的信息，提供难度和内容适宜的信息护理。

3. 提供多渠道的获取信息方式　健康教育是一项必不可少的信息支持，护士及时向患者提供疾病相关信息和进行健康教育，可使患者较多运用主动认知和主动行为策略，较少运用回避方法，可提高患者自我护理技能，改善机体功能状态，提高生活质量。信息的传达形式多种多样，应全面考虑患者实际的身心需求，采用健康教育手册、面对面口头信息与书面教育、在线网络和电话支持、完善出院健康教育、提供延续性护理等方法。

三、经济支持

在影响肿瘤患者生命质量的各种因素中，经济支持是最重要的实质支持。调查显示，多数患者反映经济开支大是导致患者生活质量降低的主要因素，也是造成治疗中断甚至放弃治疗的主要原因。目前,无论是发达国家还是发展中国家,都面临医疗卫生费用居高不下的问题。我国正进一步改革城镇职工医疗保障体系及发展农村健康保健制度,医疗保险制度对肿瘤患者实行大病医保的特殊政策,可一定程度上解决患者后顾之忧。同时,医护人员应充分发挥单位、社区和全社会的力量,帮助患者争取必要的社会支持资源,并根据患者病情和经济承受能力为患者提供成本低廉、效果良好的治疗护理方案。

四、同伴支持

同伴支持是指具有相同年龄、性别、生活环境和经历,由于某些原因使具有共同语言的人在一起分享信息、情感、观念或行为技能的形式。20世纪60~70年代,同伴支持作为社会工作的重要理念,逐渐在精神健康服务中获得普遍认可。20世纪70~80年代拓展到其他健康领域,包括青少年教育、慢病管理、肿瘤护理等。同伴支持以多种心理协助的形式,对肿瘤患者的心理情感产生积极影响,寻找归属感,减低孤独感,情绪的表达和释放,以及自我效能、信心和自尊的提升等均可有效缓解肿瘤带来的负性心理情绪。

同伴支持的开展有多种形式,根据参加人员的数量,分为一对一和小组式。根据支持形式又分为面对面直接交流、电话支持、互联网支持等。国内在肿瘤患者同伴支持方面,以肿瘤康复俱乐部及医院内的病友支持小组两种形式存在,一些较早开展同伴支持项目的医院,已经观察到同伴支持在住院患者人文关怀和情感支持方面的积极作用。

(李济宇 施 雁 陈淑娟)

第二节 常见症状管理

一、呼吸困难

(一)概述

呼吸困难是晚期肿瘤患者最为常见的一种临床症状,10%~15%的肺癌患者在入院诊断时即有呼吸困难,65%的患者在患病过程中出现呼吸困难症状。呼吸困难不一定与疾病的严重程度成正相关,包括焦虑在内的许多心理因素可以加重症状。

(二)评定

可采用改良版英国医学研究理事会呼吸困难指数量表(modified British medical research council, mMRC)评价患者呼吸困难程度,简便易行,具有良好的信度和效度。

表 11-2-1 呼吸困难指数量表

分级	评定标准
0级	仅在用力运动时才会出现喘息
1级	平地快步行走或步行爬小坡时出现呼吸困难
2级	平地行走时比同龄人慢,需要停下来休息
3级	在平地行走100m左右或数分钟后需要停下来休息
4级	因严重呼吸困难以至于不能离开家,或在穿衣服、脱衣服时出现呼吸困难

（三）循证护理建议

1. 筛查　高危人群：呼吸道分泌物增多、黏稠度高者；经常出现焦虑和抑郁者；手术后肺部分功能丧失，残余肺功能代偿不足者。

2. 健康宣教　告知患者心理因素与呼吸困难之间的关系，做好心理疏导；嘱患者多做深呼吸，增加肺活量，降低二氧化碳浓度，改善肺泡通气功能及增加运动的耐受力。

3. 常规措施　使用生理盐水加药物进行雾化吸入，为患者定时拍背和翻身，鼓励患者通过咳嗽排痰。如患者有大量胸腔积液存在，胸腔穿刺放液能够有效缓解呼吸困难症状。

4. 非药物干预　腹式呼吸能增加患者膈肌运动，充分膨胀肺泡，提升患者通气功能；缩唇呼吸能降低肺泡残气量，增大肺换气量，减少呼吸频次；强化声门闭锁能训练声门的闭锁功能，强化软腭肌力，有利于除去咽部分泌物及残留食物；吹气练习可锻炼呼吸肌肌力，提高呼吸控制力，并增加训练趣味性。

有研究表明，使用呼吸功能锻炼仪可以强化锻炼，方法是在锻炼时候协助患者取半坐卧位或端坐位，先深呼吸 2 次，手托呼吸锻炼仪，用口含吸嘴，慢慢吸气至极限并保持屏气状态 5~10s，小球升起停顿后松开吸嘴，平静呼气。15min/ 次，4~5 次 /d。

二、恶性胸腔积液

（一）概述

胸腔积液（pleural effusion）是以胸膜腔内病理性液体积聚为特征的一种常见临床症候。恶性胸腔积液，大多数病例可以在胸腔积液中找到恶性肿瘤细胞，如果胸腔积液伴纵隔或胸膜表面转移性结节，无论在胸腔积液中能否找到恶性肿瘤细胞，均可以诊断恶性胸腔积液。恶性胸腔积液是一种常见的肿瘤并发症，据文献报道，其发生率高达 32.01%。约 25% 的患者无症状，50%~90% 的原发或继发胸膜转移肿瘤一开始就有症状。90% 以上的患者胸腔积液量超过 500ml，大约 30% 的患者确诊时有双侧胸腔积液。恶性胸腔积液患者的胸腔积液生长迅速难以控制，抽液后不久又迅速增多，患者体质逐渐恶化。

（二）评定

临床查体：胸腔积液水平以下叩诊浊音，呼吸音消失及语颤减低。

辅助检查：胸部 B 超不仅能发现积液及定位，还可以提高胸膜腔穿刺的准确性。胸部 CT 对胸腔积液的病因检查很有价值。

根据 B 超对胸腔积液量的描述，将胸腔积液最大深度<3cm 定义为少量胸腔积液，而≥3cm 为大量胸腔积液。

（三）循证护理建议

1. 常规护理　密切观察患者的胸腔积液症状是否加重，少量胸腔积液者大多只有轻微胸闷、腹胀、干咳等；大量胸腔积液时患者可表现为发热、胸闷、胸痛、咳嗽、呼吸困难等，胸痛多为患侧锐痛，随呼吸或咳嗽而加重。大量胸腔积液者需在 B 超定位下行胸腔穿刺抽液；对于顽固性胸腔积液，一般需行胸腔闭式引流，护理上要注意做好胸腔闭式引流的护理，妥善固定好引流管，保持引流通畅，准确记录引流情况。

2. 健康宣教　嘱轻症患者出现胸闷胸痛时及时告知护士，胸腔闭式引流的患者在活动或下床时注意勿将胸管折叠扭曲受压，保持良好的心态积极配合治疗。

3. 非药物干预　研究表明，在需要治疗的胸腔积液患者中，心理护理干预与治疗周期存在一定程度相关，心理护理在缩短患者治疗疗程方面具有积极影响。

三、静脉血栓

（一）概述

静脉血栓栓塞症（venous thromboembolism，VTE）包括深静脉血栓形成（deep vein thrombosis，DVT）和肺栓塞症（pulmonary embolism，PE），是肿瘤的重要并发症之一，发生率为 4%~20%，也是导致肿瘤患者死亡的原因之一。肿瘤患者发生 VTE 的风险比非肿瘤患者升高 4.1 倍，而化疗则升高 6.5 倍。在所有 VTE 患者中，肿瘤患者占 20%，其中接受化疗的患者约占所有 VTE 患者的 13%。

（二）评定

1. DVT　DVT 典型的临床症状包括疼痛、静脉血栓形成的同侧下肢远端水肿和沉重或锁骨上区水肿，但并非所有病例均存在上述症状。D- 二聚体检验用于肿瘤患者 DVT 诊断可靠性有限，患者 D- 二聚体升高，应考虑检测蛋白 C，如蛋白 C 下降考虑高凝的可能。多普勒静脉超声检查是初步诊断 DVT 的首选方法，目前认为血管加压检查评估更权威。如果超声检查结果阴性或不确定，并且临床上持续高度怀疑 DVT，建议采取其他成像方法。

2. 浅表血栓性静脉炎　浅表血栓性静脉炎的筛查主要根据临床症状（如触痛、红斑、浅静脉相关性坚硬条索）和超声检查 DVT 的阴性结果。症状进展期间，应进行影像学随访。

3. PE　PE 典型的临床症状包括不明原因的呼吸急促、胸痛、心动过速、情绪不安、呼吸急促、晕厥、氧饱和度下降，但并非所有 PE 都存在这些临床典型症状。不推荐 D- 二聚体检验用于肿瘤患者 PE 诊断，应进行蛋白 C 的监测。

（三）循证护理建议

1. 预防建议

（1）机械性预防：对于住院患者，在没有机械性预防禁忌证（如外周动脉疾病、开放性伤口、充血性心力衰竭、急性浅表静脉炎或 DVT 等）的情况下，应考虑采用静脉加压装置（venous compression device，VCD）进行机械性预防。静脉加压装置的主要优势之一是不存在相关的出血风险，缺点是可能干扰活动和必须不间断保持设备在附近。分级加压弹力袜作为一种机械性预防方法，可与 VCD 联合使用。

（2）药物预防：鼓励对所有住院肿瘤患者进行 VTE 风险评估。较常用 Khorana 评分、Caprini 评分系统及 VTE 风险分析，优势在于个体化评估患者 VTE 风险，并根据不同的评分结果提出抗凝建议。对于无抗凝治疗禁忌的所有肿瘤住院患者（或临床疑似肿瘤患者），若患者的活动量不足以减少 VTE 的危险（例如卧床）或属于 VTE 高危患者，则应进行预防性抗凝治疗，并贯穿整个住院期间。不同抗凝治疗方案对肿瘤患者 VTE 预防作用的研究并没有明确孰优孰劣。

VTE 高风险肿瘤手术患者使用延期（长达 4 周）VTE 预防性治疗。虽然没有数据支持内科肿瘤患者延长门诊预防性治疗，但对于接受高凝化疗方案的患者及高风险门诊肿瘤患者也应考虑给予预防性抗凝。研究显示，多发性骨髓瘤患者使用血管生成抑制剂（如反应停或来那度胺）联合地塞米松或含阿霉素化疗方案时，将导致 10%~20% 的 VTE 发生率。

2. 治疗建议　对于不合并抗凝禁忌证的肿瘤患者，一旦确诊 VTE，应立即开始治疗（疗程 5~7d），可以使用低分子肝素、普通肝素（静脉给药）或磺达肝葵钠。对于合并 VTE 的肿瘤患者，低分子肝素长期治疗效果更佳。推荐急性期治疗采用低分子肝素治疗，除非存在禁忌证。如果将采用华法林作为长期用药，应该有至少 5~7d 的过渡期，期间联合使用华法林与注射用抗凝药物（如普通肝素、低分子肝素或磺达肝癸钠），直至 INR≥2。肿瘤 DVT 患者应接受 3~6 个月以上的低分子肝素或华法林治疗，而合并 PE 的患者应接受 6~12 个月以上的治疗。推荐低分子肝素单药治疗（不联合华法林）用于近端 DVT 或 PE 的长期治疗，和无抗凝禁忌证的晚期或转移性肿瘤患者的复发性 VTE 的预防性治疗。对于活动性肿瘤或持续高危的患者，应考虑无限期抗凝治疗。

（1）PE 的治疗：无抗凝治疗相对禁忌证的患者一旦确诊 PE，应立即启动抗凝治疗。诊断 PE 的同时或一旦获得相关数据，应立即进行风险评估，然后医生应考虑溶栓治疗和 / 或肺部取栓术，并同时评估患者的出血风险。此外，这类患者可以考虑使用下腔静脉滤器（IVC）。

（2）浅表血栓性静脉炎的治疗：推荐消炎药、热敷及抬高患肢作为浅表性血栓性静脉炎的初期治疗。对于血小板计数小于 20×10^9/L 或严重血小板功能障碍的患者，应避免使用阿司匹林和非甾体抗炎药（NSAID）。抗炎药物只推荐用于浅表性血栓性静脉炎的对症治疗，而不作为 DVT 的预防性治疗。对于简单的、自限性浅表血栓性静脉炎，不建议预防性抗凝治疗。对于症状恶化的浅表血栓性静脉炎患者，或累及邻近大隐静脉与股总静脉交界处大隐静脉近心端的患者，应考虑抗凝治疗（如至少 4 周静脉注射普通肝素或低分子肝素）。静脉用药紧急治疗后可以选择过渡到华法林治疗（INR2~3）。

3. 健康教育

（1）向患者讲解 DVT 形成的原因、危险因素、危害、预防对策等知识。

（2）对患者进行术后下肢锻炼指导，做足踝部关节被动屈伸运动、足内外翻运动、足环绕运动等，并告知术后早期活动的重要性。

（3）指导患者合理调配饮食,，嘱患者每日饮水 2 000ml 以上，同时保持大便通畅，避免便秘时用力排便增加腹压而影响下肢静脉血液回流。

（4）对患者进行必要的心理指导，使患者保持乐观的情绪。

四、便秘

（一）概述

便秘是临床常见的复杂症状，主要是指排便次数减少、粪便量减少、粪便干结、排便费力等。必须结合粪便的性状、本人平时排便习惯和排便有无困难等做出有无便秘的判断。便秘是阿片类药物常见的不良反应之一，因为其抑制了结肠及回肠的推进运动，导致大便长时间停留在直肠内，直肠黏膜过度吸收水分，最终导致便秘的发生。护理人员在肿瘤患者使用阿片类药物治疗过程中应采取一定干预措施，从饮食、心理、环境等方面入手，结合自身经验制订计划，使患者在使用阿片类药物后一定程度减轻便秘之苦。

（二）评定

1. 根据患者实际情况按罗马Ⅲ诊断标准

（1）必须至少满足下列 2 条：

1）至少 25% 的排便存在排便费力；

2）至少 25% 的排便为块状便或硬便；

3）至少 25% 的排便有不尽感；

4）至少 25% 的排便有肛门直肠阻塞 / 嵌顿感；

5）至少 25% 的排便需要借助手法协助；

6）每周排便次数少于3次。

（2）不用通便药时很少出现松散粪便。

（3）不够肠易激综合征诊断标准。

诊断前症状出现了至少6个月，且近3个月满足以上诊断标准。

2. 结合临床应用的便秘评分表（表11-2-2）。

表11-2-2　便秘评分表

项目	0	1	2	3	4
排便次数	每1~2天1~2次	每周2次	每周1次	每周小于1次	每月少于1次
排便费力	从不	很少	有时	通常	总是
排便不净感	从不	很少	有时	通常	总是
腹痛	从不	很少	有时	通常	总是
排便时间/min	少于5	5~10	10~20	20~30	大于30
排便不成功次数	无	1~3次	3~6次	6~9次	超过9次
病程/年	0	1~5	5~10	10~20	超过20
粪便硬度	无	轻微	中等	严重	非常严重
泻剂使用	从不	很少	有时	通常	总是
灌肠/手助排便	从不	很少	有时	通常	总是

各条目得分之和0~2分代表无便秘，3~7分为轻度便秘，8~14分为中度便秘，15~30分为重度便秘。

（三）循证护理建议

1. 轻度便秘

（1）饮食干预：建议患者多吃富含纤维素的食物，适量喝水，多摄入新鲜蔬菜以及香蕉类润肠通便的水果。

（2）心理干预：在入院初期，护士应了解患者的生活情况和以往排便习惯，仔细解释药物的用法用量及可能会产生的不良反应，尽量消除患者入院后常出现的焦虑、担忧、烦躁、恐惧等情绪，并多与患者及家属沟通，消除其对医院的陌生感，营造温馨、和谐的环境，减少因紧张而排不出便的情况。

（3）环境干预：尽量为患者创造独立排便空间，保护患者隐私，使其在自由舒适的情况下自主排便，可暂时规避探视人员，避免因紧张情绪而导致无法正常排便。在排便空间内可使用具有香味的舒缓型喷雾，缓解患者紧张情绪。给予患者足够时间，切记勿产生不耐烦情绪。对于卧床患者，排便期间将床抬高，提升排便舒适感，排便结束及时有效地对患者肛周进行清理，保持干燥。

（4）活动干预：肿瘤患者治疗过程中会出现倦怠情况，而运动量与胃肠功能强弱息息相关，故需指导患者进行必要的有氧运动，如散步、太极拳等，还可进行腹部运动，于脐周应用手掌沿正常肠道走行方向进行按摩，按摩时需将腹部下压约2cm深，每次约10min，每日两次，结束后如有便意即排便，此方法还能够改善患者情绪，促进治疗，利于食欲的提高和体质的增强。

（5）必要时可配合乳果糖类疗效好且经济实惠的通便药物。

2. 中度便秘 在轻度便秘护理的基础上，可使用开塞露、灌肠、中药穴位贴敷等治疗，必要时可短时使用刺激性泻药。

3. 重度便秘 在轻中度便秘治疗干预的基础上，可增加促动力药物及使用刺激性泻药，同时注意观察药物的不良反应。

五、腹泻

（一）概述

腹泻指排便次数增加或大便硬度减少或者两者兼而有之，是恶性肿瘤患者化疗及放疗期间常有的一种消化道反应，一定程度上影响了患者治疗，同时腹泻有不同程度的疼痛感，易使患者产生烦躁、焦虑等心理。

（二）评定

1级：大便次数比治疗前增加，2~3次/d；有造瘘口者大便轻微松软或水分增多，排便轻度增多，4~6次/d，不影响日常活动。

2级：大便每天4~6次或夜间有排便；有造瘘口者排便中度增多，>7次/d，但不影响日常活动。

3级：伴有重度肠痉挛，大便每日10次或失禁或需要静脉注射以控制脱水；有造瘘口者大便更加变松软或水分增多并影响日常活动。

4级：重度影响日常活动，威胁生命。

（三）循证护理建议

1. 病情评估 根据患者所用的化疗药物事先预估治疗中可能引起的不良反应，询问以往的排便习惯，识别引起腹泻的原因，排除不洁食物史、受凉、使用缓泻剂引起的腹泻。观察记录腹泻每天发生的次数、量、形状、持续时间，密切观察患者的生命体征及全身中毒症状如发热、头昏、腹痛等，密切注意肠出血、肠坏死及假膜性肠炎的发生，腹泻每日5次以上和出现血性腹泻应通知医生停止化疗，加强巡视和陪护，做好安全指导工作。

2. 心理护理 护理人员要主动、热情与患者交流，消除患者思想顾虑，降低负性心理反应。

3. 饮食护理 腹泻期间以少量多次进少渣流质食物为主，腹泻好转或停止后逐渐向固体食物过渡。此期间要叮嘱患者禁食奶制品及油炸、高脂肪及刺激食品。

4. 肛周皮肤护理 患者排便后需用温水清洗干净并给予防潮软膏擦拭局部。对于腹泻较为严重的患者，可增加软膏的涂抹厚度来保护肛周皮肤，避免出现肛周皮肤溃疡及糜烂等情况。

5. 艾灸 关元、气海穴护理。患者平卧位，暴露腹部皮肤，点燃艾条一端，距离关元及气海穴位皮肤2cm左右进行熏灸，当患者皮肤有微红及温热感即停止，每个穴位持续5~10min，1天1次，10d为1疗程。

6. 脐疗 患者平卧位，暴露脐部，将丁香、白芍、炮姜及肉桂等按医嘱剂量研磨成粉末状，并与凡士林一起调成膏状，敷贴于患者脐部，1天1次，每次8h，10d为1疗程。

六、口腔溃疡

（一）概述

口腔溃疡，又称为"口疮"，是发生在口腔黏膜上的表浅性溃疡，大小可从米粒至黄豆大小、呈圆形或卵圆形，溃疡面为凹陷状、周围充血。

　　研究表明，许多化疗药物均可不同程度地损伤口腔黏膜，导致口腔溃疡，大剂量化疗治疗的患者口腔溃疡的发生率可达到75%以上。口腔溃疡主要表现为口腔黏膜充血水肿、溃疡、糜烂，疼痛剧烈，严重影响患者的生活质量，导致患者出现拒食、免疫力下降，严重者可出现全身感染，甚至危及生命。因此，加强对肿瘤化疗患者口腔溃疡的预防及治疗具有重要意义。

　　（二）分级

　　口腔溃疡的程度主要依据恶性毒性反应分级标准评估患者口腔溃疡情况。

　　Ⅰ级：患者口腔黏膜发生不明显的红斑和存在较轻的疼痛，能够正常饮食。

　　Ⅱ级：患者口腔黏膜发生明显红斑和溃疡呈点状分布，能够食用流质食物。

　　Ⅲ级：患者的口腔溃疡面积增大，疼痛感较强，患者难以耐受。

　　Ⅳ级：患者出现片状大面积溃疡，疼痛剧烈，不能进食。

　　（三）循证护理建议

　　1. 口腔护理　患者接受化疗期间每日对患者的口腔情况进行检查，观察红斑、牙龈红肿等炎症情况。若患者存在口腔感染前兆，应立即对其进行口腔pH值测试，若pH值在7.1以上，则应给予4%碳酸氢钠溶液进行饭后漱口，以促进患者的口腔pH值得到改善，并指导患者在进行漱口时反复鼓动唇部及两颊，每次漱口应持续3min左右。

　　2. 心理护理　对患者进行化疗前中后的情绪变化进行密切关注，及时对患者的不良情绪进行疏导，建立良好的护患关系，给予患者相应的鼓励，促使患者积极配合治疗。

　　3. 营养支持　化疗前对患者的营养情况进行评估，给予营养情况不佳的患者静脉营养补充；对于能够自主进食的患者，为其设计具有针对性的饮食计划，叮嘱患者避免使用具有刺激性的食物。

　　4. 溃疡护理　口腔溃疡程度在Ⅱ度以下，指导患者少食多餐，给予温凉的半流质食物，并避免食用具有刺激性的食物；若情况严重，可给予患者使用含冰块的方式缓解疼痛，并督促患者定时进行漱口。

七、骨髓抑制

　　（一）概述

　　骨髓抑制是指骨髓中血细胞前体的活性下降。大多数化疗药有不同程度的骨髓抑制副作用，患者常因骨髓抑制而被迫中断化疗，或调整剂量。骨髓抑制首先表现为中性粒细胞减少和白细胞总数减少，继而血小板减少，严重者可出现全血减少，应及时处理。骨髓抑制的发生原因包括：癌细胞直接或间接侵犯骨髓组织破坏造血系统、化疗、放疗导致骨髓造血功能抑制、生物治疗引起的可逆性白细胞下降、贫血、血小板降低，以及免疫功能低下、营养不良造成的骨髓造血功能不足。治疗包括加强全身支持治疗，应用粒细胞、巨核细胞集落刺激因子和促红细胞生成素，以及铁剂、中药补血剂等，粒细胞缺乏伴有未控制的感染时，考虑输注粒细胞。

　　（二）评定

　　化疗后骨髓抑制可以分为四级，见表11-2-3。

表 11-2-3　世界卫生组织抗癌药物急性及亚急性毒性反应分度标准

	0 度	Ⅰ 度	Ⅱ 度	Ⅲ 度	Ⅳ 度
血红蛋白 /(g/L)	>110	109~95	94~80	79~65	<65
白细胞 / × 10⁹/L	>4.0	3.9~3	2.9~2.0	1.9~1.0	<1.0
粒细胞 / × 10⁹/L	>2.0	1.9~1.5	1.4~1.0	0.9~0.5	<0.5
血小板 / × 10⁹/L	>100	99~75	74~50	49~25	<25
出血	无	淤点	轻度出血	严重出血	出血致衰竭

（三）循证护理建议

1. 基础护理　保持床铺干燥、清洁。衣服应柔软，勤换洗。保持口腔清洁，必要时行口腔护理。经常沐浴（使用中性沐浴露，擦洗时避免用力）、洗头、修剪指甲。加强营养，鼓励进食，以提高机体免疫功能，多吃鱼类、蛋类及含铁较多的食物，多吃新鲜蔬菜、水果。鼓励摄取水分约 3 000ml/d。晚期不能进食者用鼻饲高价营养，必要时给予静脉营养。

2. 密切观察病情及血象变化，避免让患者暴露于易引起感染的环境中。

3. 保持大便通畅，必要时给予缓泻剂以预防便秘，避免灌肠或肛塞剂损伤肠黏膜。

4. 对贫血患者，指导采取渐进式活动方式，由平卧后慢慢坐起，挪到床沿后再坐片刻，慢慢站起，站稳后再开始活动。注意保暖，以促进血液循环。

5. 白细胞减少时的护理

（1）白细胞减少时患者容易疲倦，治疗、护理应集中进行，使患者能够保证充分的睡眠和体力。

（2）根据患者血常规结果采取保护性措施，分为一般性保护隔离和无菌性保护隔离。当白细胞降至（1~3）× 10⁹/L、中性粒细胞降至 1.5 × 10⁹/L 时，采取一般性保护隔离；当白细胞低于 1 × 10⁹/L、中性粒细胞低于 0.5 × 10⁹/L 时，需采取无菌性保护隔离。

6. 血小板减少的护理

（1）化疗前后检查血小板计数，一般每周查一次，必要时每周查两次，直到恢复正常。

（2）注意观察出血倾向。

（3）避免服用阿司匹林和类似药物。

（4）用软毛刷刷牙。

（5）用电动剃须刀剃胡须。

（6）避免挤压鼻子。

（7）静脉穿刺拔针时，应压迫局部 3~5min 以防皮下出血。

（8）妇女月经期应注意观察出血情况，必要时用药推迟月经期。

（9）给止血药防止出血。

（10）必要时输注血小板；注射白介素 -11 促血小板生成增加。

八、颅内压增高

（一）概述

颅内压增高常见于脑原发恶性肿瘤或脑转移瘤。90% 以上的颅内肿瘤患者出现颅内压增高。颅内肿瘤切除术后 7d 内由于存在不同程度的继发性脑水肿，可引起患者颅内压升高,颅内压增高可引起头痛、呕吐,可伴有意识障碍、血压增高等表现,若不及时处理可引发严重后果,直接影响预后。

（二）评定

正常成人在身体松弛状态下侧卧时的腰穿或平卧测脑室内的压力为 6.0~13.5mmHg（81.6~183.6mmH$_2$O），儿童为 3.00~6.75mmHg（40.8~91.8mmH$_2$O）。平卧时成人颅内压持续超过正常限度 15mmHg（204mmH$_2$O），即为颅内高压。临床分类:15~20mmHg（204~272mmH$_2$O）为轻度颅高压,21~40mmHg（273~544mmH$_2$O）为中度颅高压,>40mmHg（>541mmH$_2$O）为重度颅高压。如不能及早发现和及时处理颅高压,可导致脑灌注压降低,脑血流量减少,脑缺血缺氧造成昏迷和脑功能障碍,甚至发生脑疝,危及伤病员生命。

（三）循证护理建议

1. 体位　床头抬高能通过体位性重力作用促进脑内静脉血流排出从而降低颅内压。对于颅内压增高的患者,维持患者半卧位,抬高床头 30°~45° 有助于改善颅内压增高的症状,避免头部过伸或头颈部屈曲。无禁忌的情况下每两个小时翻身一次。

2. 健康宣教　向患者及其家属做好健康宣教。

3. 持续正常体温　至少每 4h 测量一次体温;维持正常体温,综合应用药物和物理方法,避免并发症;遵医嘱合理使用抗生素,避免感染。

4. 控制环境刺激因素　减少环境中的刺激因素(声、光、操作),必要时遵医嘱给予镇静药物。

5. 基础及系统的神经专科评估　执行基础及系统的神经专科评估,预防并发症。尤其 ICP 增高时,应重点评估患者的生命体征及神经系统症状。

（吴　茜　李　莉　贺学敏）

第三节　常用护理技术

一、静脉通路操作与维护技术

（一）定义和术语

静脉治疗是指将各种药物以及血液(血液制品),通过静脉注入血液循环的治疗方法,包括静脉注射、静脉输液和静脉输血;常用工具包括:注射器、输液(血)器、一次性静脉输液钢针、外周静脉留置针、中心静脉导管、经外周静脉置入中心静脉导管、输液港以及输液附加装置等。

静脉留置针(vein detained needle),是由不锈钢的芯,软的外套管及塑料针座组成。穿刺时将外套管和针芯一起刺入血管中、当套管送入血管后,抽出针芯,仅将柔软的外套管留在血管中进行输液的一种输液工具。

中线导管(midline catheter)又叫中等长度导管,导管长度 7.5~30cm,是介于中心静脉导管和外周留置针之间的一种输液工具。

中心静脉导管(central venous catheter, CVC)是指经锁骨下静脉、颈内静脉、股静脉置管,尖端位于上腔静脉或下腔静脉的导管。

经外周置入中心静脉导管(peripherally inserted central catheter, PICC)是指经上肢贵要

静脉、肘正中静脉、头静脉、肱静脉，颈外静脉（新生儿还可通过下肢大隐静脉、头部颞静脉、耳后静脉等）穿刺置管，尖端位于上腔静脉或下腔静脉的导管。

输液港（implantable venous access port，IVAP）是指完全植入人体内的闭合输液装置，包括尖端位于上腔静脉的导管部分及埋植于皮下的注射塔。

导管相关性血流感染（catheter related blood stream infection，CR-BSI）是指带有血管内导管或拔除血管内导管 48h 内的患者出现菌血症或真菌血症，并伴有发热（体温＞38℃）、寒战或低血压等感染表现，除血管导管外没有其他明确的感染源。实验室微生物学检查显示：外周静脉血培养细菌或真菌阳性；或者从导管段和外周血培养出相同种类、相同药敏结果的致病菌。

药物渗出（infiltration of drug）是指静脉输液过程中，非腐蚀性药液进入静脉管腔以外的周围组织。

药物外渗（extravasation of drug）是指静脉输液过程中，腐蚀性药液进入静脉管腔以外的周围组织。

（二）血管通路装置（vascular access device，VAD）的选择与拔除

1. 外周静脉留置针选择的考虑因素

（1）考虑液体药物特性（例如刺激性、发疱剂、渗透压）和预期输液治疗时长（例如少于6d）和外周静脉通路部位的可用性。

（2）使用血管可视化技术（例如近红外、超声）来增加对难以找到静脉通路患者的成功率。

（3）不应使用外周静脉留置针的治疗包括：持续腐蚀性药物治疗、胃肠外营养、渗透压超过 900mOsm/L 的液体药物。

（4）在满足处方治疗和患者需要的前提下，选择管径最细的外周静脉留置针：对于大部分输液治疗选择 20~24G 的导管。管径超过 20G 的外周静脉留置针更容易引起静脉炎。对于老年患者使用 22~24G 的导管，可以将置入相关的创伤降至最低。当需要快速补液或注射造影剂需要使用有孔导管时，考虑使用更大管径的导管。

（5）只是单剂量给药，可使用头皮钢针，但头皮针不能留置。

2. 中线导管选择的考虑因素

（1）考虑液体药物特征和预期治疗时长（例如治疗时长在 1~4 周）。

（2）中线导管应该用于下列药物和溶液：抗菌药物、补液和外周静脉对其具有良好耐受的镇痛药。

（3）不适宜应用中线导管的治疗包括：持续腐蚀性药物治疗；胃肠外的营养；渗透压超过 900mOsm/L 的补液。

（4）当患者具有血栓、高凝状态的病史、四肢的静脉血流降低，或终末期肾病需要静脉保护时，避免使用中线导管。

3. 中心血管通路装置（central vascular access device，CVAD）（非隧道式和隧道式导管，植入式输液港）选择的考虑因素

（1）CVAD 可用于所有类型的输液治疗的给药。

（2）熟知与 PICC 相关的风险，包括静脉栓塞和住院患者发生的中心静脉 CR-BSI。

（3）置入导管前使用超声测量血管直径并选择一个导管 - 血管比例为 45% 或更低的导管。

（4）不要将使用 PICC 作为一项感染预防策略。

（5）对于需要间歇性长期输液治疗（如抗肿瘤治疗）的患者可考虑使用植入式血管通路输液港。当间歇性使用时，输液港 CR-BSI 的发生率较低；然而，连续性通路输液港的感染率与其他长期的 CVAD 类似。

4. 导管的拔除

（1）外周静脉留置针和中线导管

1）当终止输液治疗或护理计划中确实不需要时，应该拔除。

2）出现下列未能解决的并发症需拔除：①在触知或不触知时发生任何水平的疼痛和/或压痛；②颜色的变化（红斑或热烫）；③皮肤温度的变化（热或冷）；④水肿；⑤持续的时间；⑥穿刺部位液体流出或脓液渗出；⑦其他类型的功能障碍。

3）在外渗的情况下，分离所有的给药装置并在导管拔除之前从导管接口抽吸，从导管腔中移除发疱剂药物，并尽可能清除皮下组织的发疱剂药物。

4）不能仅仅根据留置时间的长度来拔除外周静脉留置针和中线导管，因为最佳留置时间尚未可知。

（2）PICC 的拔除

1）拔除标准：①出现未能解决的并发症；② PICC 导管失去功能无法再使用；③终止输液治疗或护理计划中确实不需要时；④不能仅仅根据留置时间的长度来拔除 PICC，因为最佳留置时间尚未可知。

2）对患者进行评估：①置管期间有无并发症（静脉炎、感染、血栓等）发生；②局部有无异常情况（如肢体末端、肩部、颈部或者胸部有无疼痛、水肿、静脉曲张、颈部或者肢端运动困难等）；③血液检验结果有无异常（如血小板、D- 二聚体、纤维蛋白原等指标），如有异常，建议血管超声检查。检查结果提示有静脉血栓的患者启动血管外科会诊。

3）与患者或家属谈话签署知情同意书。

4）拔管应安排有资质的护士进行，洗手、戴口罩、用物准备有免洗手液、治疗盘、PICC 维护包（包括治疗巾、手套、乙醇棉棒、碘棒、小纱布、乙醇棉片、透明贴膜等）、75% 乙醇、棉签等。

5）患者取仰卧位或半卧位（门诊患者可半靠坐位），手臂外展 90°头偏向对侧，手臂位置低于心脏水平。

6）用乙醇棉签去除贴膜外皮肤上的胶布印，再次洗手、打开维护包，在患者手臂下垫治疗巾，戴手套。

7）消毒穿刺置管部位：①揭去旧贴膜（拇指轻压穿刺点，沿四周 0°平拉贴膜或一手固定导管，180°自下而上揭除贴膜，避免医用粘胶性皮肤损伤）；②用 75% 乙醇棉棒 3 根，在距穿刺点直径 1cm 以外由内向外消毒并待干；③用碘棒 3 根，消毒范围 15cm×15cm（大于贴膜范围，包括导管也要消毒）由内向外呈螺旋式消毒，待干。

8）拔管：①左手取无菌纱布按压穿刺口，右手匀速、缓慢，每次外拔 3~5cm，不可过猛，防止发生断管；②拔出导管时嘱患者深吸一口气后屏住呼吸（以免发生空气栓塞），操作者左手立即用纱布重压穿刺口；③检查导管完整性，遇有感染、堵管、拔管困难的患者，拔除后的导管进行必要的导管培养、解剖、材质检查及病理检查；④为了避免发生空气栓塞的可能，采用小纱布加压，无菌贴膜封闭，嘱患者压迫 15min，局部不可揉搓。24h 后无异常者可揭去贴膜，清洗时避免揉搓穿刺口造成脱痂而发生再次出血、感染的可能。

9）注意事项：①让患者静坐片刻，减少手臂及全身活动，发现异常及时报告；②嘱患者洗手、洗澡时避免摩擦导致贴膜脱落，24h内贴膜脱落立即按穿刺处，及时去医院处理；③告知患者：局部如有渗液、渗血、红肿、疼痛、甚至皮温升高、发热等不适感觉时应及时去医院处理。

（三）血管通路装置管理

1. 冲管技术

（1）在每一次输液之前，作为评估导管功能和预防并发症的一个步骤，应该冲洗和抽吸VAD。

（2）在每一次输液后，应该冲洗VAD，以便将输入的药物从导管腔内清除，降低不相容药物之间接触的风险。

（3）在输液结束冲管之后，应封闭VAD，以减少管腔内闭塞和CR-BSI的风险，具体取决于使用的溶液。

（4）一次性使用装置（例如单剂量小瓶和预充式导管冲洗器）是冲管和封管的首选，且每个冲管装置只用于一位患者。可降低CR-BSI的风险，并节省配制冲洗器的时间。

（5）不使用静脉溶液容器（如袋或瓶）作为获得冲洗溶液的来源。

（6）在冲管和封管之前，应对连接表面进行消毒。

（7）应使用0.9%氯化钠溶液进行冲洗。

（8）建议最小量为导管系统内部容积的2倍。选择冲管容积时应考虑导管的类型和大小、患者年龄、输液治疗类型。血液成分、肠外营养、造影剂和其他黏稠溶液的输注可能需要更大的冲洗量。

1）如果使用抗菌的0.9%氯化钠溶液，冲洗容量限制为24h内不超过30ml，以降低防腐剂苯甲醇可能的毒性作用。

2）当药物与氯化钠不相容时，先使用5%葡萄糖溶液，然后用0.9%氯化钠溶液。由于葡萄糖可为微生物的生长提供营养，所以应将其冲洗出导管内腔。

3）不要使用无菌水冲洗VAD。

（9）使用10ml的注射器或专门设计以产生较低注射压力的注射器来评估VAD的功能，注意是否存在任何阻力。

1）在初次冲洗过程中，慢慢地抽吸VAD，抽回血，确定与全血一致的颜色和稠度。

2）冲洗VAD的注射器不能随意选择型号。如果遇到阻力和/或不能抽出回血，则应注意是否存在其他问题（例如，导管是否夹闭、导管是否折返或是否需要去除敷料等）来确定造成阻碍的外部原因。内部原因可能需要摄胸片、彩色多普勒超声等以确定尖端位置和机械原因（例如夹断综合征），通过无阻力和有回血检测确定通畅性后，应该使用与所给药剂量相适宜的注射器。

3）不要使用预充式导管冲洗器稀释药物。

4）静脉推注药物后，应该以相同的注射速率，用0.9%氯化钠冲洗VAD管腔。使用的冲洗溶液量应足够充分清除从给药装置到VAD之间的腔内药物。

5）使用正压技术，尽量减少血液回流至血管通路管腔。①冲管过程中，普通注射器（非预充式导管冲洗器）中应剩余少量冲管液，大约0.5~1.0ml，以防止出现管路血液反流，且无需持续推压注射器活塞。预充式导管冲洗器也可以用于防止出现反流；②以所用无针接头类型确定的顺序进行冲洗、夹持和脱管；③使用脉冲式冲管技术。体外研究表明，以短暂停顿的脉冲式冲管技术，每次输注 1ml 液体，连续十次，可能更有利于固体沉积物（例如纤维蛋白、药物沉淀、腔内细菌）的清除；④情况允许时，可将植入式输液港连接针的斜角对准导管与输液港主体连接处流出通道的反方向。体外测试表明，采用这一方法，冲管时能够去除更多的蛋白残留物。

2. 封管技术

（1）每次使用后立即使用 0.9% 氯化钠溶液封住外周静脉留置针。对于暂时不需使用的外周静脉留置针，应每隔 24h 进行一次封管。

（2）中心静脉导管封管液的选择目前暂无临床研究证据推荐。对于家庭护理的患者，使用每 ml10 个单位的肝素进行 PICC 封管。

（3）封管溶液的容积应等于 VAD 和附加装置内部容量之和再加 20%。液体的流动性使过剩部分的封管液能够进入血流中。由于封管溶液的密度小于全血，因此只要 CVAD 的导管尖端位置高于皮肤穿刺点，封管液就能维持在管路中。

（4）当出现以下情况时，应替换封管溶液：怀疑肝素封管液是引起药物不良反应的原因；发生肝素相关血小板减少或血栓形成时；通过肝素封管的 CVAD 抽血送检时出现可疑的实验室数据。用于血液透析导管的高浓度肝素可能会导致全身抗凝作用。据报道，使用肝素封管液可诱发肝素相关血小板减少症，尽管准确的发生率尚未得知。

（5）由于宗教信仰的冲突，当使用源自动物产品的肝素（如猪、牛）时应告知患者，并获得同意。当有可能时，使用 0.9% 氯化钠溶液而不是肝素。

3. 敷料的更换

（1）应根据敷料的类型来决定 CVAD 和中等长度导管敷料变更的频率。

1）透明的半透膜敷料（transparent membrane dressin, TSM）每 5~7 天更换 1 次；纱布敷料每 2 天更换 1 次。没有研究表明 TSM 敷料优于纱布敷料，透明的半透膜敷料之下放置纱布敷料应被视为是纱布敷料，每 2 天更换一次。

2）如果导管脱出部位发生渗液，应选择纱布敷料。纱布用于支持植入式输液港部位无损伤针的针翼，并且不遮挡穿刺部位，不属于敷料。

3）固定敷料以减少松动 / 移位的风险，因为移位引起频繁更换敷料往往带来更高的感染风险，2 次以上的敷料更换会引起超过 3 倍的感染风险。

4）如果穿刺部位出现渗液、疼痛、感染症状以及敷料失去完整性 / 移位，应尽快更换敷料，以便更仔细地进行评估、清洗和消毒。

（2）如果敷料受潮、松动和 / 或存在可见污渍，应尽快更换外周静脉留置针的敷料。

（3）当管道外输液通路是感染的主要来源时，在 CVAD 上方使用氯己定浸渍敷料，可以降低感染风险。

（4）可将外周动脉血管使用氯己定浸渍敷料作为减少感染的干预措施。

（5）不要使用卷绷带来固定任何类型的 VAD，不管其有没有弹性。

4. 附加装置的更换

（1）应根据输入溶液的类型、输液方式（连续、间歇式）常规更换输液装置，如疑似污染或当该装置或者系统的完整性受损时，应立即更换。

（2）除常规更换外，当外周血管通路更换位置，或放置一个新的 CVAD 时，应更换输液装置。

（3）如果是使用玻璃或半硬性输液瓶盛装溶液作为给药装置时需要排气，对于塑料袋盛装的液体,应该使用无需排气的给药装置,给药前连接给药装置并排好气。

（4）使用螺口连接机制将给药装置连接到 VAD 接口或通路装置以确保安全连接。

（5）应尽可能减少使用输液附加装置,因为每个装置都可能有污染、错误使用和脱开的风险,如可行,使用一个整体的输液装置。

（6）检查给药装置的包装是否存在乳胶,并避免对乳胶过敏患者使用含乳胶的装置。

（7）基本和次要持续性输液:被用来输注液体的基本和次要持续输液装置的更换频率应该不超过 96 个小时。如果将次要输液装置与基本输液装置分离开来,则将次要输液装置看作是基本间歇式的输液装置,应每 24h 更换一次。避免将基本连续性给药装置与 VAD 接口或通路装置断开连接。

（8）基本间歇性输液:基本间歇式输液装置应该每隔 24h 更换一次。当间歇输液装置被反复断开和再连接时,潜在增加了导管连接处、无针接头和输液装置末端螺旋连接处 CRBSI 的风险。

在每一次间歇使用后,应在输液装置末端覆盖一个新的、相容性好的无菌装置,避免将原覆盖装置与已暴露的输液装置末端连接。

（9）肠外营养

1）对输入肠外营养（PN）的输液装置,常规更换时间应不超过 24 个小时,建议每次使用新的肠外营养容器时更换给药装置。

2）每隔 12 个小时单独静脉输注脂肪乳剂时,应更换输液装置。因为静脉内脂肪乳剂有益于微生物的生长,每使用一瓶就应更换输液装置一次。

3）输入脂质溶液（如静脉输注脂肪乳剂或全营养混合物）的输液装置不应含有二乙基邻苯二甲酸（DEHP）,其具有亲脂性,能从常用的聚氯乙烯输液装置和输液瓶中析出到脂质溶液中,被认为是一种毒性物质。研究已经证明,尤其对于新生儿、儿童以及需长期家庭护理的患者而言,脂质溶液中 DEHP 浓度的升高是一个危险。

（四）血管通路装置相关并发症处理

1. 静脉炎

（1）静脉炎的症状和体征包括疼痛/触痛、红斑、发热、肿胀、硬化、化脓或者可触及静脉条索。

1）化学性静脉炎可能因下列原因造成:液体药物中葡萄糖含量>10% 或渗透压较高（>900mOsm/L）;某些药物（取决于输液剂量和时间长度）如氯化钾、胺碘酮和一些抗生素;液体药物中的颗粒物;对于血液稀释不足的血管来说导管管径过大;消毒液未待干,在导管置入过程中进入静脉内。

2）机械性静脉炎可能与静脉壁受到刺激有关,可能由于导管相对血管腔过大、导管活动、插入引起创伤或导管材料及硬度导致。尽可能使用 20 或 22 管径的导管进行治疗;使用固定装置固定导管;避免导管扭曲,并根据需要固定关节。

3）细菌性静脉炎可能是因为紧急插入 VAD 和不严格的无菌操作引起。标记一个紧急条件下置入的导管,以便可以将其移除并根据需要重新置放。对成年患者,将导管从下肢移至上肢;如果可能的话,将儿科患者的导管移动到近心端或对侧。考虑使用 CVAD 和/或其他输液途径进行给药。

4）患者相关因素包括现患感染、免疫缺陷和糖尿病、导管置入下肢（除婴儿外）、年龄>60 岁。

5）拔管后静脉炎：虽然罕见，但可能因为上述任一原因出现在导管拔除后48h内。

（2）如果发生了与外周静脉留置针、中线导管和PICC相关的静脉炎，确定静脉炎的可能病因。给予热敷、患肢抬高，根据需要给予止痛药、抗生素，并根据需要拔除导管。仍需要进一步研究论证使用局部凝胶和软膏治疗静脉炎的功效。

1）化学性静脉炎：评价输液疗法和对不同VAD、不同的药物或更低输液速度的需要，确定是否需要拔除导管，并提供相应干预措施。

2）机械性静脉炎：固定导管、热敷、抬高患肢，并监测24~48h。如果症状和体征持续超过48h，考虑移除导管。

3）细菌静脉炎：如果怀疑，应拔除导管。当拔除VAD时，应该考虑和专科护士一起评估是否有继续使用或使用其他可代替VAD的必要性。

4）输液后静脉炎：如果是细菌性，应监测全身感染的体征；如果是非细菌性，应给予热敷、抬高患肢，根据需要提供镇痛药，并考虑其他药物干预，如有必要，使用抗生素或皮质类固醇。

（3）当拔除外周静脉留置针、中线导管或PICC导管时，应该对穿刺部位监测48个小时，以便及时发现输液后静脉炎。给予患者和/或看护人员有关静脉炎症状、体征的书面说明，以及告知发生静脉炎后的联系人。

（4）常用静脉炎评定量表：目前已有许多评估量表帮助临床护士评估静脉炎的严重程度，常用的有美国输液护士协会（intravenous nurses society，INS）标准和视觉输液静脉炎评分量表（visual infusion phlebitis score，VIPS）。见表11-3-1、表11-3-2。

表 11-3-1　美国输液护士协会静脉炎评估量表

等级	临床标准
0	无症状
1	穿刺部位发红，伴有或不伴有疼痛
2	穿刺部位疼痛，伴有发红和/或水肿
3	穿刺部位疼痛，伴有发红和/或水肿，条索状物形成，可触摸到条索状的静脉
4	穿刺部位疼痛，伴有发红和/或水肿，条索状物形成，可触摸到条索状的静脉，长度>1英寸（2.54cm），脓液流出

表 11-3-2　视觉输液静脉炎量表

评分	临床标准
0分	静脉穿刺部位正常
1分	具有以下一种症状： 静脉注射部位附近微痛或 静脉注射部位附近轻微发红
2分	具有以下两种症状： 静脉注射部位疼痛 红斑 肿胀

续表

评分	临床标准
3分	下列所有症状均显著： 沿套管路径疼痛 红斑 硬化
4分	下列所有症状均显著： 沿套管路径疼痛 红斑 硬化 可触及条索状静脉
5分	下列所有症状均显著且广泛： 沿套管路径疼痛 红斑 硬化 可触及条索状静脉 发热

2. 内渗与外渗

（1）选择最适当的 VAD 和穿刺部位，并且不应使用钢针进行输注，以减少渗透/外渗的风险。

（2）对于间歇性输液，应在每次输液前评估；对于连续性输液，应定期评估所有 VAD 的通畅性和是否存在内渗、外渗的症状、体征。评估方法包括观察、触诊、冲管阻力、抽回血及听取患者的疼痛主诉。VAD 穿刺部位的评估频率取决于特定的患者群和输液治疗的特征。

（3）内渗和外渗相关危险因素：①穿刺部位位于手部、肘窝和上臂；②通过外周导管进行抗生素和皮质类固醇输注；③现患感染；④第一次穿刺后，继续使用外周导管进行穿刺；⑤无力或难以主诉疼痛；⑥精神状态或认知改变（如情绪激动、神志不清、镇静）；⑦血管、皮肤和皮下组织随年龄增长相关变化；⑧引起血管变化或血液循环受损的疾病（如糖尿病、淋巴水肿、系统性红斑狼疮、雷诺氏病，周围神经病、外周血管疾病）；⑨改变疼痛感（如麻醉剂）或抑制炎症反应（如类固醇）药物；⑩与肥胖、多次静脉穿刺史和输液治疗相关的外周静脉采血困难；⑪外周导管留置时间超过 24h；⑫使用长度不足以留置导管的深静脉；⑬发疱剂药物的注射或输注时间过长。

（4）应在给药前确定抗肿瘤和非细胞毒性药物的发疱性质，并准备对每种药物使用正确的解毒剂治疗。

（5）及时发现内渗/外渗的症状和体征，可限制进入组织的溶液量。

（6）当患者报告在穿刺部位附近、导管尖端位置或整个静脉路径上发生了疼痛、灼热、刺痛和/或肿胀时应立即停止输液，需进一步评估，以确定适当的干预措施。

1）评估 VAD 穿刺侧肢体的远端位置（下方）的末梢血管再充盈、感觉和运动功能。

2）回抽血液，虽然外周导管尖端可能在静脉腔内部，但可能已刺破静脉壁。

3）不要冲洗 VAD，因为这将注入更多的药物到组织。

4）断开给药装置与导管接口的连接，使用一个小的注射器抽吸导管。

5）移除外周导管或植入式输液港无损伤针。

6）不要对该区域施加压力。

7）标记局部皮肤，画出有明显内渗/外渗迹象的区域，以评估变化。

8）拍照，以识别组织损伤的进度或恶化。

（7）抬高肢体，将事件通知静脉治疗专科护士，并开始已设定好的治疗程序或治疗医嘱。

（8）教育患者和护理人员：①给药之前介绍接受发疱剂药物治疗的风险，强调需要立即报告的特定症状和体征；②内渗/外渗症状和体征的可能变化；③应该向静脉治疗专科护士报告的病情变化（如肢体运动和感觉的变化、体温升高以及其他感染症状）；④避免穿刺部位受到阳光的照射。

3. 堵管

（1）定期评估 CVAD 的通畅性、无阻力冲洗导管和产生血液回流的功能。

（2）对可能引起堵塞的原因进行评估，输注用于从 CVAD 中清除堵塞物质的溶栓剂和清洁剂。

（3）如果不能恢复导管通畅，需要采取适当的替代措施，应告知有资质的静脉治疗专科护士，例如拍胸片以确定导管尖端位置，或进行着色研究以评估导管内的流速。在处理 CVAD 时优先采用导管复通措施，而不是导管拔除。

（4）通过以下方法降低 CVAD 堵塞的风险：①使用正确的冲管和封管程序；②基于无针接头（即负压、正压、恒压）的类型，以正确的顺序进行导管夹合和最终断开注射器，以减少回流到 CVAD 腔的血量；③当 2 种或更多药物同时输注时，检查药物是否相容；如果不确定相容性，应咨询药剂师；④如果药物/溶液相互接触，应检查他们是否会发生高风险的沉淀。这些药物包括碱性药如苯妥英钠、地西泮、更昔洛韦、阿昔洛韦、氨苄西林、亚胺培南和肝素，酸性药物如万古霉素和胃肠外营养液，头孢曲松钠与葡萄糖酸钙，钙和磷酸盐含量增高的肠外营养液内的矿物质沉淀。在每次输液前用 0.9% 的氯化钠充分冲洗，或使用单独的导管腔（如有）来降低风险；⑤知晓当注射 3 合 1 肠外营养溶液时有发生脂渣堵管的风险。

（5）确定 CVAD 发生闭塞的风险：①无法抽回血或血液回流缓慢；②血流缓慢；③无法冲管或通过 CVAD 输液；④电子输液器频繁堵管报警；⑤在输液部位发生内渗/外渗或肿胀/渗漏。

（6）调查和评估可能引起 CVAD 堵塞的原因：①检查外部机械原因，例如导管穿刺部位的严密缝合、扭结/夹紧导管、过滤器或无针接头堵管；②根据输注的药物或溶液的类型、导管或输液装置是否发生可见的沉淀、历史输注率和冲洗频率来确定沉淀的发生情况；③根据导管内或附加装置可见血液、无法抽回血、血流缓慢来确定血栓性闭塞的发生情况；④内部机械原因也可能引起 CVAD 闭塞，包括夹闭综合征、继发性 CVAD 异位和导管相关静脉血栓。

（五）职业防护

1. 标准预防

（1）洗手：接触血液、体液、排泄物、分泌物后可能污染时，脱手套后，要洗手或使用快速手消毒剂洗手。

（2）手套：当接触血液、体液、排泄物、分泌物及破损的皮肤黏膜时应戴手套，手套不能代替洗手。

（3）面罩、护目镜和口罩：戴口罩及护目镜也可以减少患者体液、血液、分泌物等液体的传染性物质飞溅到医护人员的眼睛、口腔及鼻腔黏膜。

（4）隔离衣：为防止被传染性的血液、分泌物、渗出物、飞溅的水和大量的传染性材料污染时可穿隔离衣，脱去隔离衣后应立即洗手，以避免污染其他患者和环境。

（5）可重复使用的设备：①可重复使用的医疗用品和医疗设备，在用于下一位患者时，根据需要进行消毒或灭菌处理；②处理被血液、体液、分泌物、排泄物污染的仪器设备时，要防止工作人员皮肤和黏膜暴露，工作服的污染，以致将病原微生物传播给患者和污染环境；③需重复使用的利器，应放在防刺的容器内，以便运输、处理和防止刺伤；④一次性使用的利器，如针头等放置在防刺、防渗漏的容器内进行无害化处理。

（6）物体表面、环境、衣物与餐饮具的消毒：①对患者所处的环境、物体表面包括床边、床头桌、椅、门把手等经常接触的物体表面定期清洁，遇污染时随时消毒；②在处理和运输被血液、体液、分泌物、排泄物污染的被服、衣物时，医务人员要防止皮肤暴露、污染工作服和环境；③可重复使用的餐饮具应清洗、消毒后再使用。

2. 针刺伤防护

（1）使用安全设计的设备预防针刺伤。

（2）考虑使用被动安全设计的设备预防针刺伤。

（3）规范操作行为，执行安全操作标准：①接触患者的血液、体液时，应视所有血液、体液都具有传染性，充分利用各种防护设备。②在进行有创操作时，保证充足的光线，防止被针头、缝合针、刀片等锐器划伤；操作后应安全处理针头。③应采用持物钳持物，不用手直接接触使用过的针头、刀片。不使用弯曲、损伤的针器，绝对不徒手处理破碎的玻璃。④针头或锐器在使用后立即扔进耐刺的锐器收集箱中。⑤给不配合的患者进行操作时应该有他人协助。⑥打开玻璃安瓿时，先用砂轮划痕再掰安瓿，可用棉球垫于安瓿与手指之间。⑦患者使用过的锐器，在传递中应用金属容器盛放传递，不可用手直接传递。

（4）严格管理医疗废弃物：提供随手可得的锐器物收集器，严格执行医疗垃圾分类标准。锐器盒应具有如下特点：①防漏防刺，质地坚固耐用；②便于运输，不易倒出；③有进物孔缝，进物容易，且不会外移；④在装入 3/4 容量处应有"危险，盛装请勿超过此线"的水平标志；⑤当采用焚烧处理时应可焚化；⑥标以适当的颜色；⑦用文字清晰标明专用字样，如"利器盒"；⑧底标以国际标志符号，如"损伤性废物"。分散的废物袋要定期收集，集中处理。

（沈峰平）

二、伤口护理技术

恶性肿瘤患者可能会出现原发性或转移性的皮肤浸润所致的癌性伤口，表现为突出皮肤表面的结节性损害，或浸润皮肤形成凹陷和腔隙的溃疡性损害。有肿瘤转移患者的癌性伤口发生率为 5%~10%，常发生于其生命的最后 6~12 个月内。癌性伤口很难治愈，可能会伴随患者直至死亡。癌性伤口的护理目标聚焦于症状控制，最大程度地增加患者的舒适度、自尊心，改善其生活质量。

（一）定义

癌性伤口（cancerous wound）是由于癌细胞浸润导致表皮完整性受损而产生的原发性

或转移性恶性皮肤伤口。表现为腔洞、皮肤表面开放性伤口、皮肤结节或从皮肤表面生长扩散出的结节。癌性伤口进展迅速，常表现为局部浸润或浅表凹陷，初起会以多枚肤色、粉色、紫蓝色或黑褐色的无痛性结节出现，进一步发展成乳头状病变，多呈蕈状或菜花状，或并发溃疡、窦道和瘘管。癌性伤口的特征表现有疼痛、恶臭、渗液、出血等，其渗液与异味是影响患者心理和生活的主要原因。

（二）评估

对有癌性伤口的患者要评估其整体情况，收集客观和主观资料，尤其是患者及照顾者的身体、心理、社会、灵性状况。伤口局部的评估除了伤口的部位、大小、深度、形状、颜色、感染状态以外，还需重点评估疼痛、恶臭、渗液、出血等情况。

1. 疼痛　肿瘤压迫神经末梢、真皮暴露在空气中以及换药过程等均能引起癌性伤口疼痛。在创面处理过程中可采用视觉模拟量表（visual analogue scale，VSA）或数字分级法（numerical rating scale，NRS）对患者的疼痛程度进行评估，0 分为无痛，1~3 分轻度疼痛，4~6 分中度疼痛，7~10 分重度疼痛。

2. 气味　癌性伤口形成溃疡后，创面大，坏死组织多。坏死组织和腐败的渗出物释放腐胺、尸胺，产生恶臭。2001 年 Grocott 根据闻到患者气味距离的长短，将癌性伤口气味分为 6 个等级（0~5 级），用以评估气味管理的效果。0 级：一入房间（病房、诊室）即闻到气味；1 级：距离患者一只手臂的长度处闻到气味；2 级：短于一只手臂长度的距离闻到气味；3 级：接近患者手臂处闻到气味；4 级：只有患者可闻到；5 级：无气味。

3. 渗液　渗液的产生主要是由于癌性伤口内微血管与淋巴管受侵犯，血管对纤维蛋白原及血浆胶体的通透性增加，同时伤口感染产生炎症反应，分泌组织胺导致血管扩张，血管通透性进一步增加。此外，细菌蛋白酶素分解坏死组织也容易导致渗液增加。通过观察渗液 24h 湿透伤口纱布的程度，可以评估伤口渗液量，渗透一片纱布的 1/3 范围为少量，<5ml；渗透一块纱布的 2/3 为中量，约 5~10ml，渗透整块纱布为大量，>10ml。

4. 出血　伤口出血的原因主要有恶性肿瘤细胞侵蚀血管、化疗及癌症本身造成血小板数量减少或功能低下、伤口感染增加了组织脆性、移除敷料或清洗伤口时引起的损伤等。颈动脉受侵蚀出血常呈喷射状；肿瘤区小血管破裂出血呈流线状；移除敷料或清洗伤口出血表现为渗血。

（三）循证护理建议

恶性肿瘤是癌性伤口产生的主要原因，患者全身或原发病的护理参照恶性肿瘤疾病护理指南。癌性伤口的治疗取决于肿瘤的类型、分期以及患者的身体状况等，通过治疗原发肿瘤虽然可以缩小癌性伤口，但大多数不能达到完全治愈，因此，提高患者的症状管理尤为重要。

1. 伤口清洗　采用无菌生理盐水清洗伤口及周围皮肤。

2. 敷料选择　①采用非黏性敷料，如脂质水胶体敷料，其与创面接触，可以减少敷料粘连引发的伤口疼痛、出血；②渗液较少时，使用超薄泡沫敷料；③渗液中等或者过多时，使用高吸水性渗液吸收敷料，如藻酸盐敷料、泡沫敷料等；④出血时选用藻酸盐敷料；⑤清除坏死组织，使用水凝胶敷料；⑥合并感染时，使用银离子敷料或抗菌敷料；⑦含碳敷料可通过活性炭吸收臭味。

3. 创面处理操作

（1）采用生理盐水对内层敷料进行浸湿处理，确保伤口与内层敷料基本分离后，再缓慢揭除内层敷料。用无菌生理盐水轻柔清洗伤口及周围皮肤,关注周围皮肤的状况。

（2）根据疼痛程度评估分值,按照三阶梯用药原则,采用合理的止痛方法。

（3）恶臭严重情况下,先用过氧化氢溶液先浸润癌性伤口处,再用生理盐水清洗。选用含活性炭的敷料,并根据情况勤于更换。及时清洗污染衣物,保持房间良好通风,也可以使用除臭剂和空气清新剂减轻恶臭气味的影响。

（4）合并厌氧菌感染的伤口,使用甲硝唑溶液纱布湿敷。

（5）伴有窦道或大量渗液时,可选用造口袋或伤口引流袋进行渗液收集,减少更换敷料的频率。

（6）一旦出现出血,直接压迫 10~15min;选用藻酸盐敷料、止血海绵等迅速止血。小的出血点可用硝酸银棒烧灼,喷射状出血需要压迫止血,并立刻通知医生作相应处理。

（7）癌性伤口的外观通常比较恐怖,伤口的位置常常也是在患者比较尴尬的位置,例如乳房、生殖器或比较暴露的头面部,使患者产生很大的心理压力和痛苦。因此,癌性伤口护理中的美学需要重视,适当的敷料包扎遮盖能改善外观,维护患者自尊、缓解不良情绪。

（郝建玲　徐洪莲）

三、造口护理技术

造口一词源于希腊文(stoma),原意是"出口"或"孔"。肠造口(intestinal stoma)是外科最常施行的手术之一,常见有回肠造口和结肠造口。由于造口手术改变了正常排便途径,术后不能随意控制粪便的排出,常使患者的身心受到影响,生活质量明显下降。提高造口护理技术,可以最大限度地帮助造口患者恢复正常生活。

（一）定义

结肠造口术(colostomy)是通过手术把部分结肠拉出至皮肤在腹部创建一个开口,用来排出粪便的一种方法。结肠造口常用于治疗结肠或直肠的肿瘤、结肠创伤或憩室炎破裂等。

回肠造口术(ileostomy)是将一段回肠开口至皮肤形成造口的方法。这一手术是为转流粪便、不能耐受长时间手术患者行的临时造口,或晚期癌症伴肠梗阻患者行的姑息性造口。

（二）评估

1. 造口种类

（1）按时间分临时性造口和永久性造口

1）临时性造口是指当部分肠道出现病变(如梗阻、瘘等)时,其肠管可能需要暂时减少或停止内容物的提供,在其近端造口。根据肠道病变情况,临时性造口可能需要维持数周、数月甚至数年,最终可以被回纳,并恢复正常的肠道运动。

2）永久性造口是指当结肠或直肠的末端发生病变时,必须全部移除或永久性绕过病变的部位,需要为粪便提供一个永久性出口,并且将来不再关闭。

（2）按造口方式分单腔造口和襻式双腔造口

1）单腔造口是指在腹壁上仅一个开口,通常先切除病变的肠段,游离近端肠道,通过切口拉出腹壁,黏膜外翻并与腹壁缝合,通常远端肠管多移除或封闭于腹腔内。单腔造口大多是永久性造口。

2）襻式双腔造口是指手术时将一段肠道经切口拉到腹壁表面,用支撑棒支持防止缩回腹腔,纵向切开肠壁,黏膜外翻形成两个口,分层缝合固定于腹壁。近端为功能襻,远端为非功能襻。支撑棒放置 7~14d,襻式双腔造口大多是临时性造口。

（3）按造口部位分回肠造口、横结肠造口和乙状结肠造口

1）回肠造口多是临时性造口,襻式双腔造口。

2）横结肠造口多是临时性造口,襻式双腔造口。

3）乙状结肠造口多是永久性造口,单腔造口。

2. 术前评估 造口手术前除常规评估患者的一般身体状况外,还应针对造口手术的特殊性,重点评估以下内容:

（1）自我护理能力:一是视力评估。如果患者视力明显损害,可通过触觉的方法指导患者了解使用造口产品。二是手灵活性评估。鼓励患者家属协助有上述问题的患者实施造口护理。三是语言沟通和阅读理解能力评估,便于选择合适的健康教育方式。

（2）皮肤情况:观察患者腹部皮肤情况,取坐位了解皮肤皱褶,加强对脐部、会阴部、肛周皮肤的评估。

（3）造口接受度:评估患者及家属对造口手术的了解程度,以及对造口手术的接纳程度。

（4）文化宗教信仰:检查不同患者造口时,应注意不同的国家和文化具有差异性,包括医疗护理、可用造口产品、经济因素、性别角色、宗教和关于疾病和损伤信念的差异性。了解不同文化背景患者的生活习惯,充分尊重患者的宗教信仰,尤其关注与造口相关的宗教信仰。

（5）心理评估:消除和减弱患者的抵触、恐惧、绝望、疑虑、悲观、厌世情绪,以期达到面对现实、重拾生活信心、回归正常生活、自我护理、乐观对待现实生活目的。

（6）其他:了解造口患者家庭经济状况、医疗保险、职业特点、生活规律、兴趣爱好等,以便帮助患者选择恰当的造口产品。

3. 术后评估 造口术后要对造口、造口功能恢复及造口周围皮肤情况进行评估,可使用经过验证的造口周围皮肤评估工具进行。

（1）造口解剖位:可用上腹部、右上腹、右下腹、左上腹、左下腹、脐部等描述。

（2）造口类型:为结肠造口、回肠造口等。

（3）造口方式:为单腔造口、襻式双腔造口等。

（4）造口黏膜颜色:术后正常颜色为牛肉红色,苍白提示贫血,暗红色或淡紫色提示缺血,黑褐色或黑色提示坏死。

（5）造口高度:为平坦、回缩、突出或脱垂。

（6）造口形状及大小:形状为圆形、椭圆形、不规则形。

（7）造口排泄物量:如回肠造口术后排泄物量大,应注意观察患者的水电解质情况。结肠造口术后 5 日仍未排气、排便,应评估及分析影响因素。

（8）支撑棒:有支撑棒者观察支撑棒有无松脱、移位、压迫黏膜及皮肤情况,通常于术后7~14d拔除。

（9）造口周围皮肤:根据护理指南评估皮肤有无变色、溃疡、增生三种状态,异常者确定严重程度。

（三）循证护理建议

1. 造口定位（stoma site marking） 造口定位是指手术前由造口治疗师、护士或者医生评估患者腹部情况,选择最理想的造口位置并在皮肤上标记的过程。

（1）无论是择期手术或非择期手术,手术前均应对患者进行造口定位。恰当的造口位置

可以减少造口相关并发症、延长造口袋佩戴时间、提高患者适应和自我护理能力、改善生活质量。

（2）评估多种体位下的患者腹部状态,包括平卧位、坐位、弯腰位、站立位等。确定患者是否有影响造口位置的疾病、伤残(如：腹部膨胀、手灵活性差、关节炎、视力减退、使用轮椅等),尊重患者和家属的个性、价值观、宗教信仰及需求。

（3）准备造口模型或红色圆形粘贴纸、耐擦手术记号笔、乙醇擦拭片、尺、造口底盘、病历本等。

（4）回肠造口和泌尿造口位于患者右下腹、乙状结肠造口或降结肠造口位于患者左下腹、横结肠造口位于患者上腹部。

（5）指导患者平卧,操作者一手托起患者头部,嘱患者眼看脚尖,操作者另一手触诊到腹直肌边缘位置,放平患者后,用记号笔虚线标识腹直肌边缘。

（6）确定具体位置：①方法一：在左或右下腹,以脐与髂前上棘连线的中上三分之一处为造口位置；②方法二：在左或右下腹,以脐、髂前上棘、耻骨联合三点形成一个三角形,该三角形的三条中线相交点为造口位置；③在左或右上腹部,以剑突至脐连线中点,旁开腹中线 5~7cm,该位置为横结肠造口位置,以右上腹为佳。

（7）调整造口位置：嘱患者取平卧位、坐位、弯腰位、站立位等不同体位,患者必须能看见造口。同时观察造口在不同体位时,造口周围皮肤的状态,需距离切口 5~7cm,避开瘢痕、皱褶、骨隆起、或腰带部位。使造口位置在腹部凸起的部位,并在腹直肌范围内。

（8）调整后造口位置即为实际造口位置,用手术记号笔画一个实心圆,备手术时医生使用。

2. 造口袋更换流程　造口底盘和造口袋应适合每位造口患者,应有牢固的密封装置以保护造口和盛装排泄物,应有工具提供给护理人员帮助选择造口袋及造口附属产品、辅助用品。手术早期选用透明、无碳片的开口袋,康复期可选择不透明造口袋。

（1）配齐用物至患者床边,注意保护患者隐私。

（2）撕除原造口袋,评估底盘、皮肤浸渍情况。

（3）术后早期用生理盐水棉球、康复期用温水棉球或湿纸巾清洁造口及周围皮肤,再次评估,发现异常作相应处理或汇报医生。

（4）根据造口形状和大小裁剪底盘中心孔,形状相似,直径大于造口 1~2mm。

（5）再次清洁造口及皮肤,并擦干。

（6）可洒护肤粉、涂防漏膏或贴防漏贴环。

（7）撕除底盘背纸,粘贴底盘。

（8）两件式造口底盘扣上造口袋,必要时扣腰带。

（9）关闭开口袋封口夹或排放阀。

（10）嘱患者用手捂造口底盘 10min。

（11）整理及处理用物。

3. 造口及周围皮肤并发症护理　患者、家属和造口护理人员/医师需要识别和确定常见造口和造口周围皮肤并发症的病因,执行护理预防和管理计划,解决潜在或实际存在的造口和造口周围皮肤并发症。

（1）造口水肿

1）临床表现：造口呈水肿状,造口直径变大或造口轮廓比预想更高,造口呈粉红色。

2）评估内容：造口肿胀，呈粉色，"半透明"状；造口底盘开口至少比造口大3mm。

3）原理：在底盘开口边缘放射状裁剪3~6mm，为造口肿胀提供空间；造口术后早期几天之内很常见，由于肿胀的组织很脆弱，容易损坏，必须将底盘裁剪得比平时大，以满足造口水肿情况。

4）处理措施：在同一天内重新测量造口大小，并保证造口底盘开口足够大，以避免底盘挤压或刮擦造口边缘而造成伤害。

（2）造口出血

1）临床表现：造口出现血迹，但血液不通过造口开口流出。

2）评估内容：造口何时出血？出血量？是仅流几滴还是缓缓流出？造口是否受过创伤？

3）原理：造口部位有许多血管，清洗过程中出现少量出血是正常情况；造口创伤、注射抗凝血剂、化疗或患有影响凝血的疾病时，可能会出现持续出血情况。

4）处理措施：用冷水轻轻擦拭皮肤；如果表面出血超过几滴，尝试通过直接按压、冷敷和/或使用硝酸银止血；如果上述措施无法止血或者出血来自造口开口，请咨询医生或急诊就诊。

（3）造口坏死

1）临床表现：造口干燥、暗淡、呈酒红色、紫色、黑色，然后黄褐色并出现塌陷。

2）评估内容：是否整个造口都变色？造口开口是否仍然呈红色？造口触摸感是否温暖？造口是否湿润？组织充盈度如何？

3）原理：在手术后发生，可能是暂时情况，或可随腹胀消退而解决；如果是表面脱皮，在其他情况下呈红色，一般是温暖、湿润的，触摸质地如嘴唇般。

4）处理措施：通知外科医生有造口坏死情况，并每日对造口进行评估，根据需要调整造口底盘开口。如果造口塌陷至肌肉水平以下，请立即联系医生或急诊就诊。

（4）造口皮肤黏膜分离

1）临床表现：造口已与皮肤分离。

2）评估内容：在造口与皮肤愈合之前，造口缝线开始溶解或"穿透"皮肤。

3）原理：最常见于营养不良、糖尿病或进行类固醇治疗的患者。

4）处理措施：根据损坏的大小和渗液量，用护肤粉或藻酸盐敷料填充间隙，手术医师应进行评估。

（5）造口回缩

1）临床表现：造口开口低于皮肤表层。

2）评估内容：造口底盘是否难佩戴？造口袋佩戴时间是否比平时短？底盘泄漏情况？皮肤受刺激情况？体重是否增加？

3）原理：常见于肥胖患者，可能伴随造口坏死/造口黏膜脱落。

4）处理措施：重新评估/测量造口，重新佩戴合适的造口袋。经常需要使用凸面底盘，可能需要使用造口支撑棒。

（6）造口脱垂

1）临床表现：造口向外"伸"出。

2）评估内容：躺下时造口是否会变小？突出部分呈什么颜色？是否还有排出物？是否有发热、腹部疼痛、恶心或呕吐情况？

3）原理：造口脱垂在老年人、慢性病患者或营养不良的患者中并不罕见，襻式造口特别容易脱垂，通常不会危及生命，但可能引起肠梗阻。

4）处理措施：可能需要重新佩戴造口袋，扩大造口底盘开口以适应大造口，或需要使用更大的底盘和造口袋适应造口变化，必要时咨询医生或急诊就诊。

（7）造口旁疝

1）临床表现：造口周围凸起。一般情况下，当患者躺下时，造口相对较平，当患者站立或用力时突出。

2）评估内容：肿块有多大？躺下时是否会缩小？

3）原理：通常表明存在造口旁疝。对于年长、营养不良的患者或造口位置不佳的患者并不罕见，可能会引起肠梗阻。

4）处理措施：如果正在灌洗造口，可能需要停止，并恢复自然排便。可能需要重新佩戴造口袋以更好地附着于凸起的疝上，例如从两件式造口袋改装成更柔软的一件式造口袋。如果出现发热、腹痛、呕吐或无排泄物等紧急症状，请咨询医生或急诊就诊。

（8）造口狭窄

1）临床表现：造口开口尺寸大幅缩减。

2）评估内容：造口功能是否正常？造口排出量是否有任何变化？造口袋和/或造口周围皮肤是否存在问题？

3）原理：造口狭窄更常出现在造口坏死和脱落之后，由于造口袋佩戴不当导致周围皮肤侵蚀造口，常见于泌尿造口术后。不推荐采取常规造口扩张来防止这种情况，因为可能会损伤造口开口处并实际加重狭窄程度。

4）处理措施：如果需要，重新佩戴造口袋；如果排出量受到影响，可能需要教患者扩张造口；如果造口没有排出物，寻求医疗帮助。

（9）刺激性皮炎

1）临床表现：由于与排出物接触，皮肤呈红色且受到刺激，可能会出现脱皮、渗液和疼痛。

2）评估内容：排泄物与皮肤的哪一部分接触？为什么？造口是否变小？造口是否更为扁平、贴近皮肤表面？患者的体重有无变化？患者是否妥善地清空和更换造口袋？

3）原理：是最常见的造口症状之一，因为肠道造口接触的是具刺激性的排泄物。术后造口变小、轮廓改变，以及患者体重改变导致造口袋大小不当也可引起。

4）处理措施：重新测量造口并尽快重新佩戴造口袋，佩戴造口袋之前，在皮肤上涂抹造口护肤粉，以增加其黏着性。

（10）过敏性皮炎

1）临床表现：造口底盘与皮肤接触的部分泛红，出现针尖状皮疹或小"水泡"。

2）评估内容：发生皮疹的部位？造口用品哪个部分接触的皮肤？是否瘙痒？

3）原理：真正对造口用品材料产生过敏反应并不常见，底盘粘合剂可能引起过敏，而果胶底盘很少引起过敏。

4）处理措施：评估造口辅助用品，并去除有害物质。可能需要外用类固醇软膏来减轻炎症；可以的情况下，咨询造口治疗师进行评估和管理。

（11）真菌性皮炎

1）临床表现："卫星状"红疹或造口袋下方区域皮肤发红。

2）评估内容：是否瘙痒？是否正在服用抗生素或类固醇药物？

3）原理：真菌皮疹往往会引起瘙痒，常见于皮肤温暖湿润部位，可在服用抗生素或类固醇药物后出现，使用抗菌皂清洗造口周围皮肤的患者也可能会出现这种情况。

4）处理措施：更换造口袋时，使用极少量外用抗真菌粉或乳霜涂抹皮肤，并咨询造口治疗师对造口袋进行评估和管理。

4. 健康教育 对患者及其家属的术前教育应包括造口说明、造口定位、外科手术过程、术后造口管理。造口可能对生活质量、身体形象、性生活产生负面影响，为制订适当护理计划，应在术前和术后对这些问题进行评估。

（1）饮食：均衡饮食，避免产气、异味食物。

（2）服装：手术后可以穿原来的衣服，避免穿着紧身衣裤，腰带或裤带佩戴位置合适，避开造口，造口可在腰带的上方或下方。

（3）沐浴：伤口愈合后即可沐浴，更换造口袋前沐浴，然后更换造口袋，或造口防水保护后沐浴。建议淋浴，水温不宜过高，水压不宜过大，避免水直接冲在造口上。

（4）运动：不宜进行贴身运动和增加腹内压的运动，可选择力所能及的运动，如散步、跑步、游泳等。

（5）旅游：各种交通工具对造口没有影响，备足造口用品，随身携带造口袋及更换用品，途中注意防止腹泻。

（6）身体形象：评估身体形象，加强心理护理，帮助患者正确认识造口，加强家人支持，推荐参加造口联谊会，必要时联系造口探访者。

（7）性生活：造口手术后在生理上可能会存在暂时的性功能问题，如男性勃起功能障碍或女性阴道干涩等；心理上由于身体形象改变、无法控制排便，患者会认为失去性吸引力而出现自卑等一系列心理变化。应指导患者做好性生活前的准备，检查造口袋的密闭性，排空造口袋或更换新的造口袋；用腰带或腹带固定，增加安全感；尝试不同的姿势，寻找舒适且合适的姿势；性生活存在障碍时，可积极向专科护士或医生寻求帮助。

（徐洪莲）

参 考 文 献

[1] 刘晓红. 晚期癌症患者的心理、心灵关怀和社会支持探讨. 中国护理管理, 2018, 18（3）: 289-293.

[2] 郑芹, 卢彩霞, 李丽. 原发性肝癌患者生活质量与社会支持相关性的研究进展. 解放军护理杂志, 2016, 33（16）: 40-42.

[3] 李念. 护理干预对消化系统恶性肿瘤患者社会支持度及疾病不确定感的影响. 现代消化及介入诊疗, 2016, 21（2）: 275-277.

[4] 俞士卉, 胡少华, 祝青青, 等. 胃肠肿瘤术后患者社会支持与自我管理效能感的相关性分析. 中华现代护理杂志, 2018, 24（12）: 1425.

[5] 陈群, 刘万美, 薛霞, 等. 住院晚期癌症患者社会支持现状及相关因素研究. 护理管理杂志, 2018, 18（12）: 870-873.

[6] 杨璞, 朱建华, 肖文华, 等. 中晚期癌症患者支持治疗需求及影响因素分析. 解放军医学院学报, 2016, 37（5）: 452-456.

[7] 王芝丽. 老年晚期肿瘤患者呼吸困难的常见原因和护理措施. 齐齐哈尔医学院学报, 2015（3）: 459-460.

［8］邢玉荣,秦海肖,赵倩倩,等.42例肝癌术后胸腔积液患者护理体会.肿瘤基础与临床,2016,29(4):363-365.

［9］郭爱萍.恶性胸腔积液患者联合射频热疗灌注化疗的应用效果观察.国际护理学杂志,2015(19):2728-2730.

［10］刘金嫚,冯莉霞,等.系统饮食护理干预对肿瘤患者化疗后便秘的影响.护士进修杂志,2018,33(1):62-63.

［11］王明琴,栗彦伟,等.肿瘤患者应用止痛药物期间实施预见性护理对便秘发生率的影响.疾病监测与控制杂志,2017,11(11):945-946.

［12］张兰.循证护理干预改善肿瘤患者阿片类药物相关性便秘症状中的探讨.实用临床医药杂志,2018,22(4):69-75.

［13］刘宝华.《便秘外科诊治指南》(2017年版)解读.中华胃肠外科杂志,2017,20(12):1331-1333.

［14］吴燕,赵健蕾,赵淑珍,等.综合护理干预对血液系统肿瘤化疗患者便秘及其相关症状的影响.现代消化及介入诊疗,2018,23(2):249-251.

［15］李春娥.恶性肿瘤患者腹泻的护理干预分析.按摩与康复医学,2018,9(9):66-67.

［16］赵芸,郭妍妍,张春霞,等.小儿急性白血病化疗治疗并发口腔溃疡的影响因素分析.癌症进展,2017,15(1):97-99.

［17］崔叶.恶性血液病患者化疗后口腔溃疡的预防与护理.临床医药文献杂志,2018,5(84):103.

［18］缪红.循证护理在预防化疗期白血病患者口腔溃疡中的应用.临床医药文献杂志,2018,5(96):88.

［19］曹有智.恶性血液病患者化疗后口腔溃疡的预防与护理.名医,2018(04):117.

［20］石元凯,孙燕.临床肿瘤内科手册.6版.北京:人民卫生出版社,2016.

［21］Alvarez-Cubero MJ, Martinez-Gonzalez LJ, SaizM, et al.Prognostic role of genetic biomarkers in clinical pregression of prostate cancer.Exp Mol Med, 2015, 47: 1-8.

［22］Brown CG.Oncology nursing society: a guide to oncology symptom management.2nd ed.Oncology Nursing Society, 2015.

［23］Smith RA, Manassaram-Baptiste D, Brooks D, et al.Cancer Screening in the United States, 2015: A Review of Current American Cancer Society Guidelines and Current Iessues in Cancer Screening.CA: A Cancer Journal for Clinicians, 2015, 65(1): 30-54.

［24］陈万青,郑荣寿,张思维,等.2012年中国恶性肿瘤发病和死亡分析.中国肿瘤,2016,25(1):1-8.

［25］陈万青,孙可欣,郑荣寿,等.2014年中国分地区恶性肿瘤发病和死亡分析.中国肿瘤,2018,27(1):1-14.

［26］中华医学会神经病学分会神经重症协作组,中国医师协会神经内科医师分会神经重症专业委员会.难治性颅内压增高的监测与治疗中国专家共识.中华医学杂志,2018,98(45):3643-3652.

［27］鲁林,戴新娟.颅脑损伤患者颅内压增高的护理干预研究进展.中国实用护理杂志,2016,32(5):395-398.

［28］Bortolussi R, Zotti P, Conte M, et al.Quality of Life, Pain Perception, and Distress Correlated to?Ultrasound-Guided Peripherally Inserted Central Venous Catheters in Palliative Care Patients in a Home or Hospice Setting.Journal of Pain and Symptom Management, 2015, 50(1): 118-123.

［29］Nailon R, Rupp ME.A Community Collaborative to Develop Consensus Guidelines to Standardize Out-of-Hospital Maintenance Care of Central Venous Catheters.J Infusi Nurs, 2015, 38(2): 115-121.

［30］徐波,耿翠芝.肿瘤治疗血管通路安全指南.北京:中国协和医科大学出版社,2015,12:122-130.

［31］Gorski L，Hadaway L，Hagle ME，et al.Infusion therapy standards of practice:J Infusi Nurs，2016，39（1Suppl）：S80-83.

［32］刘娟.PICC 置管处渗液的原因分析及护理对策.中国农村卫生，2016（4X）：57-58.

［33］李萍，李云.肿瘤患者门诊 PICC 维护过程中常见并发症及护理对策.微创医学，2016，11（6）：962-963.

［34］Chopra V，Kuhn L，Ratz D，et al.Vascular Access Specialist Training，Experience，and Practice in the United States：Results From the National PICC1 Survey.J Infusi Nurs，2017，40（1）：15.

［35］Polinski JM，Kowal MK，Gagnon M.Home infusion Safe，clinically effective，patient preferred，and cost saving.Healthc，2017，5（1-2）：68-80.

［36］李春燕.美国 INS2016 版《输液治疗实践标准》要点解读.中国护理管理，2017，17（2）：150-153.

［37］彭娜.2016 年 INS 输液治疗实践标准：血管通路装置的选择和置入.现代医药卫生，2017（09）：1285-1287.

［38］Vashi PG，Virginkar N，Popiel B，et al.Incidence of and factors associated with catheter-related bloodstream infection in patients with advanced solid tumors on home parenteral nutrition managed using a standardized catheter care protocol.Bmc Infectious Diseases，2017，17（1）：372.

［39］Polinski J M，Kowal M K，Gagnon M.Home infusion Safe，clinically effective，patient preferred，and cost saving.Healthc，2017，5（1-2）：68-80.

［40］Chan RJ，Northfield S，Larsen E，et al.Central venous Access device SeCurement And Dressing Effectiveness for peripherally inserted central catheters in adult acute hospital patients（CASCADE）：a pilot randomised controlled trial.Trials，2017，18（1）：458.

［41］Parás-Bravo，Paula，Paz-Zulueta，et al.Living with a peripherally inserted central catheter：the perspective of cancer outpatients—a qualitative study.Supportive Care in Cancer，2018，26（2）：441-449.

［42］Levasseur N，Stober C，Daigle K，et al.Optimizing vascular access for patients receiving intravenous systemic therapy for early-stage breast cancer-a survey of oncology nurses and physicians.Current Oncology，2018，25（4）：e298-e304.

［43］宋丽娟，杜苗.护士安全与职业防护.武汉：华中科技大学出版社，2019，1：16-22.

［44］Drain J，Fleming MO.Palliative Management of Malodorous Squamous Cell Carcinoma of the Oral Cavity With Manuka Honey.Journal of Wound，Ostomy and Continence Nursing，2015，42（2）：190-192.

［45］Akhmetova A，SalievT，Allan IU.A Comprehensive Review of Topical Odor Controlling Treatment Options for Chronic Wounds.J Wound Ostomy Continence Nurs，2016，43（6）：598-609.

［46］谢丽萍.癌症伤口临床特点及其护理干预策略.中国实用医药，2018，13（4）：121-123.

［47］WCET.WCET Ostomy Pocket Guide：Guide to Stoma Site Marking.Perth，Australia：WCET，2018.

［48］WCET.WCET Ostomy Pocket Guide：Stoma and Peristomal Solving.Perth，Australia：WCET，2016.

第十二章　肿瘤康复中的职业回归

随着肿瘤早期筛查及检测的技术提高、医疗技能和肿瘤治疗手段的进步,肿瘤生存者的人数呈现不断增长的趋势。2011 年数据显示我国常见癌症 5 年患病人群为 749 万人;自 2003—2005 年至 2012—2015 年,5 年生存率由 30.9% 至 40.5%。同时,肿瘤患者年轻化的趋势意味着在职人员确诊为肿瘤的人数或比例在增加,大约有近一半的肿瘤生存者年龄小于 65 岁。很多生存者在手术、化疗、放疗结束后仍然经历着很多痛苦问题,包括躯体症状(疼痛、疲乏、认知功能下降)、心理及精神科问题(焦虑、抑郁)等。这些问题有可能短期存在,也可能逐渐发展成慢性过程,对患者的生活质量造成长期影响,患者社会功能下降甚至缺失,包括找工作或者重新回归工作岗位。

职业回归不仅是患者的问题,也是整个社会层面的问题。从患者及家庭角度来说,职业回归是生活质量的必要组成部分,缓解经济压力的直接保障,尤其对于患肿瘤前是家庭主要经济收入支撑的患者,职业回归更为迫切。另一方面,职业回归也会增强患者的价值感,帮助患者找回生活的意义,提高患者的自我认同感以及强化患者的社会和家庭角色,并且绝大多数患者认为职业回归是完整康复或者说回归正常的一个重要指标。研究显示,理想的职业状态可以有助于改善患者的躯体和精神健康,相反长期失业会对患者的身心带来负面影响。从社会角度来说,患者的职业状态能够创造更多的价值,成为社会经济增长的积极因素。

一、定义和术语

职业在文献中有很多定义,1998 年 Wilcock 曾经描述职业为:职业是一个人行为、存在以及成就自我的综合体。行为和存在之间的动态平衡对健康生活和健康结局起核心作用,行动是职业的启动因素,存在是反映一个人自然、本质、能力、所呈现出来的一切的真实性,"成就自我"则是对未来存在的一种补充,包含着转变和自我实现的概念。Wilcock 认为职业与健康有着非常重要的联系,甚至在某种意义上说,职业是健康最本质的生理机制。职业功能受损可能来自于患者的躯体问题,也可能来自于患者的精神心理问题,因此不仅要从医学科学的角度解决职业问题,更应该思考它的社会、政策以及生态平衡相关的因素。

对于肿瘤生存者,职业范围是一个更加广义的概念,既包括工作性质的职业(可获取或不获取劳动报酬),也包括日常职业(如家务劳动)、恢复体能职业(如体育、日常走路或骑行)、创造性职业(如园艺和木工手艺)、文化性职业(如去剧院或电影院)。因此,肿瘤康复中职业治疗(occupational therapy,OT)不仅要让患者回到原来的职业岗位(被雇用),也包括帮助患者参与到日常活动中。世界职业治疗师联盟(world federation of occupational therapists,WFOT)指出,OT 的目的是帮助患者推进、形成、重获和保持应对日常活动所必需的能力,从而防止功能下降,治疗项目要能够最大化发挥患者的功能状态,从而满足工作、社会、个人以及环境的需求。

二、流行病学

自 1980 开始，肿瘤临床的医务人员或研究者开始关注患者的就业情况，数据显示大约 60% 的肿瘤患者在 1~2 年后能够再次回到工作岗位。然而，肿瘤患者在回归职业过程中与正常人相比会遇到更多困难。研究显示，与正常人相比，肿瘤患者失业的比例高出 1.4 倍，不同肿瘤类型失业比例也不同。随着距离诊断时间越久，癌症患者职业回归的比例呈现上升的趋势，Mehnert 等研究显示，在诊断后 6 个月、12 个月、18 个月、24 个月以及 5 年以后，职业回归的比例分别为 40%、62%、73%、89% 以及 67%。

三、影响因素

职业回归是一个复杂的社会问题，影响因素较为复杂，根据文献报道，可以归纳为 5 个部分：健康状况、症状和功能、职业期望和职业环境、个体性格特征、社会和文化因素。

1. 总体健康状况　研究显示总体健康状况与患者是否能够成功回归工作岗位密切相关，如果患者对日常生活状态满意，那么则更容易找到合适的工作或者回归自己原有的工作岗位。自我评估健康状况较差，或者总体健康状况下降，则成为患者工作的阻碍因素，比如经常会因为健康状况变差而不得不请假。

2. 症状及功能　抑郁情绪和疲乏症状是最常见的影响肿瘤生存者就业的两个症状，对于乳腺癌患者来说，淋巴水肿或手术后患侧肢体活动受限也是影响就业的重要因素。研究显示，与正常人相比，肢体活动受限的乳腺癌患者工作的生产力下降 2.5 倍。体形也是另外一项影响就业的因素，乳腺癌术后乳房缺失、肠道肿瘤术后腹部造口，化疗期间引起的脱发、严重皮肤色素沉着等尤其对于演员、服务人员以及教师职业的影响较大。认知功能下降也是造成职业回归的阻碍因素，"化疗脑"虽然会在化疗结束后逐渐缓解，然而经历这个过程的患者会感受到明显的痛苦，记忆力下降，在工作中无法集中注意力，对于需要脑力劳动的职业类型影响更大。

3. 职业期望和职业环境　患者的职业期望受到自己家庭需求、治疗后身体状况与职业性质要求反差的影响，比如钢琴演奏者，手术后上肢活动能力和力量下降，患者的职业期望则下降。职业环境包括患者工作的外在环境以及人际社会因素。如是否能够被同事接受？是否能够给予相应的隐私保护？是否可以在工作的具体岗位上进行弹性化的调节？聘用方以及同事是否能够提供必要的支持？

4. 个体性格特征　有很多个人性格特征或者人口社会学因素会影响癌症生存者的职业回归选择。受教育水平较低是患者职业选择的负面影响因素。良好的人格特征、脾气以及乐观态度有助于患者职业回归；乐观的患者职业参与度较高并且会成为患者再次回归工作岗位遇到负面环境影响的保护因素。同时，对癌症确诊、治疗以及预后的接受程度也会影响患者继续工作的意愿。患者如果认为职业回归是摆脱"患者角色"并"恢复正常人"的一种方式，则会积极付出努力；而有些患者则会在经历威胁生命疾病后质疑再次回到工作中还值不值得。

5. 社会和文化因素　社会因素包括对癌症生存者职业回归的社会态度和社会常识，而这些因素也会成为给患者提供社会支持的力量来源。有研究显示，癌症生存者既不愿意被贴上"残疾人"的标签，也不愿意被认为是"完全正常的"，常常在两者的选择中挣扎。家人、朋友以及对患者影响较大的其他人在职业回归选择中也会起到很重要的作用。如果患者与上面提到的这些人保持较好、积极的联系，会让他们感觉自己并不是孤独的一个人在奋斗，有助于帮助他们回归职业中。让人意外的是，婚姻状态成为了职业回归的负面因素，婚姻状态良好的生存者回归职业的愿望较小。过多的家庭保护也会成为职业回归的阻碍因素。

四、干预方法

职业回归应该贯穿于患者康复的各个阶段，干预措施多数是联合了心理治疗、教育咨询、职业咨询和 / 或躯体活动等方法的综合。无论是单纯的职业干预还是多学科的干预措施，目前均无研究推荐使用药物干预方法。

1. 心理 - 教育干预　患者教育可以以个体的形式开展，也可以通过团体的形式进行。心理教育包括：关注患者存在的具体问题，给予压力管理指导，改善影响职业回归的躯体及心理症状，如焦虑、抑郁及疲乏等。科普讲座是教育的一种最通用的形式，针对患者治疗过程中的躯体副作用、压力管理以及应对策略等，由专业人员给予讲座，讲座后可以针对应对技巧等进行小组讨论；另外，心理教育可以涉及自我活动能力管理的内容，帮助患者改善乏力等影响职业回归的躯体症状。患者教育折页或小册子可以成为患者长期学习的资料，在资料中可以简洁描述哪些情况（疾病本身、治疗、躯体症状等）有可能会影响到职业回归以及如何应对。

2. 躯体活动干预　根据患者的躯体状况制订合理的活动计划，美国运动医学学会推荐肿瘤患者适宜的活动为：坚持中等强度的活动，每天 30min，并且保持一周大部分时间能够进行活动；或者每周 3~5h 的中等强度的活动。可以选择走路、骑行、游泳、对抗练习等。走路是适合所有患者的运动方式，选择其他运动方式前需要评估患者有无风险，如合并心血管疾病及慢性阻塞性肺病、特定部位缺如、头颈部淋巴结清扫导致颈部活动受限，或存在骨转移、贫血、血小板下降等。持续监测患者的活动情况，督导患者完成训练计划，提供面对面的指导，干预程序结束后给患者留回家锻炼的作业。

3. 职业咨询　目前在我国职业咨询是包括求职、就业咨询、创业指导、人才素质测评、职业生涯规划等人力资源开发咨询服务，多数情况下是为求职人员提供建议、信息和帮助的。美国及欧洲等发达国家开始出现专门针对肿瘤患者或患某种特殊疾病人群的职业咨询专职人员。同样是应用职业规划专业知识、心理学、社会学等多学科知识为患者提供职业回归的帮助。针对肿瘤患者的职业咨询框架包括：讨论肿瘤诊断、治疗和预后，讨论职业类型、受聘公司及职业的现况，讨论法律法规对于职业细节问题的规定以及社会失业保险，如何与同事和聘用方人员沟通，讨论患者躯体和精神心理问题，讨论患者对于职业回归和个人效能的认识等。Groeneveld 等研究显示职业咨询对于肿瘤患者职业回归比例有积极作用。

4. 多学科干预　多学科干预是将职业咨询、患者教育、个体咨询、生物反馈协助下的行为训练和 / 或躯体活动进行有机结合，目前研究报道中干预的提供者大部分为肿瘤临床护士或者社工。每种干预方式有自己的优势，迄今尚无研究显示某种干预模式适合于某些特定肿瘤患者群体的结论，因此多学科干预方法更适合于开展工作，且有 Meta 分析结果显示多学科干预对于职业回归的作用为中等质量证据。

（唐丽丽　张叶宁）

参 考 文 献

［1］Short P, Vasey JJ, Tuncelli K.Employment pathways in a large cohort of adult cancer survivors.Cancer, 2005, 103（6）: 1292-1301.

［2］张叶宁, 张海伟, 宋丽莉, 等 . 心理痛苦温度计在中国癌症患者心理痛苦筛查中的应用 . 中国心理卫生杂志, 2010, 12（24）: 897-902.

［3］de Boer A G, Taskila T, Tamminga S J, et al.Interventions to enhance return-to-work for cancer patients. Cochrane Database of Systematic Reviews, 2013, 36（1）: 4-5.

［4］Wilcock A.Reflections on doing, being and becoming.Canadian Journal of Occupational Therapy, 1998, 65: 248-256.

［5］Wilcock A A.Reflections on Doing, Being and Becoming.Australian Occupational Therapy Journal, 1999, 46（1）: 1-11.

［6］Lyons M, Orozovic N, Davis J, et al.Doing-being-becoming: occupational experiences of persons with life-threatening illnesses.American Journal of Occupational Therapy Official Publication of the American Occupational Therapy Association, 2002, 56（56）: 285-295.

［7］Wilcock AA, Hocking C.An Occupational Perspective of Health.3rd ed.Thorofare（NJ）: SLACK Incorporated, 2015.

［8］Iris F Groeneveld, Angela G E M de Boer, Monique H W Frings-Dresen.A multidisciplinary intervention to facilitate return to work in cancer patients: intervention protocol and design of a feasibility study.BMJ Open, 2012, 2（4）: 1-7.

［9］Mehnert A.Employment and work-related issues in cancer survivors.Critical Reviews in Oncology/Hematology, 2011, 77（2）: 109-130.

［10］Mehnert A, de Boer A, Feuerstein M.Employment challenges for cancer survivors.Cancer, 2013, 119（Suppl 11）: 2151-2159.

［11］Roelen CA, Koopmans PC, Groothoff JW, et al.Sickness absence and full return to work after cancer: 2-year follow-up of register data for different cancer sites.Psychooncology, 2011, 20（9）: 1001-1006.

［12］Yuanlu Sun, Cheryl L.Shigaki, Jane M.Armer.Return to work among breast cancer surviors: A literature review.Support Care Cancer, 2017, 25（3）: 709-718.

［13］Petersson LM, Wennman-Larsen A, Nilsson M, et al.Work situation and sickness absence in the initial period after breast cancer surgery.Acta Oncol, 2011, 50（2）: 282-288.

［14］Johnsson A, Fornander T, Rutqvist LE, et al.Work status and life changes in the first year after breast cancer diagnosis.Work, 2011, 38（4）: 337-346.

［15］Todd BL, Feuerstein EL, Feuerstein M.When breast cancer survivors report cognitive problems at work.Int J Psychiatry Med, 2011, 42（3）: 279-294.

［16］Blinder VS, Murphy MM, Vahdat LT, et al.Employment after a breast cancer diagnosis: a qualitative study of ethnically diverse urban women.J Community Health, 2012, 37（4）: 763-772.

［17］Mujahid MS, Janz NK, Hawley ST, et al.（2010）The impact of sociodemographic, treatment, and work support onmissed work after breast cancer diagnosis.Breast Cancer ResTreat 119（1）: 213-220.

［18］Tan FL, Loh SY, Su TT, et al.Return to work in multi-ethnic breast cancer survivors—a qualitative inquiry.

Asian Pac J Cancer Prev, 2012, 13(11): 5791-5797.

[19] Tiedtke C, de Rijk A, Donceel P, et al.Survived but feeling vulnerable and insecure: a qualitative study of the mental preparation for RTW after breast cancer treatment.BMC Public Health, 2012, 12: 538.

[20] Tamminga SJ, de Boer AG, Verbeek JH, et al.Breast cancer survivors' views of factors that influence the returnto- work process—a qualitative study.Scand JWork Environ Health, 2012, 38(2): 144-154.

[21] Tiedtke C, Donceel P, Knops L, et al.Supporting return-to-work in the face of legislation: stakeholders' experiences with return-to-work after breast cancer in Belgium.J Occup Rehabil, 2012, 22(2): 241-251.

[22] Lepore SJ, Helgeson VS, Eton DT, et al.Improving quality of life in men with prostate cancer: a randomized controlled trial of group education interventions.Health Psychology, 2003, 22(5): 443-452.

[23] Purcell A, Fleming J, Burmeister B, et al.Is education an effective management strategy for reducing cancer-related fatigue? Supportive Care in Cancer, 2011, 19(9): 1429-1439.

[24] Rogers LQ, Hopkins-Pryce P, Vicari S, et al.A randomized trial to increase physical activity in breast cancer survivors.Medical Science Sports Exercises, 2009, 41(4): 935-946.